JN200746

第十八改正
日本薬局方
第二追補

条文と注釈

2024

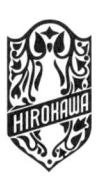

株式会社 廣 川 書 店

序　　文

　第十八改正日本薬局方第二追補は令和 6 年 6 月 28 日に施行されました．

　この第二追補では，一般試験法及び医薬品各条等について一部改訂が行われました．一般試験法では 1 試験法が新規に収載され，10 試験法が改正されました．医薬品各条では新たに 13 品目が収載され，95 品目について改正され，7 品目が削除されました．これらの改正に伴い，一般試験法中の標準品の項で，13 品目の標準品が新たに追加され，3 品目の標準品が削除されました．更に，5 品目の参照紫外可視吸収スペクトルと 7 品目の参照赤外吸収スペクトルが新たに収載され，1 品目の参照赤外吸収スペクトルが削除されました．これらの新規収載や改正はいずれも時代の進歩を速やかに反映させたものであります．

　本書においては，これまでと同様，これらの新規収載項目及び改正項目に対し，適切な注及び解説を付しましたので，本書を通して日本薬局方の理解と利用を高め，医薬品の適正使用に役立てられますよう望むものであります．

　　令和 6 年 7 月

　　　　　　　　　　　　　　　　　　　　　　　日本薬局方解説書編集委員会

○厚生労働省告示第 238 号

医薬品、医療機器等の品質、有効性及び安全性の確保等に関する法律（昭和 35 年法律第 145 号）第 41 条第 1 項の規定に基づき、日本薬局方（令和 3 年厚生労働省告示第 220 号）の一部を次のように改正する。

　　令和 6 年 6 月 28 日

　　　　　　　　　　　　　厚 生 労 働 大 臣　　武見　敬三

　　（「次のよう」は省略し、この告示による改正後の日本薬局方の全文を厚生労働省医薬局医薬品審査管理課及び地方厚生局並びに都道府県庁に備え置いて縦覧に供するとともに、厚生労働省のホームページに掲載する方法により公表する。）
　　　　　　附　　　則
　　（適用期日）
1　この告示は、告示の日（次項及び第 3 項において「告示日」という。）から適用する。
　　（経過措置）
2　この告示による改正前の日本薬局方（以下「旧薬局方」という。）に収められていた医薬品（この告示による改正後の日本薬局方（以下「新薬局方」という。）に収められているものに限る。）であって告示日において現に医薬品、医療機器等の品質、有効性及び安全性の確保等に関する法律第 14 条第 1 項の規定による承認を受けているもの（告示日の前日において、医薬品、医療機器等の品質、有効性及び安全性の確保等に関する法律第 14 条第 1 項の規定に基づき製造販売の承認を要しないものとして厚生労働大臣の指定する医薬品等（平成 6 年厚生省告示第 104 号）により製造販売の承認を要しない医薬品として指定されている医薬品を含む。）については、令和 7 年 12 月 31 日までの間は、旧薬局方で定める基準（当該医薬品に関する部分に限る。）は新薬局方で定める基準とみなすことができるものとする。
3　新薬局方に収められている医薬品（旧薬局方に収められていたものを

除く。）であって告示日において現に医薬品、医療機器等の品質、有効性及び安全性の確保等に関する法律第 14 条第 1 項の規定による承認を受けているものについては、令和 7 年 12 月 31 日までの間は、新薬局方に収められていない医薬品とみなすことができるものとする。

4　新薬局方に収められている医薬品については、令和 9 年 6 月 30 日までの間は、新薬局方一般試験法の部 2.66 元素不純物の条の規定にかかわらず、なお従前の例によることができる。

（なお、「次のよう」とは、「一般試験法」から始まり、「参照赤外吸収スペクトル」までをいう。）

目　　　　次

第十八改正日本薬局方第二追補
医薬品各条目次

第十八改正日本薬局方第二追補
医薬品各条（生薬等）目次

ま　え　が　き

　第十八改正日本薬局方は令和 3 年 6 月 7 日厚生労働省告示第 220 号をもって公布された.

　その後，令和 3 年 7 月に日本薬局方部会を開催し，審議の結果，日本薬局方の役割と性格，作成方針，作成方針に沿った第十九改正に向けての具体的な方策，施行時期に関する事項を決定した.

　日本薬局方は，公衆衛生の確保に資するため，学問・技術の進歩と医療需要に応じて，我が国の医薬品の品質を適正に確保するために必要な規格・基準及び標準的試験法等を示す公的な規範書であり，医薬品全般の品質を総合的に保証するための規格及び試験法の標準を示すとともに医療上重要とされた医薬品の品質等に係る判断基準を明確にする役割を有するとされた．また，その作成に当たって，多くの医薬品関係者の知識と経験が結集されており，関係者に広く活用されるべき公共の規格書としての性格を有するとともに，国民に医薬品の品質に関する情報を公開し，説明責任を果たす役割をもち，加えて，国際社会の中で，医薬品の品質規範書として，国レベルを越えた医薬品の品質確保に向け，先進技術の活用及び国際的整合の推進に応分の役割を果たし，貢献することとされた.

　作成方針として，保健医療上重要な医薬品を優先して収載することによる収載品目の充実，最新の学問・技術の積極的導入による質的向上，医薬品のグローバル化に対応した国際化の一層の推進，必要に応じた速やかな部分改正及び行政によるその円滑な運用，日本薬局方改正過程における透明性の確保及び日本薬局方の国内外への普及の「5本の柱」が打ち立てられた．この基本的考えに立って，関係部局等の理解と協力を得つつ，各般の施策を講じ，広く保健医療の場において，日本薬局方が有効に活用されうるものとなるよう努めることとされた.

　収載品目の選定については，医療上の必要性，繁用度又は使用経験等を指標に，保健医療上重要な医薬品は可能な限り速やかな収載を目指すこととされた.

　また，第十九改正の時期は令和 8 年 4 月を目標とすることとされた.

　日本薬局方の原案は，独立行政法人医薬品医療機器総合機構に設置された総合委員会，化学薬品委員会，抗生物質委員会，生物薬品委員会，生薬等委員会，医薬品添加物委員会，理化学試験法委員会，製剤委員会，物性試験法委員会，生物試験法委員会，医薬品名称委員会，国際調和検討委員会及び標準品委員会で検討されている．その他，総合委員会，生物薬品委員会，医薬品添加物委員会及び製剤委員会の下に，それぞれワー

キンググループが設置されている.

　各委員会は各種改正の検討を開始した，検討事項のうち，一般試験法，医薬品各条，参照紫外可視吸収スペクトル及び参照赤外吸収スペクトルについては，令和 4 年 7 月から令和 5 年 11 月までの期間に検討を終了した分を，第十八改正日本薬局方の一部改正としてとりまとめることとした.

　この期間に改正原案作成のために開催した委員会の回数は，総合委員会 14 回（ワーキンググループを含む），化学薬品委員会 17 回，抗生物質委員会 5 回，生物薬品委員会 12 回（ワーキンググループを含む），生薬等委員会 11 回，医薬品添加物委員会 9 回（ワーキンググループを含む），理化学試験法委員会 6 回，製剤委員会 15 回（ワーキンググループを含む），物性試験法委員会 4 回，生物試験法委員会 5 回，医薬品名称委員会 4 回，国際調和検討委員会 4 回，標準品委員会 4 回である.

　なお，この改正の原案作成に当たっては，関西医薬品協会技術研究委員会，創包工学研究会，東京医薬品工業協会局方委員会，東京生薬協会，日本医薬品添加剤協会，日本家庭薬協会，日本漢方生薬製剤協会，日本香料工業会，日本生薬連合会，日本製薬工業協会，日本製薬団体連合会，日本 PDA 製薬学会，日本試薬協会，日本分析機器工業会，日本ワクチン産業協会，膜分離技術振興協会等の協力を得た.

　この一部改正原案は令和 6 年 1 月に日本薬局方部会で審議のうえ，同年 3 月に薬事・食品衛生審議会に上程され，報告された後，厚生労働大臣に答申された．日本薬局方部会長については，平成 23 年 1 月から令和 2 年 12 月まで橋田充が，令和 3 年 1 月から令和 4 年 12 月まで太田茂が，令和 5 年 1 月から令和 6 年 6 月まで合田幸広がその任に当たった.

　この改正の結果，第十八改正日本薬局方第二追補の収載は 2048 品目となった．このうち改正により新たに収載したものが 13 品，削除した品目は 7 品である.

　本改正の記載法の原則と改正の要旨は次のとおりである.

　1．日本薬局方の記載は口語体で横書きとし，常用漢字及び現代かなづかい，文部科学省学術用語集などに従うことを原則としたが，著しく誤解を招きやすいものについては常用漢字以外の漢字も用いた.

　2．薬品名，試薬名は原則として常用漢字及びかたかな書きとした.

　3．収載の順序は，告示，目次，まえがきに続いて，一般試験法，医薬品各条の順とし，更に医薬品各条の参照紫外可視吸収スペクトル，参照赤外吸収スペクトルを付し，終わりに参考情報，附録として第十八改正日本薬局方，第十八改正日本薬局方第一追補及び第十八改正日本薬局方第二追補を合わせた索引を付した.

　4．医薬品各条，参照紫外可視吸収スペクトル及び参照赤外吸収スペクトルの配列順序は，原則として五十音順に従った.

　5．医薬品各条中の記載順序は，次によったが，必要のない項目は除いてある.

（1）　日本名　　　　　　（2）　英名　　　　　　　　（3）　ラテン名（生薬関係

品目についてのみ記載する.)

（４）　日本名別名

（５）　構造式

（６）　分子式及び分子量（組成式及び式量）

（７）　化学名

（８）　ケミカル・アブストラクツ・サービス（CAS）登録番号

（９）　基原

（10）　成分の含量規定

（11）　表示規定

（12）　製法

（13）　製造要件

（14）　性状

（15）　確認試験

（16）　示性値

（17）　純度試験

（18）　意図的混入有害物質

（19）　乾燥減量，強熱減量又は水分

（20）　強熱残分，灰分又は酸不溶性灰分

（21）　製剤試験

（22）　その他の特殊試験

（23）　定量法

（24）　貯法

（25）　有効期間

（26）　その他

6. 医薬品の性状及び品質に関係のある示性値の記載の順序は，次によったが，必要のない項目は除いてある.

（１）　アルコール数

（２）　吸光度

（３）　凝固点

（４）　屈折率

（５）　浸透圧比

（６）　旋光度

（７）　構成アミノ酸

（８）　粘度

（９）　pH

（10）　成分含量比

（11）　比重

（12）　沸点

（13）　融点

（14）　酸価

（15）　けん化価

（16）　エステル価

（17）　水酸基価

（18）　ヨウ素価

7. 確認試験の記載の順序は，原則として次によった.

（１）　呈色反応

（２）　沈殿反応

（３）　分解反応

（４）　誘導体

（５）　可視，紫外，赤外吸収スペクトル

（６）　核磁気共鳴スペクトル

（７）　クロマトグラフィー

（８）　特殊反応

（９）　陽イオン

（10）　陰イオン

8. 純度試験の記載の順序は，原則として次によったが，必要のない項目は除いてある.

（１）　色

（２）　におい

（３）　溶状

（４）　液性

（５）　酸

（６）　アルカリ

（７）　塩化物

（８）　硫酸塩

（９）　亜硫酸塩

（10）　硝酸塩

（11）　亜硝酸塩

（12）　炭酸塩

（13）　臭化物

（14）　ヨウ化物

（15）　可溶性ハロゲン化物

（16）　シアン化物

（17）　セレン

（18）　陽イオンの塩

（19）　アンモニウム

（20）　重金属

（21）　鉄

（22）　マンガン

（23）　クロム

（24）　ビスマス

（25）　スズ

（26）　アルミニウム

（27）　亜鉛

（28）　カドミウム

（29）　水銀

（30）　銅

（31）　鉛

（32）　銀

（33）　アルカリ土類金属

（34）　ヒ素

（35）　遊離リン酸

（36）　異物

（37）　類縁物質

（38）　異性体

（39）　鏡像異性体

(40)　ジアステレオマー　　(42)　残留溶媒　　　　　　(44)　蒸発残留物

(41)　多量体　　　　　　　(43)　その他の混在物　　　(45)　硫酸呈色物

9.　一般試験法中，新たに追加した試験法は次のとおりである．

（1）　3.07　動的光散乱法による液体中の粒子径測定法

10.　一般試験法中，改正した試験法は次のとおりである．

（1）　2.03　薄層クロマト　　（5）　4.02　抗生物質の微　　（9）　9.42　クロマトグラ
　　　　　　グラフィー　　　　　　　　　　生物学的力価試験法　　　　　　　フィー用担体／充塡剤

（2）　2.46　残留溶媒　　　　（6）　5.01　生薬試験法　　　（10）　9.62　計量器・用器

（3）　2.66　元素不純物　　　（7）　9.01　標準品

（4）　3.01　かさ密度測定法　（8）　9.41　試薬・試液

11.　一般試験法中，新たに追加した標準品は次のとおりである．

（1）　アリピプラゾール標　　（5）　ゴセレリン酢酸塩標　　（10）　フェブキソスタット
　　　　準品　　　　　　　　　　　　準品　　　　　　　　　　　　標準品

（2）　システム適合性試験　　（6）　システム適合性試験　　（11）　システム適合性試験
　　　　用アリピプラゾール　　　　　用ゴセレリン酢酸塩類　　　　　用フェブキソスタット
　　　　N-オキシド標準品　　　　　縁物質標準品　　　　　　　　類縁物質　A　標準品

（3）　オキサリプラチン標　　（7）　残留溶媒クラス 2D　　（12）　システム適合性試験
　　　　準品　　　　　　　　　　　　標準品　　　　　　　　　　　用フェブキソスタット

（4）　純度試験用オキサリ　　（8）　残留溶媒クラス 2E　　　　　類縁物質　B　標準品
　　　　プラチン類縁物質　B　　　　標準品　　　　　　　（13）　ロルノキシカム標準品
　　　　二硝酸塩標準品　　　　（9）　トルバプタン標準品

12.　一般試験法中，削除した標準品は次のとおりである．

（1）　アンレキサノクス標　　（2）　セファドロキシル標　　（3）　トルブタミド標準品
　　　　準品　　　　　　　　　　　　準品

13.　一般試験法中，「9.01（2）国立感染症研究所が製造する標準品」から削り，
「9.01（1）別に厚生労働大臣が定めるところにより厚生労働大臣の登録を受けた者が
製造する標準品」へ加えた標準品は次のとおりである．

（1）　セフォゾプラン塩酸　　　　　ル塩酸塩標準品　　　　（6）　セフポドキシムプロ
　　　　塩標準品　　　　　　（4）　セフジトレンピボキ　　　　　キセチル標準品

（2）　セフォペラゾン標準品　　　　シル標準品

（3）　セフカペンピボキシ　　（5）　セフタジジム標準品

14.　医薬品各条中，新たに収載した品目は次のとおりである．

（1）　アリピプラゾール　　（5）　ゴセレリン酢酸塩　　（10）　フェブキソスタット錠

（2）　オキサリプラチン　　（6）　炭酸リチウム錠　　　（11）　ロルノキシカム

（3）　オキサリプラチン注　（7）　トルバプタン　　　　（12）　ロルノキシカム錠
　　　　射液　　　　　　　　（8）　トルバプタン錠　　　（13）　辛夷清肺湯エキス

（4）　ゲフィチニブ錠　　　（9）　フェブキソスタット

15. 医薬品各条中，改正した品目は次のとおりである．

（1）　亜硫酸水素ナトリウム
（2）　乾燥亜硫酸ナトリウム
（3）　エデト酸ナトリウム水和物
（4）　カルメロースカルシウム
（5）　グリセリン
（6）　濃グリセリン
（7）　クリンダマイシンリン酸エステル
（8）　クロニジン塩酸塩
（9）　軽質無水ケイ酸
（10）　ケイ酸マグネシウム
（11）　シクロホスファミド水和物
（12）　シチコリン
（13）　ステアリン酸カルシウム
（14）　ステアリン酸ポリオキシル 40
（15）　ステアリン酸マグネシウム
（16）　ソルビタンセスキオレイン酸エステル
（17）　タルク
（18）　乾燥炭酸ナトリウム
（19）　炭酸ナトリウム水和物
（20）　デキストラン 70
（21）　テセロイキン（遺伝子組換え）
（22）　白糖
（23）　パラフィン
（24）　流動パラフィン
（25）　軽質流動パラフィン
（26）　低置換度ヒドロキシプロピルセルロース
（27）　ヒプロメロース
（28）　ピロ亜硫酸ナトリウム
（29）　ブドウ糖
（30）　プロピレングリコール
（31）　ベクロメタゾンプロピオン酸エステル
（32）　ポリスチレンスルホン酸ナトリウム
（33）　メグルミン
（34）　メチルセルロース
（35）　モノステアリン酸アルミニウム
（36）　ヨウ化ナトリウム
（37）　ロキソプロフェンナトリウム水和物
（38）　アマチャ
（39）　インチンコウ
（40）　インヨウカク
（41）　ウヤク
（42）　ウワウルシ
（43）　オウセイ
（44）　ガイヨウ
（45）　カッコウ
（46）　カッコン
（47）　キクカ
（48）　クコシ
（49）　ゲンチアナ
（50）　ゲンチアナ末
（51）　牛車腎気丸エキス
（52）　ゴミシ
（53）　サンシュユ
（54）　ジオウ
（55）　ショウズク
（56）　シンギ
（57）　真武湯エキス
（58）　センナ
（59）　ソボク
（60）　ソヨウ
（61）　ダイオウ
（62）　ダイオウ末
（63）　タイソウ
（64）　タンジン
（65）　チョウトウコウ
（66）　チンピ
（67）　テンモンドウ
（68）　当帰芍薬散エキス
（69）　トウジン
（70）　ニクズク
（71）　ニンドウ
（72）　バクモンドウ
（73）　八味地黄丸エキス
（74）　ハッカ
（75）　ビワヨウ
（76）　ブシ
（77）　ベラドンナエキス
（78）　防已黄耆湯エキス
（79）　ボクソク
（80）　ホミカエキス
（81）　ホミカエキス散
（82）　ホミカチンキ
（83）　マクリ
（84）　モクツウ
（85）　ヤクモソウ
（86）　ヨクイニン
（87）　ヨクイニン末
（88）　抑肝散加陳皮半夏エキス
（89）　レンニク
（90）　ロートエキス
（91）　ロートエキス散
（92）　ロートエキス・アネスタミン散

（93）　ロートエキス・カー　（94）　複方ロートエキス・　（95）　ローヤルゼリー
　　　ボン散　　　　　　　　　　　　ジアスターゼ散

16．医薬品各条中，削除した品目は次のとおりである．

（1）　アンレキサノクス　　　（4）　セファドロキシルカ　　　　ロキシル
（2）　アンレキサノクス錠　　　　　プセル　　　　　　　　　（6）　トルブタミド
（3）　セファドロキシル　　　（5）　シロップ用セファド　　　（7）　トルブタミド錠

17．参照紫外可視吸収スペクトル中，新たに収載した品目は次のとおりである．

（1）　アリピプラゾール　　　（3）　トルバプタン　　　　　（5）　ロルノキシカム
（2）　オキサリプラチン　　　（4）　フェブキソスタット

18．参照赤外吸収スペクトル中，新たに収載した品目は次のとおりである．

（1）　アリピプラゾール　　　（3）　オキサリプラチン　　　（5）　トルバプタン
（2）　エデト酸ナトリウム　　（4）　シクロホスファミド　　（6）　フェブキソスタット
　　　水和物　　　　　　　　　　　水和物　　　　　　　　（7）　ロルノキシカム

19．参照赤外吸収スペクトル中，削除した品目は次のとおりである．

（1）　クリンダマイシンリン酸エステル

第十八改正日本薬局方第二追補の作成に従事した者は，次のとおりである．

青木勝之　　足利太可雄　　芦澤一英　　安部美里
阿部康弘　　天倉吉章　　荒戸照世　　有馬勇斗
有賀直樹　　五十嵐良明　　池田浩二　　池松靖人
石井明子　　石井孝司　　石田誠一　　泉谷悠介
市川浩之　　市瀬浩志　　伊豆津健一　　出浦小織
伊藤美千穂　　伊藤洋一　　伊藤亮一　　井上博行
後田修　　内田恵理子　　内田圭介　　内山奈穂子
江村誠　　大久保恒夫　　大屋賢司　　小川潔
奥田章博　　奥田晴宏　　小椋康光　　小栗一輝
尾関哲也　　落合雅樹　　小野誠　　小野田洋
尾原栄　　改田直樹　　柿沼清香　　片山博仁
加藤くみ子　　加藤洋　　加藤大　　香取典子
川合保　　川口正美　　河野徳昭　　川原信夫
川原崎芳彦　　神本敏弘　　○木内文之　　菊池裕
北島昭人　　橘髙敦史　　木下充弘　　楠英樹
楠瀬直人　　工藤由起子　　久保田清　　熊坂謙一
栗原正明　　黒岩祐貴　　小出達夫　　◎合田幸広
光地理香　　小島肇　　五島隆志　　小浜亜以三
小林憲弘　　小原有弘　　小松かつ子　　近藤誠三
近藤涼　　齊藤公亮　　齋藤秀之　　齋藤嘉朗
酒井英二　　坂本知昭　　佐々木裕子　　佐藤浩二
三田智文　　志田静夏　　篠崎陽子　　柴﨑恵子
柴田寛子　　嶋澤るみ子　　正田卓司　　白鳥誠樹
代田修　　杉本聡　　杉本智潮　　杉本直樹
鈴木紀行　　髙井良彰　　髙尾正樹　　髙谷和広
髙野昭人　　髙田貴臣　　髙室巌　　髙柳庸一郎
竹内かおり　　竹内尚　　竹田智子　　竹林憲司
多田稔　　田中智之　　田中正一　　田中重典
谷口理　　張紅燕　　辻厳一郎　　津田城枝
津田翼　　土屋絢　　常弘昌廣　　坪田太一
出水庸介　　徳岡吾作　　徳本廣　　豊田秀彦
中岡恭平　　中川達也　　仲川勉　　中並秀寛
中川ゆかり　　中野修則　　南雲誠賢　　並河田樹
成相亮介　　野口貴晃　　河淳克　　袴田瑠美
袴塚高志　　橋井晃　　長谷川淳彦　　花林
林あい　　林晃　　林弘彦　　林理則

樋口賢治　平山千穂　藤井晋也　古川祐光　前田和洋　松浦隆匡　三澤玉史　宮崎正樹　室井久仁志　森部哲一　山口司　山根ゑみ子　横澤健太郎　米持悦生

日向野平　深水太央　渕野真朗　前川啓之　増本裕也　宮山直子　森﨑直郎　山田卓隆　山﨑崇久　山口茂人　本田裕治　米田豊世

原日佑樹　矢向司　深澤昌義子　藤井まき子　前川京子　本田さやか　橋尾誠夫　三村渚　森守生子　守山安正充　山下本貴親　本松浩　吉渡正充代　渡邊匠

原　園景彦　樋口泰輔　深澤秀達　藤井啓達史　星野貴信　牧浦利弘　松本和一　水野諒剛　宮崎貴美子　餅田隆司　森本隆康　山口進一　山本栄幸　吉田寛二　渡邊英二

◎日本薬局方部会長　　○日本薬局方部会長代理

第十八改正
日本薬局方
第二追補

一般試験法　改正事項

　一般試験法の部　2.03　薄層クロマトグラフィーの条　1．器具及び装置以降を次のように改める．

2.03　薄層クロマトグラフィー

1．器具及び装置

　通例，以下の器具及び装置を用いる．

（ⅰ）薄層板：薄層板は，平滑で均一な厚さのガラス板に一般試験法〈9.42〉に規定される薄層クロマトグラフィー用担体の粉末をあらかじめ塗布したものである．医薬品各条に規定する要件を満たす場合は，濃縮ゾーン付き薄層板，ガラス板の代わりに硬質アルミニウムポリエステルシートなどを支持体に用いた薄層板を用いることができる．薄層板は湿気を避けて保存する．必要に応じて，使用前に105 ～ 120℃の間の一定温度で30 ～ 60 分間加熱，乾燥する．

（ⅱ）展開用容器：通例，展開用容器は蓋のできる不活性で透明な素材で作られた平底展開槽又は2 槽式展開槽などを用いる．展開用容器は薄層板の大きさに適した大きさのものを用いる．

（ⅲ）発色装置：発色試薬の噴霧には，ガラス製噴霧器，電動噴霧器などを用いる．被検成分の可視化のために，発色試薬を噴霧後，加熱装置を用いて薄層板を加熱する場合がある．加熱装置として，通例，恒温に設定したホットプレートや恒温器を用い，薄層板を均一に加熱する．また，液浸による発色及び気化した試薬蒸気にさらすこと（燻蒸）による可視化には，展開用容器やデシケーターなどが用いられる．

（ⅳ）検出装置：可視光，主波長254 nm や365 nm の紫外線を照射でき，対応するフィルターを備えた光源及び暗箱，又はこれらの機能を備えた暗室などである．光源は，医薬品各条に規定する試験の要件に適合する必要がある．光源の適合性は，放射強度について，光源を変更した際又は必要に応じて確認する．通例，蛍光剤入り薄層板に主波長254 nm を照射するときは，薄層板が緑色系の蛍光を発することを確認し，また，主波長365 nm を照射するときは，例えば，5 μg/mL に調製した薄層クロマトグラフィー用スコポレチンのメタノール溶液を薄層板に2 μL スポットしたものが，青白色の蛍光を発することを確認する．紫外線波長領域の中で365 nm 付近に安定した放射強度を持つ高照度光源には，365 nm に幅の狭い線スペクトルを持つランプと，これより放射信号の強い366 nm（364 ～ 367 nm の範囲）に線スペクトルを持つランプが存在する．使用するランプにより光源及び波長の規格表記は異なるが，

366 nm の光源ランプを紫外線（主波長 365 nm）の照射の光源として扱うことができる.

（ⅴ）　クロマトグラムの記録装置：検出装置に付加される撮影装置は，記録のための写真を撮影するために使用され，試験の実施に適した感度，解像度及び再現性を必要とする. カメラで撮影し，フィルム画像又は電子画像の形式で記録・保存する. 可視光下で検出したクロマトグラムの色調を記録する場合は，基準となる色見本を同時に撮影することが望ましく，十分な解像度を持つイメージスキャナを用いることもできる. なお，365 nm 照射による蛍光スポットの記録時には，目視で確認できる色調と記録の色調が異なる場合があることから，注意を要する. デンシトメトリーを用いる薄層クロマトグラフィー用走査装置は，紫外線による吸収，可視光による吸収又は励起光による蛍光を展開した薄層板上で測定し，得られたクロマトグラムをピーク情報に変換して記録・保存する. ピーク情報に変換されたデータは定量的な解析に使用される.

2.　操作方法

別に規定するもののほか，通例，次の方法による.

（ⅰ）　試料溶液のスポット：医薬品各条に規定する試料溶液及び標準溶液を調製し，規定する容量を薄層板の原線上にスポットする. 薄層板の下端から約 20 mm の高さの位置を原線とし，試料溶液及び標準溶液などを左右両側から少なくとも 10 mm 離しスポットした位置を原点とする. 定容量の毛細管，マイクロシリンジ，マイクロピペットなどを用いて，約 10 mm 以上の適切な間隔で直径 2 〜 6 mm の円形状又は幅 4 〜 10 mm の帯状にスポットし，風乾する. 医薬品各条に規定する要件を満たす場合は，原線の位置及び原点の間隔を変更することができる.

（ⅱ）　展開溶媒による展開：通例，次の方法に従い，展開溶媒を飽和させた展開用容器内で成分を分離させる.

あらかじめ少量の展開溶媒を入れた展開用容器の内壁に沿ってろ紙を入れ，ろ紙を展開溶媒で潤し，更に展開溶媒を展開用容器の内底から約 10 mm の深さまで入れる. 展開用容器を密閉し，常温で約 1 時間放置し，展開用容器に気化した展開溶媒を飽和させる. なお，ここに示した以外の条件で調製した飽和展開容器を用いて展開する場合は別に規定する. 薄層板をその上端以外が器壁に触れないように置き，スポットが展開溶媒に浸かっていないことを確認後，容器を密閉し，常温で展開を行う. 展開溶媒が，必要とされる展開距離に上昇するまで放置し，薄層板を取り出し，風乾する. なお，展開前に原線（原点）に，また展開後に展開溶媒の先端に印を付ける.

（ⅲ）　可視化及び検出：展開終了後，薄層板上の被検成分のスポットを可視化し，色調や R_f 値を確認する. 通例，展開後に薄層板を取り出し，風乾して，薄層板上で分離したスポットを直接，又は発色試薬を均等に噴霧し試薬を作用させて，薄層板上の被検成分を可視化し，目視で検出を確認する. 被検成分が紫外線吸収性を有する場合は，蛍光剤（蛍光指示薬）入りの薄層板を用い，主波長 254 nm の紫外線を照射する

ことにより検出する．薄層板中の蛍光指示薬は，主波長 254 nm の紫外線の照射により励起され，緑色系の蛍光を発する．被検成分のスポットは照射光を吸収して蛍光指示薬の励起を減少させることにより蛍光指示薬からの放射発光を減少させ，蛍光の背景に黒み（暗紫色）のスポットとして観察される．紫外線照射下で励起され自ら蛍光を発する被検成分のスポットは，主波長 365 nm の紫外線を照射することにより蛍光指示薬がなくても薄層板上で励起されて蛍光を発する．また，適切な発色試薬の噴霧，液浸及び燻蒸により，被検成分のスポットを可視化することができる．発色試薬によっては，噴霧後更に加熱することで可視化されることもある．噴霧後又は噴霧加熱後に主波長 365 nm の紫外線を照射することにより，特徴的な蛍光を発することもある．なお，展開操作及び発色試薬による可視化は，換気が十分でき，溶媒蒸気などを効率的に除去できるドラフトチャンバー装置などの中で行う．

3.　確認及び純度の試験

　本法を確認試験に用いる場合は，通例，試料溶液の被検成分と標準溶液の被検成分のスポットの色調及び R_f 値が等しいことを確認する．また，スポットのパターンにより確認することもできる．試料溶液と標準溶液を同量スポットし，クロマトグラムにおける色調及び R_f 値の一致したスポットの大きさ及び濃さを視覚的に比較することにより，半定量的な被検成分の確認もできる．

　本法を純度試験に用いる場合は，通例，試料溶液中の混在物の限度に対応する濃度の標準溶液を用い，試料溶液由来の被検成分のスポットが検出されないか，若しくは混在物のスポットが標準溶液のスポットより濃くないことを確認する．

4.　確認試験の試験条件変更に関する留意事項

　医薬品各条の試験のうち，被検成分を含む標準溶液を用いる確認試験においては，適切に分析性能の検証を行い，規定した方法と同等又はそれ以上にスポットの特異性が得られる範囲内で，展開距離，飽和時間，展開溶媒の組成，発色試薬の組成，スポット量（減量に限る），薄層板の加熱温度及び加熱時間を一部変更することができる．ただし，スポットの大きさ及び濃さを判定基準とする半定量的な確認試験を除く．また，被検成分を含む標準溶液を用いない生薬等での確認試験においては，適切に分析性能の検証を行い，規定した方法と同等又はそれ以上にスポットの特異性が得られ，かつ医薬品各条の確認試験に規定された R_f 値及び色調を示す範囲内で，展開距離，スポット量（減量に限る），薄層板の加熱温度及び加熱時間を一部変更することができる．

5.　用語

　クロマトグラフィー総論〈2.00〉の定義に従う．

一般試験法の部　2.46　残留溶媒の条を次のように改める.

2.46　残留溶媒

残留溶媒では，原薬，添加剤及び製剤中に残留する有機溶媒の管理及び確認，定量法を規定する.

Ⅰ．残留溶媒の管理

1．はじめに

医薬品（生薬及び生薬を配合した製剤を除く．以下同様．）中の残留溶媒は，原薬若しくは添加剤の製造工程又は製剤の製造工程で使用されるか生成する揮発性有機化学物質と定義される．実生産工程で用いられている技術では，それらの溶媒を完全には除去できない．原薬の合成工程では，溶媒を適切に選ぶことにより，収率を向上させたり，結晶形，純度，溶解性といった原薬の物性を決めたりすることができる場合がある．このように，溶媒は時として製造工程における重要なパラメーターとなり得るものである．本試験法は，添加剤として意図的に用いられる溶媒及び溶媒付加物は対象としない．しかしながら，そのような場合においても，製剤中の溶媒の含量を評価し，その妥当性を示す必要がある.

残留溶媒が治療に役立つことはないので，全ての残留溶媒は，製品規格，GMP又はその他の品質基準に適合し得るようなレベル以下に減らすべきである．製剤中には安全性データによって保証されるよりも高いレベルの残留溶媒を含んではならない．許容できないような毒性を引き起こすことが知られている幾つかのクラス1の溶媒（表2.46-1参照）は，リスク–ベネフィットの観点からの評価によって，妥当であることが明確に示されない限り，原薬，添加剤又は製剤の製造においては使用を避けるべきである．クラス1ほどではないが，一定のレベル以上の毒性を示すクラス2の溶媒（表2.46-2参照）については，起こり得る有害な作用から患者を守るために，その残留量を規制すべきである．理想的には，できるだけ低毒性のクラス3の溶媒（表2.46-3参照）を用いるべきである.

原薬，添加剤及び製剤は，その製造又は精製の工程の後にも溶媒が残留するような場合には，その溶媒の試験を行う必要がある．原薬，添加剤若しくは製剤の製造又は精製の工程で使用されるか生成する溶媒についてのみ試験を行えばよい．製剤に残留する溶媒については，製剤の試験を行ってもよいし，製剤の製造に用いた各成分中の残留溶媒の含量から製剤中の含量を計算する積算的な方法を用いてもよい．計算値が限度値以下の場合には，製剤について残留溶媒の試験を行う必要はない．しかしながら，計算値が限度値を超える場合には，その溶媒の含量が，製剤化の過程で許容し得る量以下にまで減少したかどうかを確かめるために，製剤の試験を行う必要がある．また，製剤の製造工程で何らかの溶媒が用いられている場合にも，製剤の試験を行う必要がある.

　限度値は，全ての剤形及び投与経路の医薬品に適用されるが，短期間の投与（30日以下）又は局所投与のような場合には，より高い残留量も許容され得る．そうした残留量が妥当かどうかはケースバイケースで判断されるべきである．

2.　一般原則

2.1.　リスクアセスメントによる残留溶媒の分類

　残留溶媒の規制値の用語として，PDE（Permitted Daily Exposure）を，医薬品中に残留する溶媒の1日当たりに摂取が許容される最大量と定義して用いる．本試験法で規制する残留溶媒は，ヒトの健康に及ぼし得るリスクに応じて，下記の三つのクラスに分類される．

（ⅰ）　クラス1の溶媒（医薬品の製造において使用を避けるべき溶媒）：ヒトにおける発がん性が知られている溶媒や，ヒトにおける発がん性が強く疑われる溶媒及び環境に有害な影響を及ぼす溶媒である．クラス1の溶媒を表2.46-1に示す．

（ⅱ）　クラス2の溶媒（医薬品中の残留量を規制すべき溶媒）：遺伝毒性は示さないが動物実験で発がん性を示した溶媒や，神経毒性や催奇形性等発がん性以外の不可逆的な毒性を示した溶媒及びその他の重大ではあるが可逆的な毒性が疑われる溶媒である．クラス2の溶媒を表2.46-2に示す．

（ⅲ）　クラス3の溶媒（低毒性の溶媒）：ヒトに対して低毒性と考えられる溶媒で，健康上の理由からは曝露限度値の設定は必要ない．クラス3の溶媒は，表2.46-3に示すもので，50 mg/day以上のPDE値を持つ．

2.2.　クラス2の溶媒の限度値設定のためのオプション

　クラス2の溶媒について限度値を設定する場合には，次の二つのオプションのいずれかを利用する．

2.2.1.　オプション1

　1日に服用される製剤の量を10 gと仮定した場合，式（1）を用いて濃度限度値（ppm）が計算される．

$$濃度限度値（ppm）= \frac{1000 \times PDE}{服用量} \qquad (1)$$

　式中，PDEはmg/dayで，また，服用量はg/dayで表される．

　これらの濃度限度値は，全ての原薬，添加剤又は製剤において許容されるものとする．したがって，1日服用量が不明であるか一定しないような場合には，このオプションが適用し得る．処方中の全ての原薬及び添加剤がオプション1に示された限度値に適合する場合には，これらの成分はどのような比率ででも使用できる．この場合，1日服用量が10 gを超えなければ，計算を行う必要はない．1日服用量が10 gを超える製剤には，オプション2を適用すべきである．

2.2.2.　オプション2

製剤中の各成分が全てオプション1に示された限度値に適合する必要はないと考えられる．表2.46-2のPDE値と実際の1日最大服用量から，式（1）を用いて，製剤中に残留が許容される溶媒の濃度を算出してもよい．残留量を実際に可能な最小限まで減らしたことが示された場合には，そうした限度値が許容される．その限度値は，分析の精度，製造上の能力，製造工程において起こり得るばらつきの大きさからみて現実的なものでなければならず，かつ現在の医薬品の製造の標準的なレベルを反映したものでなければならない．

オプション2を適用するには，製剤の各成分中に存在する残留溶媒の量を加算すればよい．1日当たり摂取する溶媒の量の合計は，PDE値以下でなければならない．

3. 分析方法

残留溶媒の測定法としては，ガスクロマトグラフィーのようなクロマトグラフィーの手法が一般に用いられる．本試験法又は他の適切な方法に従って測定する．クラス3の溶媒しか存在しない場合には，乾燥減量などの非特異的方法を用いてもよい．残留溶媒の分析法は，適切にバリデートされていなければならない．

4. 情報として必要な残留溶媒のレベル

医薬品の製造に当たっては，原薬又は添加剤の溶媒の含量に関する情報が必要となる．下記の項目は，原薬又は添加剤の溶媒の含量に関して必要となる情報の例として記載したものである．

（ⅰ） クラス3の溶媒のみが存在すると考えられる場合：乾燥減量が0.5％以下であること．

（ⅱ） クラス2の溶媒のみが存在すると考えられる場合：存在する溶媒の名称と，それらの全てがオプション1の限度値以下であること．

（ⅲ） クラス2の溶媒及びクラス3の溶媒が存在すると考えられる場合：クラス2の溶媒がオプション1の限度値以下であり，かつクラス3の溶媒が0.5％以下であること．

クラス1の溶媒が存在すると考えられる場合には，それらの溶媒を同定し，定量する必要がある．「存在すると考えられる」という表現の対象は，製造の最終工程で使用された溶媒及び最終工程よりも前の工程で使用されたが，バリデートされた工程によっても常に除くことができるとは限らない溶媒である．

クラス2又はクラス3の溶媒の残留量が，それぞれオプション1の限度値又は0.5％を超えている場合には，それらの溶媒を同定し，定量する必要がある．

5. 残留溶媒の限度値

5.1. 医薬品の製造において使用を避けるべき溶媒

クラス1の溶媒は，許容できない毒性を持つ，又は環境に対して有害な影響を及ぼすなどの理由から，原薬，添加剤及び製剤の製造には用いるべきではない．治療上著しい利点を持つ製剤を製造するために，その使用が避けられない場合でも，特に正当化できる理由がない限り，表2.46-1に示した濃度限度値以下とすべきである．

1,1,1-トリクロロエタンについては，環境に有害な影響を及ぼす物質であるため，表2.46-1 に含めた．表2.46-1 に示された限度値 1500 ppm は，安全性データの評価に基づくものである．

表2.46-1　クラス 1 の溶媒（医薬品の製造において使用を避けるべき溶媒）

溶媒	濃度限度値（ppm）	使用を避ける理由
ベンゼン	2	発がん性
四塩化炭素	4	毒性及び環境への有害性
1,2-ジクロロエタン	5	毒性
1,1-ジクロロエテン	8	毒性
1,1,1-トリクロロエタン	1500	環境への有害性

5.2.　医薬品中の残留量を規制すべき溶媒

　表2.46-2 に示した溶媒は，それらが有する毒性のために，医薬品中の残留を規制すべき溶媒である．

　PDE 値は 0.1 mg/day の単位まで，濃度限度値は 10 ppm の単位まで示した．表に示された値は，測定するときに必要な分析の精度を反映するものではない．精度は，分析法のバリデーションの際に決定されるべきである．

5.3.　低毒性の溶媒

　表2.46-3 に示したクラス 3 の溶媒は，毒性が低く，ヒトの健康に及ぼすリスクも低いと考えられる．クラス 3 には，通常医薬品中に含まれるレベルでヒトの健康に対して有害な影響を及ぼすことが知られている溶媒は含まれていない．これらの溶媒の残留量が，50 mg/day（オプション 1 では 5000 ppm，すなわち 0.5％に相当する）以下であれば，その妥当性についての理由を示さなくても許容される．これより高い残留値についても，製造業者の製造能力や GMP 遂行上の必要性からみて適当と考えられる場合には，許容されるであろう．

5.4.　適当な毒性データが見当たらない溶媒

　下記の溶媒（表2.46-4）も原薬，添加剤又は製剤の製造と関連のある溶媒であるが，PDE 値算出の基礎とすることのできる適当な毒性データが見当たらないものである．医薬品中にこれらの溶媒が残留する場合には，その残留の妥当性についての理由を提示する必要がある．

表 2.46-2　クラス 2 の溶媒（医薬品中の残留量を規制すべき溶媒）

溶媒	PDE（mg/day）	濃度限度値（ppm）
アセトニトリル	4.1	410
クロロベンゼン	3.6	360
クロロホルム	0.6	60
クメン	0.7	70
シクロヘキサン	38.8	3880
シクロペンチルメチルエーテル	15.0	1500
1,2-ジクロロエテン	18.7	1870
ジクロロメタン	6.0	600
1,2-ジメトキシエタン	1.0	100
N,N-ジメチルアセトアミド	10.9	1090
N,N-ジメチルホルムアミド	8.8	880
1,4-ジオキサン	3.8	380
2-エトキシエタノール	1.6	160
エチレングリコール	6.2	620
ホルムアミド	2.2	220
ヘキサン	2.9	290
メタノール	30.0	3000
2-メトキシエタノール	0.5	50
メチルブチルケトン	0.5	50
メチルシクロヘキサン	11.8	1180
メチルイソブチルケトン	45	4500
N-メチルピロリドン	5.3	530
ニトロメタン	0.5	50
ピリジン	2.0	200
スルホラン	1.6	160
t-ブチルアルコール	35	3500
テトラヒドロフラン	7.2	720
テトラリン	1.0	100
トルエン	8.9	890
1,1,2-トリクロロエテン	0.8	80
キシレン＊	21.7	2170

＊ 通常，60％の *m*-キシレン，14％の *p*-キシレン，9％の *o*-キシレン及び 17％のエチルベ
　ンゼンの混合物

表 2.46-3　クラス 3 の溶媒（GMP 又はその他の品質基準により規制されるべき溶媒）

酢酸	ヘプタン
アセトン	酢酸イソブチル
アニソール	酢酸イソプロピル
1-ブタノール	酢酸メチル
2-ブタノール	3-メチル-1-ブタノール
酢酸 *n*-ブチル	メチルエチルケトン
t-ブチルメチルエーテル	2-メチル-1-プロパノール
ジメチルスルホキシド	2-メチルテトラヒドロフラン
エタノール	ペンタン
酢酸エチル	1-ペンタノール
ジエチルエーテル	1-プロパノール
ギ酸エチル	2-プロパノール
ギ酸	酢酸プロピル
	トリエチルアミン

表 2.46-4　適当な毒性データが見当たらない溶媒

1,1-ジエトキシプロパン	メチルイソプロピルケトン
1,1-ジメトキシメタン	石油エーテル
2,2-ジメトキシプロパン	トリクロロ酢酸
イソオクタン	トリフルオロ酢酸
イソプロピルエーテル	

Ⅱ．残留溶媒の確認，定量法

残留溶媒を溶出するために，試料はできるだけ溶解させる．

有効成分と添加剤のみではなく，製剤も取り扱うため，場合によっては製剤の構成成分の幾つかは完全には溶解しないことも許容される．このような場合には，存在する残留溶媒が溶出されるように，初めに製剤などを粉末状に粉砕する前処理が必要である．操作は，揮発性残留溶媒の損失を防ぐために，できるだけ速やかに行う．

以下に記載するガスクロマトグラフィーの試験条件やヘッドスペースの操作条件は，設定するパラメーターやその記載方法が装置により異なっている場合がある．これらを設定する場合には，システム適合性に適合することが確認できれば，使用する装置に応じて変更することが必要である．

なお，試験に用いる試薬は，規定するもののほか，当該試験の目的にかなうものを用いることができる．

1.　クラス1とクラス2の残留溶媒

　以下の操作は，どのような残留溶媒が試料中に存在し得るかという情報が得られない場合に，残留溶媒を同定し，定量するのに用いられる．特定の溶媒が存在するという情報がある場合には，操作法A及び操作法Bは実施する必要はなく，操作法Cにより，あるいは他の適切な方法に従って残留溶媒の定量を実施する．

　残留溶媒の同定，限度試験及び定量試験の適用のためのフローチャートを図2.46-1に示す．

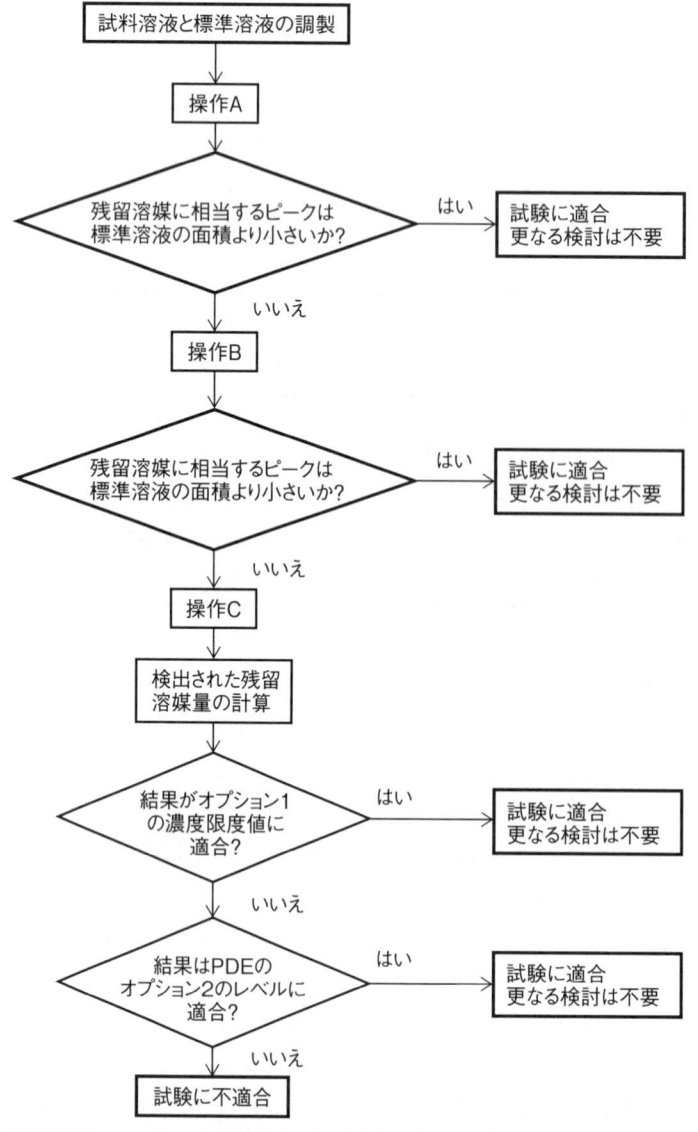

図 2.46-1　残留溶媒の同定，限度試験及び定量試験の適用のためのフローチャート

1.1. 水溶性試料

1.1.1. 操作法 A

次の条件でガスクロマトグラフィー〈2.02〉により試験を行う.

クラス 1 用標準原液：ジメチルスルホキシド約 9 mL に残留溶媒クラス 1 標準品 1 mL を正確に加え，水を加えて正確に 100 mL とする. この液 1 mL を正確に量り，あらかじめ水約 50 mL を入れたメスフラスコに入れ，水を加えて 100 mL とする. この液 10 mL を正確に量り，あらかじめ水約 50 mL を入れたメスフラスコに入れ，水を加えて 100 mL とする.

クラス 1 用標準液：水 5 mL を正確に入れたヘッドスペース用バイアルにクラス 1 用標準原液 1 mL を正確に加え，栓及びキャップをして振り混ぜる.

クラス 2 用標準原液 A：残留溶媒クラス 2A 標準品 1 mL を正確に量り，水を加えて正確に 100 mL とする.

クラス 2 用標準原液 B：残留溶媒クラス 2B 標準品 1 mL を正確に量り，水を加えて正確に 100 mL とする.

クラス 2 用標準原液 C：残留溶媒クラス 2C 標準品 1 mL を正確に量り，水を加えて正確に 100 mL とする.

クラス 2 用標準原液 D：残留溶媒クラス 2D 標準品 1 mL を正確に量り，水を加えて正確に 100 mL とする.

クラス 2 用標準原液 E：残留溶媒クラス 2E 標準品 1 mL を正確に量り，水を加えて正確に 100 mL とする.

クラス 2 用標準液 A：クラス 2 用標準原液 A 1 mL を正確に量り，ヘッドスペース用バイアルに入れ，水 5 mL を正確に加え，栓及びキャップをして振り混ぜる.

クラス 2 用標準液 B：クラス 2 用標準原液 B 5 mL を正確に量り，ヘッドスペース用バイアルに入れ，水 1 mL を正確に加え，栓及びキャップをして振り混ぜる.

クラス 2 用標準液 C：クラス 2 用標準原液 C 1 mL を正確に量り，ヘッドスペース用バイアルに入れ，水 5 mL を正確に加え，栓及びキャップをして振り混ぜる.

クラス 2 用標準液 D：クラス 2 用標準原液 D 1 mL を正確に量り，ヘッドスペース用バイアルに入れ，水 5 mL を正確に加え，栓及びキャップをして振り混ぜる.

クラス 2 用標準液 E：クラス 2 用標準原液 E 1 mL を正確に量り，ヘッドスペース用バイアルに入れ，水 5 mL を正確に加え，栓及びキャップをして振り混ぜる.

試料原液：試料 0.25 g をとり，水に溶かし，正確に 25 mL とする.

検液：試料原液 5 mL を正確に量り，ヘッドスペース用バイアルに入れ，水 1 mL を正確に加え，栓及びキャップをして振り混ぜる.

クラス 1 用システム適合性試験用溶液：クラス 1 用標準原液 1 mL を正確に量り，ヘッドスペース用バイアルに入れ，試料原液 5 mL を正確に加え，栓及びキャップをして振り混ぜる.

試験条件

　検出器：水素炎イオン化検出器

　カラム：内径 0.32 mm（又は 0.53 mm），長さ 30 m のフューズドシリカ管（又はワイドボア管）の内面にガスクロマトグラフィー用 6％シアノプロピルフェニル－94％ジメチルシリコーンポリマーを厚さ 1.8 μm（又は 3.0 μm）に被覆する．

　カラム温度：40℃を 20 分間保持した後，毎分 10℃で 240℃まで昇温し，240℃を 20 分間保持する．

　注入口温度：140℃

　検出器温度：250℃

　キャリヤーガス：窒素又はヘリウム

　流量：約 35 cm/秒

　スプリット比：1：5（注：感度を最適化するためにスプリット比は適宜変更する．）

システム適合性

　検出の確認：クラス 1 用標準液，クラス 1 用システム適合性試験用溶液につき，上記の条件で操作するとき，クラス 1 用標準液から得られる 1,1,1-トリクロロエタンのピークの SN 比は 5 以上，クラス 1 用システム適合性試験用溶液から得られるピークの SN 比はそれぞれ 3 以上である．

　システムの性能：クラス 2 用標準液 A 又はシステム適合性試験用溶液につき，上記の条件で操作するとき，アセトニトリルとジクロロメタンのピークの分離度は 1.0 以上である．ただし，システム適合性試験用残留溶媒標準品の水溶液（1 → 100）1 mL を正確に量り，ヘッドスペース用バイアルに入れ，水 5 mL を正確に加え，栓及びキャップをして混ぜ，システム適合性試験用溶液とする．

　システムの再現性：クラス 1 用標準液につき，上記の条件で試験を 6 回繰り返すとき，個々のピーク面積の相対標準偏差は 15％以下である．

　ヘッドスペースは，表 2.46-5 に記載した操作条件の一つに従い，クラス 1 用標準液，クラス 2 用標準液 A，クラス 2 用標準液 B，クラス 2 用標準液 C，クラス 2 用標準液 D，クラス 2 用標準液 E 及び検液のヘッドスペースの気体を同量（約 1.0 mL）注入し，クロマトグラムを求め，主要なピークのピークレスポンスを求める．検液の 1,1,1-トリクロロエタン以外のピークのピークレスポンスがクラス 1 用標準液，クラス 2 用標準液 A，クラス 2 用標準液 B，クラス 2 用標準液 C，クラス 2 用標準液 D 又はクラス 2 用標準液 E のそれぞれのピークのピークレスポンス以上であるとき，若しくは 1,1,1-トリクロロエタンのピークのピークレスポンスがクラス 1 用標準液の 1,1,1-トリクロロエタンのピークのピークレスポンスの 150 倍以上であるとき，ピークの同定のために操作法 B を行う．それ以外の場合は適合とする．

1.1.2. 操作法 B

次の条件でガスクロマトグラフィー〈2.02〉により試験を行う.

クラス1用標準原液, クラス1用標準液, クラス1用システム適合性試験用溶液, クラス2用標準原液 A, クラス2用標準原液 B, クラス2用標準原液 C, クラス2用標準原液 D, クラス2用標準原液 E, クラス2用標準液 A, クラス2用標準液 B, クラス2用標準液 C, クラス2用標準液 D, クラス2用標準液 E, 試料原液及び検液は操作法 A を準用する.

試験条件

検出器：水素炎イオン化検出器

カラム：内径 0.32 mm（又は 0.53 mm）, 長さ 30 m のフューズドシリカ管（又はワイドボア管）の内面にガスクロマトグラフィー用ポリエチレングリコールを厚さ 0.25 μm に被覆する.

カラム温度：50℃を 20 分間保持した後, 毎分 6℃で 165℃まで昇温し, 165℃を 20 分間保持する.

注入口温度：140℃

検出器温度：250℃

キャリヤーガス：窒素又はヘリウム

流量：約 35 cm/秒

スプリット比：1：5（注：感度を最適化するためにスプリット比は適宜変更する.）

システム適合性

検出の確認：クラス1用標準液, クラス1用システム適合性試験用溶液につき, 上記の条件で操作するとき, クラス1用標準液から得られるベンゼンのピークの SN 比は 5 以上, クラス1用システム適合性試験用溶液から得られるピークの SN 比はそれぞれ 3 以上である.

システムの性能：クラス2用標準液 A 又はシステム適合性試験用溶液につき, 上記の条件で操作するとき, アセトニトリルと cis-1,2-ジクロロエテンのピークの分離度は 1.0 以上である. ただし, システム適合性試験用残留溶媒標準品の水溶液（1 → 100）1 mL を正確に量り, ヘッドスペース用バイアルに入れ, 水 5 mL を正確に加え, 栓及びキャップをして混ぜ, システム適合性試験用溶液とする.

システムの再現性：クラス1用標準液につき, 上記の条件で試験を 6 回繰り返すとき, 個々のピーク面積の相対標準偏差は 15％以下である.

ヘッドスペースは, 表 2.46-5 に記載した操作条件の一つに従い, クラス1用標準液, クラス2用標準液 A, クラス2用標準液 B, クラス2用標準液 C, クラス2用標準液 D, クラス2用標準液 E 及び検液のヘッドスペースの気体を同量（約 1.0 mL）注入し, クロマトグラムを求め, 主要なピークのピークレスポンスを求める. 検液の

ピークのピークレスポンスがクラス 1 用標準液，クラス 2 用標準液 A，クラス 2 用
標準液 B，クラス 2 用標準液 C，クラス 2 用標準液 D 又はクラス 2 用標準液 E のそ
れぞれのピークのピークレスポンス以上であるとき，それらのピークの定量のために
操作法 C を行う．それ以外の場合は適合とする．

1.1.3.　操作法 C

次の条件でガスクロマトグラフィー〈2.02〉により試験を行う．

標準原液（注：操作法 A 及び操作法 B により，同定，確認されたそれぞれのピーク
に対し，それぞれの標準原液を調製する．1,1,1-トリクロロエタン以外のクラス 1
の溶媒の場合，操作法 A のクラス 1 用標準原液の調製法に従い，最初の希釈を行
う．）：操作法 A 及び操作法 B により同定，確認されたそれぞれの残留溶媒のピー
クに対応する適切な溶媒の量を正確に量り，適切な容器に入れる．これに水を加え
て定量的に希釈し，表 2.46-1 又は表 2.46-2 に規定された濃度限度値の 1/20 の濃
度とする．必要であれば，段階的に希釈する．

標準液：標準原液 1 mL を正確に量り，ヘッドスペース用バイアルに入れる．これに
水 5 mL を正確に加え，栓及びキャップをして振り混ぜる．

試料原液：試料約 0.25 g を精密に量り，水に溶かし，正確に 25 mL とする．

検液：試料原液 5 mL を正確に量り，ヘッドスペース用バイアルに入れ，水 1 mL を
正確に加え，栓及びキャップをして振り混ぜる．

添加試験用溶液（注：操作法 A 及び操作法 B により，同定，確認されたそれぞれの
ピークに対し，それぞれの添加試験用溶液を調製する．）：試料原液 5 mL を正確に
量り，ヘッドスペース用バイアルに入れ，標準原液 1 mL を正確に加え，栓及びキ
ャップをして振り混ぜる．

試験条件及びシステム適合性は基本的に操作法 A に準じる．ただし，検出の確認
は不要であり，システム再現性にはクラス 1 標準液に代えて標準液を用いる．操作
法 A から得られたクロマトグラフィーの結果が操作法 B から得られたクロマトグラ
フィーの結果に劣る場合は，操作法 B に準じる．

標準液，検液，添加試験用溶液それぞれ約 1.0 mL の同量につき，表 2.46-5 のいず
れかのヘッドスペース条件で試験を行い，主な残留溶媒のピーク面積を測定し，以下
の式により残留溶媒量を計算する．

$$残留溶媒量（ppm）= 5 \ (C/M) \ \{A_T/(A_S - A_T)\}$$

C：標準原液中の標準品の濃度（μg/mL）
M：試料原液の調製に用いた試料秤取量（g）
A_T：検液に含まれるそれぞれの残留溶媒のピーク面積
A_S：添加試験用溶液に含まれるそれぞれの残留溶媒のピーク面積

1.2. 非水溶性試料

1.2.1. 操作法 A

　次の条件でガスクロマトグラフィー〈*2.02*〉により試験を行う．なお，ジメチルスルホキシドは *N,N*-ジメチルホルムアミドの代替溶媒として置き換え可能である．

クラス 1 用標準原液：*N,N*-ジメチルホルムアミド約 80 mL に残留溶媒クラス 1 標準品 1 mL を正確に加え，*N,N*-ジメチルホルムアミドを加えて正確に 100 mL とする．この液 1 mL を正確に量り，あらかじめ *N,N*-ジメチルホルムアミド約 80 mL を入れたメスフラスコに入れ，*N,N*-ジメチルホルムアミドを加えて 100 mL とする（この液を残留溶媒クラス 1 標準品から調製した中間希釈液とし，クラス 1 用システム適合性試験用溶液の調製に用いる）．この液 1 mL を正確に量り，*N,N*-ジメチルホルムアミドを加えて正確に 10 mL とする．

クラス 1 用標準液：水 5 mL を正確に入れたヘッドスペース用バイアルにクラス 1 用標準原液 1 mL を正確に加え，栓及びキャップをして振り混ぜる．

クラス 2 用標準原液 A：*N,N*-ジメチルホルムアミド約 80 mL に残留溶媒クラス 2A 標準品 1 mL を正確に加え，*N,N*-ジメチルホルムアミドを加えて正確に 100 mL とする．

クラス 2 用標準原液 B：残留溶媒クラス 2B 標準品 0.5 mL を正確に量り，*N,N*-ジメチルホルムアミドを加えて正確に 10 mL とする．

クラス 2 用標準原液 C：*N,N*-ジメチルホルムアミド約 80 mL に残留溶媒クラス 2C 標準品 1 mL を正確に加え，*N,N*-ジメチルホルムアミドを加えて正確に 100 mL とする．

クラス 2 用標準原液 D：*N,N*-ジメチルホルムアミド約 80 mL に残留溶媒クラス 2D 標準品 1 mL を正確に加え，*N,N*-ジメチルホルムアミドを加えて正確に 100 mL とする．

クラス 2 用標準原液 E：*N,N*-ジメチルホルムアミド約 80 mL に残留溶媒クラス 2E 標準品 1 mL を正確に加え，*N,N*-ジメチルホルムアミドを加えて正確に 100 mL とする．

クラス 2 用標準液 A：水 5 mL を正確に入れたヘッドスペース用バイアルにクラス 2 用標準原液 A 1 mL を正確に加え，栓及びキャップをして振り混ぜる．

クラス 2 用標準液 B：水 5 mL を正確に入れたヘッドスペース用バイアルにクラス 2 用標準原液 B 1 mL を正確に加え，栓及びキャップをして振り混ぜる．

クラス 2 用標準液 C：水 5 mL を正確に入れたヘッドスペース用バイアルにクラス 2 用標準原液 C 1 mL を正確に加え，栓及びキャップをして振り混ぜる．

クラス 2 用標準液 D：水 5 mL を正確に入れたヘッドスペース用バイアルにクラス 2 用標準原液 D 1 mL を正確に加え，栓及びキャップをして振り混ぜる．

クラス 2 用標準液 E：水 5 mL を正確に入れたヘッドスペース用バイアルにクラス 2 用標準原液 E 1 mL を正確に加え，栓及びキャップをして振り混ぜる．

試料原液：試料 0.5 g をとり，*N,N*-ジメチルホルムアミドを加えて正確に 10 mL とする.

検液：水 5 mL を正確に入れたヘッドスペース用バイアルに試料原液 1 mL を正確に加え，栓及びキャップをして振り混ぜる.

クラス 1 用システム適合性試験用溶液：試料原液 5 mL 及び残留溶媒クラス 1 標準品から調製した中間希釈液 0.5 mL を正確に量り，混合する. この液 1 mL を正確に，水 5 mL を正確に入れたヘッドスペース用バイアルに加え，栓及びキャップをして振り混ぜる.

　試験条件

　　検出器：水素炎イオン化検出器

　　カラム：内径 0.53 mm，長さ 30 m のワイドボア管の内面にガスクロマトグラフィー用 6％シアノプロピルフェニル−94％ジメチルシリコーンポリマーを厚さ 3.0 μm に被覆する.

　　カラム温度：40℃を 20 分間保持した後，毎分 10℃で 240℃まで昇温し，240℃を 20 分間保持する.

　　注入口温度：140℃

　　検出器温度：250℃

　　キャリヤーガス：ヘリウム

　　流量：約 35 cm/秒

　　スプリット比：1：3（注：感度を最適化するためにスプリット比は適宜変更する.）

　システム適合性

　　検出の確認：クラス 1 用標準液，クラス 1 用システム適合性試験用溶液につき，上記の条件で操作するとき，クラス 1 用標準液から得られる 1,1,1-トリクロロエタンのピークの SN 比は 5 以上，クラス 1 用システム適合性試験用溶液から得られるピークの SN 比はそれぞれ 3 以上である.

　　システムの性能：クラス 2 用標準液 A 又はシステム適合性試験用溶液につき，上記の条件で操作するとき，アセトニトリルとジクロロメタンのピークの分離度は 1.0 以上である. ただし，システム適合性試験用残留溶媒標準品の *N,N*-ジメチルホルムアミド溶液（1 → 100）1 mL を正確に量り，ヘッドスペース用バイアルに入れ，水 5 mL を正確に加え，栓及びキャップをして混ぜ，システム適合性試験用溶液とする.

　　システムの再現性：クラス 1 用標準液につき，上記の条件で試験を 6 回繰り返すとき，個々のピーク面積の相対標準偏差は 15％以下である.

ヘッドスペースは表 2.46-5 に記載したカラム 3 の操作条件に従い，クラス 1 用標準液，クラス 2 用標準液 A，クラス 2 用標準液 B，クラス 2 用標準液 C，クラス 2 用標準液 D，クラス 2 用標準液 E 及び検液のヘッドスペースの気体を同量（約 1.0 mL）

注入し，クロマトグラムを求め，主要なピークのピークレスポンスを求める．検液の1,1,1-トリクロロエタン以外のピークのピークレスポンスがクラス1用標準液，クラス2用標準液A，クラス2用標準液B，クラス2用標準液C，クラス2用標準液D又はクラス2用標準液Eのそれぞれのピークのピークレスポンス以上であるとき，又は1,1,1-トリクロロエタンのピークのピークレスポンスがクラス1用標準液の1,1,1-トリクロロエタンのピークのピークレスポンスの150倍以上であるとき，ピークの同定のために操作法Bを行う．それ以外の場合は適合とする．

1.2.2.　操作法B

次の条件でガスクロマトグラフィー〈2.02〉により試験を行う．なお，ジメチルスルホキシドは*N,N*-ジメチルホルムアミドの代替溶媒として置き換え可能である．

クラス1用標準原液，クラス1用標準液，クラス1用システム適合性試験用溶液，クラス2用標準原液A，クラス2用標準原液B，クラス2用標準原液C，クラス2用標準原液D，クラス2用標準原液E，クラス2用標準液A，クラス2用標準液B，クラス2用標準液C，クラス2用標準液D，クラス2用標準液E，試料原液及び検液は操作法Aを準用する．

ガスクロマトグラフィーは，水溶性試料の操作法Bの操作法に従う．ただし，スプリット比は1：3とし（感度を最適化するためにスプリット比は適宜変更する），システム適合性試験用溶液は操作法Aを準用する．

ヘッドスペースは，表2.46-5に記載した操作条件の一つに従い，クラス1用標準液，クラス2用標準液A，クラス2用標準液B，クラス2用標準液C，クラス2用標準液D，クラス2用標準液E及び検液のヘッドスペースの気体を同量（約1.0 mL）注入し，クロマトグラムを求め，主要なピークのピークレスポンスを求める．検液のピークのピークレスポンスがクラス1用標準液，クラス2用標準液A，クラス2用標準液B，クラス2用標準液C，クラス2用標準液D又はクラス2用標準液Eのそれぞれのピークのピークレスポンス以上の場合，それらのピークの定量のために操作法Cを行う．それ以外の場合は適合とする．

1.2.3.　操作法C

次の条件でガスクロマトグラフィー〈2.02〉により試験を行う．なお，ジメチルスルホキシドは*N,N*-ジメチルホルムアミドの代替溶媒として置き換え可能である．

標準原液（注：操作法A及び操作法Bにより，同定，確認されたそれぞれのピークに対し，それぞれの標準原液を調製する．1,1,1-トリクロロエタン以外のクラス1の溶媒の場合，操作法Aのクラス1用標準原液の調製法に従い，最初の希釈を行う．）：操作法A及び操作法Bにより同定，確認されたそれぞれの残留溶媒のピークに対応する適切な溶媒の量を正確に量り，適切な容器に入れる．これに水を加えて定量的に希釈し，表2.46-1又は表2.46-2に規定された濃度限度値の1/20の濃度とする．必要であれば，段階的に希釈する．

標準液：水5 mLを正確に入れたヘッドスペース用バイアルに標準原液1 mLを正確

に加え，栓及びキャップをして混ぜる．

試料原液：試料約 0.5 g を精密に量り，*N,N*-ジメチルホルムアミドを加えて正確に
10 mL とする．

検液：水 5 mL を正確に入れたヘッドスペース用バイアルに試料原液 1 mL を正確に
加え，栓及びキャップをして振り混ぜる．

添加試験用溶液（注：操作法 A 及び操作法 B により，同定，確認されたそれぞれの
ピークに対し，それぞれの添加試験用溶液を調製する．）：試料原液 1 mL を正確に
量り，ヘッドスペース用バイアルに入れ，標準原液 1 mL を正確に加え，更に水
4 mL を正確に加え，栓及びキャップをして振り混ぜる．

　試験条件及びシステム適合性は，基本的に操作法 A に準じる．ただし，検出の確
認は不要であり，システム再現性にはクラス 1 標準液に代えて標準液を用いる．操
作法 A から得られたクロマトグラフィーの結果が操作法 B から得られたクロマトグ
ラフィーの結果に劣る場合は，操作法 B に準じる．

　標準液，検液及び添加試験用溶液それぞれ約 1.0 mL につき，表 2.46-5 のいずれか
のヘッドスペース条件で試験を行い，主な残留溶媒のピーク面積を測定し，以下の式
により残留溶媒量を計算する．

$$残留溶媒量（ppm）= 10\ (C/M)\ \{A_\mathrm{T}/(A_\mathrm{S} - A_\mathrm{T})\}$$

　　　C：標準原液中の標準品の濃度（μg/mL）
　　　M：試料原液の調製に用いた試料秤取量（g）
　　　A_T：検液に含まれるそれぞれの残留溶媒のピーク面積
　　　A_S：添加試験用溶液に含まれるそれぞれの残留溶媒のピーク面積

1.3.　ヘッドスペース装置の試験条件及びその他の留意事項

　表 2.46-5 にヘッドスペース条件の例を示す．

　本試験法では，ヘッドスペース法のガスクロマトグラフィーの方法を示すが，クラ
ス 2 の溶媒のうち，*N,N*-ジメチルアセトアミド，2-エトキシエタノール，エチレン
グリコール，ホルムアミド，2-メトキシエタノール，*N*-メチルピロリドン及びスル
ホランはヘッドスペース法では感度が低く分析が困難であるため，その他のバリデー
トされた方法で測定する必要がある．また，本試験法で溶媒として使用する *N,N*-ジ
メチルホルムアミドは上記の 7 種の溶媒と共に，残留溶媒クラス 2A 標準品，残留溶
媒クラス 2B 標準品，残留溶媒クラス 2C 標準品，残留溶媒クラス 2D 標準品，残留
溶媒クラス 2E 標準品のいずれにも含まれていないため，必要に応じて適切なバリデ
ートされた方法で分析する必要がある．

表2.46-5　ヘッドスペース装置の操作条件

| | ヘッドスペース装置の操作条件 | | |
	1	2	3
バイアル内平衡温度（℃）	80	105	80
バイアル内平衡時間（分）	60	45	45
注入ライン温度（℃）	85	110	105
シリンジ温度（℃）	80 ～ 90	105 ～ 115	80 ～ 90
キャリヤーガス：適切な圧力下で窒素又はヘリウム			
加圧時間（秒間）	60 以上	60 以上	60 以上
試料注入量（mL）*	1	1	1

* 又は，試験方法の基準を満たす場合，機器メーカーの推奨値に従う．適切な感度が得られる場合，1 mL 未満の注入量は許容される．

2.　クラス3の溶媒

1. に従って試験を行う．又は，適切にバリデートされた別の方法で試験を行う．標準液などは対象となる溶媒に合わせて適切に調製する．

クラス3の溶媒のみが残留している場合は，乾燥減量試験法〈2.41〉を用いることができる．ただし，乾燥減量値が0.5％を超える場合や，その他の溶媒が共存する場合には，本試験法又は他の適切な方法に従って同定し，必要な場合には定量する．

3.　標準品

（ⅰ）　残留溶媒クラス1標準品（ベンゼン，四塩化炭素，1,2-ジクロロエタン，1,1-ジクロロエテン，1,1,1-トリクロロエタンの混合溶液）

（ⅱ）　残留溶媒クラス2A標準品（アセトニトリル，クロロベンゼン，クメン，シクロヘキサン，1,2-ジクロロエテン（cis-1,2-ジクロロエテン，trans-1,2-ジクロロエテン），ジクロロメタン，1,4-ジオキサン，メタノール，メチルシクロヘキサン，テトラヒドロフラン，トルエン，キシレン（エチルベンゼン，m-キシレン，o-キシレン，p-キシレン）の混合溶液）

（ⅲ）　残留溶媒クラス2B標準品（クロロホルム，1,2-ジメトキシエタン，ヘキサン，メチルブチルケトン，ニトロメタン，ピリジン，テトラリン，1,1,2-トリクロロエテンの混合溶液）

（ⅳ）　残留溶媒クラス2C標準品（メチルイソブチルケトン）

（ⅴ）　残留溶媒クラス2D標準品（t-ブチルアルコール）

（ⅵ）　残留溶媒クラス2E標準品（シクロペンチルメチルエーテル）

（ⅶ）　システム適合性試験用残留溶媒標準品（アセトニトリル，cis-1,2-ジクロロエテン，ジクロロメタンの混合溶液）

　一般試験法の部　2.66　元素不純物の条 I. 製剤中の元素不純物の管理の 3. 経口製剤，注射剤及び吸入剤における元素不純物の PDE とリスクによる分類，4. 元素不純物のリスクアセスメント及び管理並びに 5. PDE 値と濃度限度値との間の換算の項を次のように改める．

2.66　元素不純物

3.　経口製剤，注射剤，吸入剤及び皮膚に適用する製剤（皮膚適用製剤）における元素不純物の PDE とリスクによる分類

　経口製剤，注射剤，吸入剤及び皮膚適用製剤に対して設定された元素不純物の PDE 値を表 2.66-1 に示す．皮膚適用製剤の PDE 値と皮膚及び経皮濃度限度値（CTCL）を有する元素の場合，両方の限度値に適合することが必要である．他の投与経路の PDE が必要な場合には，通例，設定の起点として経口曝露時の PDE 値を考慮し，意図する投与経路により投与したときに，元素不純物が局所作用を示すことが予想されるかどうかを評価する．

　ここで，最大 1 日投与容量が 2 L 以下の注射剤は，最大 1 日投与容量を用いて，PDE 値から許容濃度を計算する．1 日投与容量，あるいは一般的な臨床使用量が，1 日当たり 2 L を超える製剤（生理食塩液，ブドウ糖注射液，完全静脈栄養剤，洗浄用水など）では，PDE 値からの許容濃度の計算には 2 L を用いる．

　皮膚適用製剤の最大総 1 日投与量は必ずしも明確に提示されていないため，元素不純物への曝露のワーストケースを適切に推定し，評価基準を設定することが，製品のリスクアセスメントには必要である．CTCL は 1 日 1 回の投与に基づき算出されることから，1 日当たりの最大投与回数及び製剤の保持時間等の複数の要因に基づいて適切な濃度を修正する必要がある．皮膚感作が生じるリスクは投与当たりの用量に依存しないものの，同じ投与部位に対する複数回の適用により上昇する．

　表 2.66-1 に示すように，元素不純物は，それらの毒性（PDE 値）及び製剤中に存在する可能性に基づいて三つのクラスに分類されている．存在の可能性は，医薬品の製造工程で使用される可能性，医薬品の製造工程で使用する原材料中の不純物，その元素の実際の天然存在比及び環境分布などの要因により判断された．

クラス 1：クラス 1 に分類されている元素は，ヒトに対する毒性の高い元素である．クラス 1 の元素は，As，Cd，Hg 及び Pb である．これらの元素は，医薬品の製造において使用が制限されるため，使用されることはまれである．製剤に含まれるこれらの元素は，通常，用いられる鉱物由来の添加剤などの原材料に由来する．これら 4 種類の元素不純物は，混入する可能性のある起源及び投与経路の全般にわたるリスクアセスメントが必要である．リスクアセスメントにより，PDE 値に適合することを保証するために更なる管理が必要である場合に，試験を適用することがあるが，全ての構成成分に対してクラス 1 の元素不純物を測定することは必須で

はない.

クラス 2 ：クラス 2 に分類される元素は，クラス 1 の元素よりも毒性が低く，投与経路に依存して，ヒトに対する毒性を発現する元素で，製剤中に存在する相対的な可能性に基づいて，更に 2A 及び 2B に分類される．クラス 2A の元素は，天然に存在することが知られている Co，Ni 及び V である．製剤中に存在する可能性が比較的高いため，混入する可能性のある元素不純物の起源及び投与経路の全般にわたるリスクアセスメントが必要である．クラス 2B の元素は，Ag，Au，Ir，Os，Pd，Pt，Rh，Ru，Se 及び Tl である．天然に存在する可能性が低く，原薬，添加剤又は製剤のその他の構成成分の製造中に意図的に添加されない限り，リスクアセスメントから除外できる.

クラス 3 ：経口投与による毒性が比較的低く，経口剤における PDE 値が 500 µg/day より高い元素である．クラス 3 の元素は，Ba，Cr，Cu，Li，Mo，Sb 及び Sn である．意図的に添加されない限り，経口製剤のリスクアセスメントでは考慮する必要がない．注射剤や吸入剤では，その経路固有の PDE 値が 500 µg/day よりも高い場合を除き，意図的添加がない場合にも，これらの元素不純物が混入するリスクを評価すべきである.

表 2.66-1 元素不純物の PDE 値及び CTCL

元素	クラス	経口製剤の PDE 値 (μg/day)	注射剤の PDE 値 (μg/day)	吸入剤の PDE 値 (μg/day)	皮膚適用製剤	
					PDE 値 (μg/day)	感作性の場合の CTCL (μg/g)
Cd	1	5	2	3	20	–
Pb	1	5	5	5	50	–
As	1	15	15	2	30	–
Hg	1	30	3	1	30	–
Co	2A	50	5	3	50	35
V	2A	100	10	1	100	–
Ni	2A	200	20	6	200	35
Tl	2B	8	8	8	8	–
Au	2B	300	300	3	3000	–
Pd	2B	100	10	1	100	–
Ir	2B	100	10	1	*	–
Os	2B	100	10	1	*	–
Rh	2B	100	10	1	*	–
Ru	2B	100	10	1	*	–
Se	2B	150	80	130	800	–
Ag	2B	150	15	7	150	–
Pt	2B	100	10	1	100	–
Li	3	550	250	25	2500	–
Sb	3	1200	90	20	900	–
Ba	3	1400	700	300	7000	–
Mo	3	3000	1500	10	15000	–
Cu	3	3000	300	30	3000	–
Sn	3	6000	600	60	6000	–
Cr	3	11000	1100	3	11000	–

* Ir, Os, Rh 及び Ru の場合，皮膚適用製剤の PDE 値を設定するには，データが不十分である．これらの元素の場合は，関連する経路の Pd の PDE 値を適用する．

4. 元素不純物のリスクアセスメント及び管理

製剤中の元素不純物の管理は，品質リスクマネジメントの手法に従い，リスクアセスメントは，科学的知見及び原則に基づく必要がある．リスクアセスメントは，PDE 値との関連で製剤中の元素不純物量を評価することに焦点を置く．このリスクアセスメントのために用いることができる有用な情報には，製剤や構成成分の実測データ，

原薬や添加剤の製造業者が提供する実測データやリスク評価結果又は公表論文から得られるデータなどが挙げられるが，これらに限定するものではない．

　リスクアセスメントの取組みは，リスクのレベルに応じて実施すべきであり，必ずしも原則的なリスクマネジメントプロセスを常に要求するものではなく，状況に応じ，より簡易なリスクマネジメントプロセスを用いることも許容される．

4.1.　一般原則

　リスクアセスメントプロセスは次の三つのステップからなる．

1)　製剤の製造過程での元素不純物の混入源を明確にする．

2)　製剤中の特定の元素不純物の存在を，実測値又は予測値で求め，PDE 値と比較することにより評価する．

3)　リスクアセスメントの結果をまとめ，工程に組み込まれた管理が十分であるかどうかを確認する．また，製剤中の元素不純物を制限するために考慮すべき追加の管理について特定する．

　多くの場合，これらのステップは同時に検討される．元素不純物を確実に PDE 値以下であることを保証する最終的なアプローチを策定するまで繰り返されることがある．

4.2.　元素不純物の混入起源

　製剤の製造において，元素不純物の混入起源のカテゴリーは多岐にわたる．

・原薬，添加剤又はその他の構成成分の製造時に意図的に添加された元素（金属触媒など）が不純物として残留したもの．原薬のリスクアセスメントでは，製剤中に元素不純物が混入する可能性について検討しなければならない．

・製剤の製造に用いられる原薬，水又は添加剤に意図的には添加されないが，それらの中に存在する可能性がある元素不純物．

・製造設備・器具から原薬や製剤中に移行する可能性がある元素不純物．

・容器及び施栓系から原薬や製剤中に溶出する可能性がある元素不純物．

　リスクアセスメントでは，潜在的な個々の混入起源からの元素不純物の量は，製剤の元素不純物の総量に影響することを考慮すべきである．

4.3.　潜在的な元素不純物の特定

　意図的に添加した触媒又は無機試薬に由来する可能性がある元素不純物：元素が意図的に添加された場合，リスクアセスメントの対象に含めなければならない．

　原薬や添加剤の中に存在する可能性がある元素不純物：意図的に添加しなくても，元素不純物が原薬や添加剤中に存在する可能性がある．これらの元素が製剤中に混入する可能性をリスクアセスメントに反映させるべきである．

　製造設備・器具由来の潜在的元素不純物：製造設備・器具由来の元素不純物の混入は限定的なものであることがあり，リスクアセスメントにおいて考慮すべき元素不純物の範囲は，製剤の製造に使用される設備・器具に依存する．懸念のある特定の元素不純物については，製剤構成成分に接触する製造設備・器具の構成要素の組成に関す

る知識に基づき評価すべきである．製造設備・器具由来の元素不純物についてのリスクアセスメントは，類似した一連の，あるいは複数の製造プロセス及び工程を用いるその他多くの製剤に係るリスクアセスメントにおいて活用することができる．

　製造設備・器具からの元素不純物の溶出又は移行の可能性に関して評価を行った場合，一般的に，原薬の製造工程は製剤の製造工程よりも溶出・移行の可能性がより高いものである．製剤の製造設備・器具由来の元素不純物の影響は，原薬製造設備・器具由来の元素不純物の影響よりも低いと予想される．しかし，工程の知識又は理解を踏まえるとこの予想があてはまらない場合には，リスクアセスメントにおいて製剤製造設備・器具由来の元素不純物の混入の可能性を考慮すべきである（例えば，溶融押出工程）．

　容器施栓系から溶出する元素不純物：容器施栓系から混入する可能性がある元素不純物の特定は，剤形ごとの包装との間で生じ得る相互作用に関する科学的理解に基づくべきである．容器施栓系が元素不純物を含まないことを，容器施栓系を構成する資材類の評価により実証できる場合には，更なるリスクアセスメントの実施は不要である．また，固形製剤では，元素が溶出する確率が非常に低いため，更なるアセスメントは不要である．液剤及び半固形製剤に関しては，製剤の有効期間中に容器施栓系から元素不純物が溶出する可能性がより高い．容器施栓系から溶出する潜在的な元素不純物（例えば，洗浄後，滅菌後，照射後などにおけるもの）を把握するための調査を行うべきである．

　液剤及び半固形製剤について考慮すべき要素を以下に示すが，一例であり，これらに限定するものではない．

　　・親水性／疎水性，イオン含量，pH，温度（低温対室温及び製造条件），接触面積，容器／資材の組成・材質，最終滅菌，包装工程，資材の滅菌，保存期間

　表2.66-2は，リスクアセスメントにおける元素不純物の考慮に関する推奨事項を示している．これは，製剤中の元素不純物の起源の全てに適用することができるものである．

表2.66-2　リスクアセスメントにおいて考慮すべき元素

元素	クラス	意図的に添加された場合（全ての投与経路）	意図的に添加されない場合			
			経口製剤	注射剤	吸入剤	皮膚適用製剤
Cd	1	要	要	要	要	要
Pb	1	要	要	要	要	要
As	1	要	要	要	要	要
Hg	1	要	要	要	要	要
Co	2A	要	要	要	要	要
V	2A	要	要	要	要	要
Ni	2A	要	要	要	要	要
Tl	2B	要	不要	不要	不要	不要
Au	2B	要	不要	不要	不要	不要
Pd	2B	要	不要	不要	不要	不要
Ir	2B	要	不要	不要	不要	不要
Os	2B	要	不要	不要	不要	不要
Rh	2B	要	不要	不要	不要	不要
Ru	2B	要	不要	不要	不要	不要
Se	2B	要	不要	不要	不要	不要
Ag	2B	要	不要	不要	不要	不要
Pt	2B	要	不要	不要	不要	不要
Li	3	要	不要	要	要	不要
Sb	3	要	不要	要	要	不要
Ba	3	要	不要	不要	要	不要
Mo	3	要	不要	不要	要	不要
Cu	3	要	不要	要	要	不要
Sn	3	要	不要	不要	要	不要
Cr	3	要	不要	不要	要	不要

4.4.　評価

潜在的元素不純物を特定するプロセスの結論としては，以下の二通りがある．

1)　リスクアセスメントプロセスにより，いかなる潜在的元素不純物も特定されない．

2)　リスクアセスメントプロセスにより，一つ以上の潜在的元素不純物が特定される．当該プロセスにおいて特定された元素不純物に関しては，リスクアセスメントにより当該不純物のあらゆる起源の有無を考察すべきである．

　リスクアセスメントにおいては，製剤中の潜在的元素不純物の量に影響を及ぼしうる多くの要因を考慮すべきである.

4.5.　リスクアセスメントプロセスの概要

　リスクアセスメントは，製剤中に認められる可能性の高い元素不純物を特定するために，関連する製品又は構成成分に特有のデータと，製品又は製造プロセスから横断的に得られた情報と知識を結びつけて評価することにより，要約される.

　設定 PDE 値と関連づけて元素不純物の実測値又は予測値の有意性を考察すべきである. 元素不純物の実測値の有意性の指標として，設定 PDE 値（及び Co 及び Ni の場合は CTCL）の 30％のレベルを管理閾値と定義する. 更なる管理の要否の決定に管理閾値を用いることができる.

　あらゆる起源に由来する製剤中元素不純物の合計が一貫して設定 PDE 値の 30％を超えないと予想される場合において，データを適切に評価し，元素不純物の適切な管理を実証したときには，更なる管理は必要とされない.

　元素不純物の量が一貫して管理閾値を下回ることをリスクアセスメントにより実証できない場合には，製剤中において元素不純物量が設定 PDE 値を超えないことを保証するための管理方法を確立すべきである.

　元素不純物の量のばらつきは，製剤への管理閾値の適用において考慮されなければならない. ばらつきの要因には以下のものが含まれる.

- ・分析法に係るばらつき
- ・特定の起源中の元素不純物量のばらつき
- ・製剤中の元素不純物量のばらつき

　固有のばらつきがある構成成分（例えば，鉱物由来の添加剤）に関しては，管理閾値を適用するためにより多くのデータが必要とされることがある.

5.　PDE 値と濃度限度値との間の換算

　PDE 値は，1 日当たりのマイクログラム（μg/day）で設定され，製剤の最大 1 日投与量中に含まれる各元素の最大許容量を示している. 設定 PDE 値は製剤からの総曝露量を反映していることから，製剤中又はその構成成分中の元素不純物を評価する際のツールとして，設定 PDE 値から濃度へ換算することが有用である. 製剤が元素不純物の設定 PDE 値を超えないことを，得られた許容濃度が保証する限り，以下のオプションのいずれについても選択できる. 特定のオプションの選択に当たり，当該製剤の 1 日投与量を決定しているか，又は仮定する必要がある.

オプション 1：1 日投与量が 10 g を超えない製剤の製剤構成成分全般の元素不純物の許容共通濃度限度値：このオプションは，全ての元素が同一濃度で存在することを暗に求めることを意図したものではなく，許容濃度限度値の算出に簡素化されたアプローチを提供するものである. 本オプションは，製剤の 1 日投与量が 10 g 以下であり，かつ，リスクアセスメントにおいて特定された元素不純物（対象元素）が製剤の全ての構成成分中に存在すると仮定している. 次式（1）を用い，製剤の 1

日投与量を 10 g とし，このオプションは，製剤中の各構成成分に共通の許容目標元素濃度を算出するものである．

$$濃度（\mu\mathrm{g/g}）= \frac{PDE（\mu\mathrm{g/day}）}{製剤の 1 日投与量（\mathrm{g/day}）} \qquad (1)$$

　このアプローチでは，各対象元素に関して，固定された一つの共通最大濃度を各構成成分 1 グラム当たりマイクログラムとして決定できる．
　許容濃度を表 2.66-3 に示す．

表 2.66-3　オプション 1 についての元素不純物許容濃度

元素	クラス	経口製剤の濃度 (μg/g)	注射剤の濃度 (μg/g)	吸入剤の濃度 (μg/g)	皮膚適用製剤 濃度 (μg/g)	皮膚適用製剤 感作性の場合の CTCL (μg/g)
Cd	1	0.5	0.2	0.3	2	–
Pb	1	0.5	0.5	0.5	5	–
As	1	1.5	1.5	0.2	3	–
Hg	1	3	0.3	0.1	3	–
Co	2A	5	0.5	0.3	5	35
V	2A	10	1	0.1	10	–
Ni	2A	20	2	0.6	20	35
Tl	2B	0.8	0.8	0.8	0.8	–
Au	2B	30	30	0.3	300	–
Pd	2B	10	1	0.1	10	–
Ir	2B	10	1	0.1	*	–
Os	2B	10	1	0.1	*	–
Rh	2B	10	1	0.1	*	–
Ru	2B	10	1	0.1	*	–
Se	2B	15	8	13	80	–
Ag	2B	15	1.5	0.7	15	–
Pt	2B	10	1	0.1	10	–
Li	3	55	25	2.5	250	–
Sb	3	120	9	2	90	–
Ba	3	140	70	30	700	–
Mo	3	300	150	1	1500	–
Cu	3	300	30	3	300	–
Sn	3	600	60	6	600	–
Cr	3	1100	110	0.3	1100	–

* Ir, Os, Rh 及び Ru の場合, 皮膚適用製剤の PDE 値を設定するには, データが不十分である. これらの元素の場合は, 関連する経路の Pd の PDE 値を適用する.

　製剤中のいずれの構成成分も, リスクアセスメントにおいて特定された全目標元素のオプション 1 による許容濃度を超えない場合には, これらの構成成分はどのような比率であっても当該製剤に用いることができる. 皮膚適用製剤の PDE 値と CTCL を有する元素の場合, 両方の限度値に適合することが必要である. 表 2.66-3 の許容濃度が適用されない場合には, オプション 2a, 2b 又は 3 に従うべき

である.

オプション 2a：1 日投与量が規定されている製剤の製剤構成成分全般の元素不純物の許容共通濃度限度値：このオプションは，1 日投与量が 10 g と仮定されていない点を除けば，オプション 1 と同じである．元素ごとに共通の許容濃度は，式（1）及び実際の最大 1 日投与量を用いて決定される．このアプローチでは，各対象元素に関して，実際の 1 日投与量に基づき，固定された一つの共通最大濃度を各構成成分 1 グラム当たりマイクログラムとして決定できる．リスクアセスメントにおいて特定された全ての対象元素に関して，製剤中のいずれの構成成分も，オプション 2a 許容濃度を超えない場合には，これらの構成成分はどのような比率であっても当該製剤に用いることができる．

オプション 2b：1 日投与量が規定されている製剤の個別構成成分中の元素不純物の許容濃度限度値：構成成分中の元素の分布に基づいて許容濃度を設定すること（例えば，問題となっている元素が存在する構成成分における当該元素の許容濃度をより高く設定すること）ができる．製剤の構成成分中に存在する可能性があると確認された各元素に関して，式（2）に示すように，各構成成分の質量にあらかじめ設定した各原料中の許容濃度を乗じたものを，製剤中の全構成成分に関して合計することによって，最終製剤中の元素不純物の予想最大量を算出できる．本試験法中のその他の関連項に従って妥当性が示されない限り，製剤中の元素不純物の総量はPDE 値に適合すべきである．リスクアセスメントの結果，ある特定の構成成分において，ある特定の元素が潜在的な不純物とはならないことが明らかにされた場合においては，当該構成成分中の当該元素に関して定量的な値を算出する必要はない．このアプローチにより，製剤のある特定の構成成分中の元素の最大許容濃度を，オプション 1 又はオプション 2a の限度値よりも高くできるが，この差分については，その他の構成成分中の許容濃度を低くすることにより埋め合わせなければならない．製剤の各構成成分中の各元素に関して，構成成分固有の限度値が設定PDE 値適合を保証することを，式（2）を用いて立証してもよい．

$$PDE \ (\mu g/day) \geqq \sum_{k=1}^{N} C_k \cdot M_k \quad (2)$$

k ＝製剤中の N 個の構成成分それぞれのインデックス

C_k ＝構成成分 k 中の元素不純物の許容濃度（$\mu g/g$）

M_k ＝製剤の最大 1 日投与量に占める構成成分 k の質量（g）

オプション 3：最終製品の分析：各元素濃度については，最終製品中で測定できる．式（1）を用いると，製剤の最大総 1 日投与量から元素不純物の最大許容濃度を算出できる．

一般試験法の部　3.01　かさ密度及びタップ密度測定法の条を 3.01 かさ密度測定法の条とし，次のように改める．

3.01　かさ密度測定法

本試験法は，三薬局方での調和合意に基づき規定した試験法である．

なお，三薬局方で調和されていない部分は「◆　◆」で囲むことにより示す．

三薬局方の調和合意に関する情報については，独立行政法人医薬品医療機器総合機構のウェブサイトに掲載している．

◆かさ密度測定法は，粉末状医薬品の疎充塡時及びタップ充塡時におけるみかけの密度を測定する方法である．疎充塡とは，容器中に粉体を圧密せずに緩やかに充塡することであり，タップ充塡とは，粉体を充塡した容器を一定高さより一定速度で繰り返し落下させ，容器中の粉体のかさ体積がほぼ一定となるまで密に充塡することである．◆

1.　かさ密度

粉体のかさ密度は，粉体試料の質量と粒子間空隙容積の因子を含んだ粉体の体積との比である．したがって，かさ密度は試料の真密度と粉体層内での粒子の空間的配列に依存する．かさ密度は，通常，g/mL で表される（$1\,\text{g/mL} = 1\,\text{g/cm}^3 = 1000\,\text{kg/m}^3$）．

粉体のかさ特性は，試料の調製法，処理法や保存法，すなわち，粉体がどのように取り扱われてきたかに依存する．粒子は，一連のかさ密度を持つように充塡することができる．それゆえ，疎充塡かさ密度及びタップ充塡かさ密度は区別する必要がある．

タップ充塡かさ密度と疎充塡かさ密度は，粉体の流動性の評価に使用される．タップ充塡かさ密度と疎充塡かさ密度の比較により，粉体のバルク特性に影響を与える粒子間相互作用の相対的な重要度を間接的に測定できる．

2.　疎充塡かさ密度

粉体の疎充塡かさ密度は，ふるいを通してメスシリンダーに入れた既知質量の粉体試料の体積を測定する（第 1 法）か，又はボリュメーターを通して容器内に入れた既知体積の粉体試料の質量を測定する（第 2 法）か，若しくは測定用容器（第 3 法）を用いることによって求める．

疎充塡かさ密度は特に凝集性のある粉体では粉体層をごく僅か乱すだけでも変化し得る．このような場合，粉体の疎充塡かさ密度を再現性よく測定するのは極めて難しいので，結果を記録する際には，どのように測定したかを明記しておくことが重要である．

2.1.　第 1 法（メスシリンダーを用いる方法）

2.1.1.　操作法

　保存中に形成するかも知れない凝集体を解砕するために，必要ならば，試験を行うのに十分な量の粉体を 1.0 mm 以上の目開きを持つふるいを通す．この操作は粉体の性質を変化させないよう静かに行わねばならない．0.1％の精度で秤量した約 100 g の試料（M）を乾いた 250 mL メスシリンダー（最小目盛単位：2 mL）に静かに入れる．圧密ストレスを与えないように，例えば漏斗を使用したりメスシリンダーを傾けたりして注入する．必要ならば，粉体層の上面を圧密せずに注意深くならし，疎充塡体積（V_0）を最小目盛単位まで読み取る．M/V_0 によって疎充塡かさ密度（g/mL）を計算する．異なる粉体試料を用いて繰り返し測定することが望ましい．

　粉体の密度が小さすぎるか又は大きすぎる，すなわち，試料の疎充塡体積が 250 mL よりも大きいか又は 150 mL よりも小さい場合には，試料量として 100 g を用いることはできない．したがって，このような場合には，試料の疎充塡体積が 150 mL から 250 mL（メスシリンダーの全容積中に占める疎充塡体積が 60％以上）となるような，別の試料量を選択しなければならない．この場合，試料の質量を結果の項目中に記載しておく．

　50 mL から 100 mL の疎充塡体積を持つ試料については，最小目盛単位が 1 mL の 100 mL メスシリンダーを用いることができる．この場合，メスシリンダーの容積を結果の項目中に記載しておく．

2.2. 第2法（ボリュメーターを用いる方法）

2.2.1. 装置

　装置（図 3.01-1）は目開き 1.0 mm のふるいを取り付けた上部漏斗から構成される．この漏斗は，粉体が通過するときに，その上を滑落したり跳ね上がったりする 4 枚のガラス製邪魔板が取り付けられたバッフル・ボックスの上部に固定されている．バッフル・ボックスの底部には，ボックスの直下に置かれた，粉体を集めてカップに注入できるような漏斗がある．このカップは円筒形（容積 25.00 ± 0.05 mL，内径 29.50 ± 2.50 mm）又は立方体（容積 16.39 ± 0.05 mL）である．

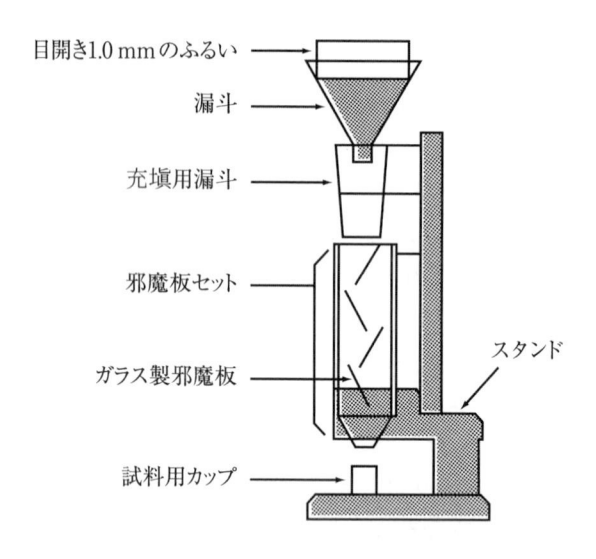

図 3.01-1　ボリュメーター

2.2.2.　操作法

　立方体カップの場合には最少量 25 cm³，円筒形カップの場合には最少量 35 cm³ の粉体を用い，装置を通して試料の受器となるカップ内に過剰の粉体を溢れるまで流下させる．傾斜させたヘラの刃をカップ上端面で滑らかに動かし，圧密やカップからの粉体の溢流を防ぐためにヘラを後傾させた状態で，カップの上面から過剰の粉体を注意深くすり落とす．カップの側面からも試料を全て除去し，粉体の質量（M）を 0.1 ％まで測定する．式 M/V_0（V_0 はカップの容積）によって疎充塡かさ密度（g/mL）を計算する．異なる粉体試料を用いて繰り返し測定することが望ましい．

2.3.　第3法（容器を用いる方法）

2.3.1.　装置

　装置は図 3.01-2 に示すようなステンレス製の 100 mL 円筒形容器から構成される．

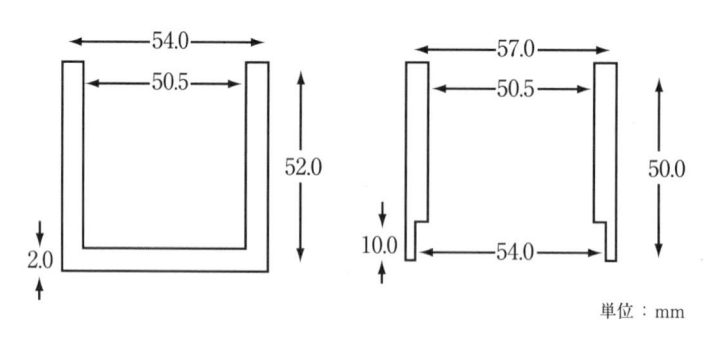

単位：mm

図 3.01-2　測定用容器（左）と補助円筒（右）

2.3.2.　操作法

　保存中に形成された凝集体を解砕し，得られた粉体を測定用容器に溢れるまで自由に流入させるために，必要ならば，試験を行うのに十分な量の試料を 1.0 mm のふるいを通して調製する．第 2 法と同様に容器の上面から過剰の粉体を注意深くすり落とす．あらかじめ測定しておいた空の測定用容器の質量を差し引くことによって，粉体の質量（M_0）を 0.1 ％まで測定する．式 $M_0/100$ によって疎充塡かさ密度（g/mL）を計算する．異なる粉体試料を用いて繰り返し測定することが望ましい．

3.　タップ充塡かさ密度

　タップ充塡かさ密度は，粉体試料を入れた容器を機械的にタップした後に得られる，増大したかさ密度である．

　タップ充塡かさ密度は粉体試料を入れたメスシリンダー又は容器を機械的にタップすることにより得られる．粉体の質量（M_0）及び初期疎充塡体積（V_0）を記録した後，各手法の項に記したように，メスシリンダー又は容器を機械的にタップし，体積又は質量変化がほとんど認められなくなるまで体積又は質量を読み取る．機械的タッピングは，メスシリンダー又は容器を持ち上げ，以下に述べる三つの方法のいずれかにより，自重下で所定の距離を落下させることにより行う．タップ後の表面がよりならされるように，タッピング中にメスシリンダー又は容器を回転させることができるような装置がよい．

3.1.　第 1 法（メスシリンダーを用いる方法　高落下）

3.1.1.　装置

　装置（図 3.01-3）は，次の部品から構成される．
（ⅰ）　質量 220 ± 44 g の 250 mL メスシリンダー（最小目盛単位：2 mL）
（ⅱ）　14 ± 2 mm の高さから公称 300 ± 15 回/分のタップ速度を与えることができる落下装置．メスシリンダー用の 450 ± 10 g の質量を持つ支持台．

3.1.2.　操作法

　疎充塡体積（V_0）の測定について先に述べたようにして行う．メスシリンダーを支持台に装着する．同じ粉体試料について 10 回，500 回及び 1250 回タップし，対応する体積 V_{10}，V_{500} 及び V_{1250} を最小目盛単位まで読み取る．V_{500} と V_{1250} の差が 2 mL 以下であれば，V_{1250} をタップ充塡体積とする．V_{500} と V_{1250} の差が 2 mL を超える場合には，連続した測定値間の差が 2 mL 以下となるまで 1250 回ずつタップを繰り返す．なお，バリデートされていれば，粉体によってはタップ回数はより少なくてもよい．式 M/V_f（V_f は最終タップ充塡体積）を用いてタップ充塡かさ密度（g/mL）を計算する．この特性値を測定するためには，測定は繰り返し行うことが望ましい．結果と共に，落下高さも記載しておく．

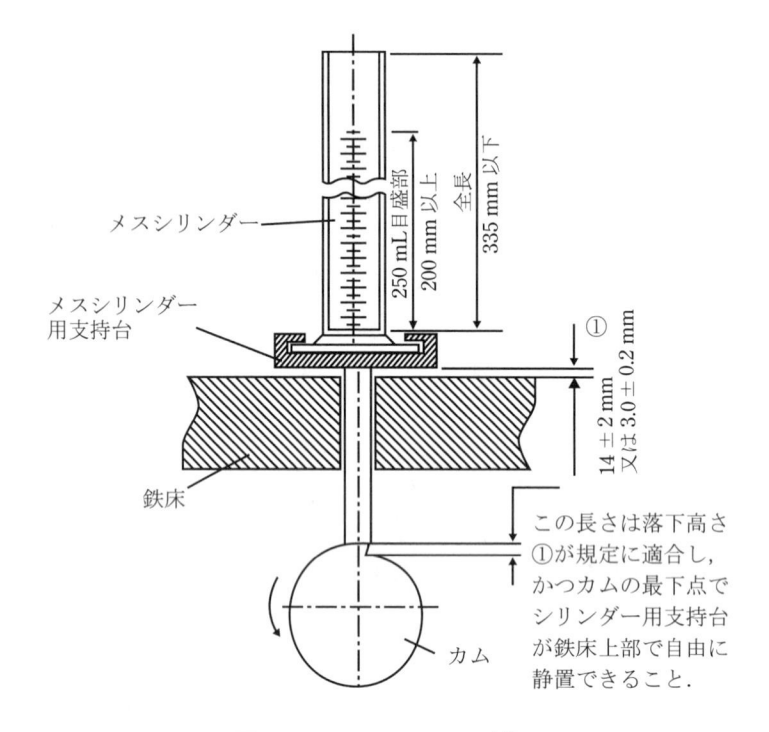

図 3.01-3 タッピング装置

試料の疎充塡体積が 150 mL に満たない場合は，試料量を減じ，240 ± 12 g の質量を持つ支持台の上に固定された 130 ± 16 g の適切な 100 mL メスシリンダー（最小目盛単位 1 mL）を用いる．疎充塡体積は，50 mL から 100 mL の間であることが望ましい．V_{500} と V_{1250} の差が 1 mL 以下であれば，V_{1250} をタップ充塡体積とする．V_{500} と V_{1250} の差が 1 mL を超える場合には，連続した測定値間の差が 1 mL 以下となるまで 1250 回ずつタップを繰り返す．試験条件の変更については，結果の項目中に記載しておく．

3.2. 第 2 法（メスシリンダーを用いる方法 低落下）

3.2.1. 操作法

250 ± 15 回/分の公称速度で 3.0 ± 0.2 mm の固定した落下高さが得られるタップ密度測定器を用いるほかは，第 1 法で指示されたように行う．

3.3. 第 3 法（容器を用いる方法）

3.3.1. 操作法

図 3.01-2 に示した補助円筒を装着した測定用容器を用いて，疎充塡かさ密度の測定法に従って行う．適切なタップ密度測定器を用いて補助円筒付きの測定用容器を 50 ～ 60 回/分でタップする．200 回タップして補助円筒を取り外し，傾斜させたヘラの刃をカップ上端面で滑らかに動かし，圧密やカップからの粉体の溢流を防ぐためにヘラを後傾させた状態で，測定用容器の上面から過剰の粉体を注意深くすり落と

す．あらかじめ測定しておいた空の測定用容器の質量を差し引くことによって，粉体の質量（M）を 0.1％まで測定する．補助円筒を装着した測定用容器を用いて，疎充塡かさ密度の測定法に従ったタップ操作を 400 回まで繰り返す．200 回及び 400 回タップ後に得られた二つの質量の差が 2％を超えた場合には，二つの連続した測定値間の差が 2％未満となるまで更に 200 回ずつタップして，試験を行う．式 $M_f/100$（M_f は測定用容器中の粉体の最終質量）を用いてタップ充塡かさ密度（g/mL）を計算する．異なる粉体試料を用いて繰り返し測定することが望ましい．タップ高さも含めた試験条件を結果の項目中に記載しておく．

4. 粉体の圧縮性の尺度

　粉体のかさ特性に影響する粒子間相互作用は，粉体の流動を妨げるので，疎充塡かさ密度とタップ充塡かさ密度を比較することは，ある特定の粉体におけるこれらの相互作用の相対的重要性を示す間接的な尺度となり得る．このような比較は，例えば，圧縮度又は Hausner 比のように，粉体の流れやすさの指標としてしばしば用いられる．

　圧縮度と Hausner 比は，先に述べたように粉体の圧縮性の尺度となる．

　次式により圧縮度及び Hausner 比を計算する．

$$圧縮度 ＝ (V_0 － V_f)／V_0 × 100$$

V_0：疎充塡体積
V_f：最終タップ充塡体積

$$Hausner 比 ＝ V_0／V_f$$

　試料によっては，圧縮度は V_0 の代わりに V_{10} を用いて求めることができる．V_0 の代わりに V_{10} を用いた場合は，試験結果に明記する．

　一般試験法の部　3.06　レーザー回折・散乱法による粒子径測定法の条の次に次の一条を加える．

3.07　動的光散乱法による液体中の粒子径測定法

　本試験法は，三薬局方での調和合意に基づき規定した試験法である．

　三薬局方の調和合意に関する情報については，独立行政法人医薬品医療機器総合機構のウェブサイトに掲載している．

動的光散乱（DLS：Dynamic Light Scattering）法は，液体中に分散されたサブミクロンサイズの粒子に対して，平均流体力学径とその分散の程度を決定するのに使用することができる．粒子径分布は，懸濁剤，乳剤，又はリポソーム製剤などの分散系における重要な特性である．DLS法が適用できるのは流体力学径がサブミクロンサイズのときであり，特に，粒子径がおおよそ 1 μm までのランダムに動く粒子からなる分散系の粒子径解析に適している．なお，本測定法は ISO 22412：2017 に準拠したものである．

1. 原理

液体中に分散されたサブミクロンサイズの粒子は，沈降することなく，ブラウン運動として知られる常にランダムな動きをしている．これらの粒子にレーザー光が照射されると，動いている粒子により散乱された光の強度は，粒子の拡散係数に応じて変動する．大きな粒子は動きが遅いので，大きな粒子による散乱光強度の揺らぎは緩やかであり，一方，小さな粒子による散乱光強度の揺らぎは短時間で変化する．DLS法では，この拡散係数に依存した散乱光強度の揺らぎが測定されて，解析される．並進拡散係数と球相当粒子径は，ストークス・アインシュタイン式によって関係づけられている．

$$x \;=\; \frac{kT}{3\pi\eta D}$$

x：球相当粒子の流体力学径（m）
k：ボルツマン定数（1.38×10^{-23} J·K^{-1}）
T：絶対温度（K）
η：分散媒の粘度（Pa·s）
D：並進拡散係数（m^2·s^{-1}）

散乱光の強度変動は，経時的な位相シフト又はスペクトル周波数のシフトで評価できる．

これらの考えに基づき，経時的な散乱光強度は，光子相関（PCS：Photon Correlation Spectroscopy）法か周波数解析法かのいずれかにより処理される．

PCS法では，経時的な散乱光強度は，それ自身を時間的にずらした波形との相関をとる（自己相関）あるいは他の検出器から得られた信号との相関をとる（交差相関）．粒子分散系の自己相関関数及び交差相関関数は，相関時間の増加と共に相関値が減衰する．この減衰は指数関数的である．減衰率は，散乱光の粒子サイズに応じた揺らぎ（大粒子ではゆっくり，小粒子では速く揺らぐ）によって決まる．

周波数解析法では，散乱光の周波数のパワースペクトルを解析する．試料が粒子分散系ならば，パワースペクトルはローレンツ型の関数で記述される．

　この二つの手法は，数学的に等価である．つまり，周波数解析法のパワースペクトルは，PCS 法における自己相関関数をフーリエ変換したものに一致する．このため，どちらの手法を用いても，平均粒子径（$\overline{x}_{DLS}$）と粒子径分布の分散の程度を反映した多分散指数（PI）が求められる．

　データの評価には，異なる数学的手法が用いられる．例えば，粒子径分布の評価には逆ラプラス法が用いられ，自己相関関数の評価にはキュムラント法が用いられる．

　DLS 式測定装置に使われている光学検出方法は三つのタイプがある．散乱光のみを検出するホモダイン法，散乱光と入射光を干渉させて検出するヘテロダイン法，及びホモダイン法による測定を二つ同時に実施する交差相関法である．

2.　装置

　一般的な測定装置は，以下の構成となる．

（ⅰ）　レーザー：単色かつ可干渉性のあるレーザーで，入射光軸と受光光学系の軸とを含む面に対して，垂直な電場成分をもつ偏光（垂直偏光）となるように設置する．測定セル内の試料を照射する．

（ⅱ）　試料ホルダー：試料の温度を適切な範囲内（例えば，± 0.3℃）に保つために使用する．

（ⅲ）　光学系及び検出器：ヘテロダイン法又は交差相関法で用いられるビームスプリッタ，入射レーザー光に対して一定の角度に配置された検出器（通常，単一散乱角について実施）により，適切なサンプリングレートでみかけの散乱光強度が測定される（このみかけの散乱光強度は，1 回のサンプリング当たりの散乱体積内の全粒子の散乱光強度である）．検光子を含む場合，検光子は垂直偏光の透過率が最大になるように設置される．

（ⅳ）　相関計（光子相関法の場合）又はスペクトルアナライザー（周波数解析法の場合）

（ⅴ）　演算装置及びデータ処理ソフトウェア（相関計やスペクトルアナライザーの機能を有するデータ処理装置もある．）

3.　装置の性能の管理 / 適格性確認

　DLS 法により得られた粒子径は，標準粒子から算出された相対的な値ではなく，基本原理に基づいた絶対的な値であるので，校正は不要である．

　しかし，装置を設置したとき，又は装置の動作に疑いがある場合には，粒子径が認証された試料を用いて，性能の確認を行うことが必要である．また，その後少なくとも 1 年ごとに性能の確認を行うことが望ましい．

　認証された標準物質については，DLS 法又は可能なら電子顕微鏡で検証済みの適切な平均粒子径のものの使用が推奨される．100 nm 程度又はその他適切な粒子径で，狭い粒子径分布を持つポリスチレンラテックス粒子が用いられる．

　平均粒子径の測定値は，認証値との差が 2％以内でなければならない．キュムラント法では，多分散指数の測定値は 0.1 以下であり，少なくとも 5 回連続測定したとき

の相対標準偏差は 2％以下でなければならない.

4.　手順

4.1.　試料調製

（ⅰ）　試料は，分散媒中によく分散した物質からなる．分散媒は，次の要件を全て満たすものを選ぶ.

- a　使用するレーザーの波長に対して吸収を認めない.
- b　装置に用いられている材質に腐食などの影響を与えない.
- c　粒子に対して溶解，膨潤，凝集などの影響を与えない.
- d　試験物質と異なった既知の屈折率をもつ.
- e　測定温度における粘度が ±2％以内の精度で既知である.
- f　ほこりなどによる粒子汚染がなく，バックグラウンド散乱が低く，測定に支障のない清浄レベルである.

（ⅱ）　多重光散乱の影響を除去するため，粒子濃度は適切な範囲に収めなければならない．粒子濃度の範囲（特に上限）は，粒子径の測定結果に濃度の影響が認められないことを確かめることが適切である．段階的に希釈した試料の測定結果に基づき分析の前に決定することが望ましい．濃度の下限は主に，分散媒及び汚染物質からの散乱光に影響されない条件から決定する．試料の希釈に用いる分散媒からの散乱光ノイズは，通常検出されないか又は非常に弱くなければならない.

　また，測定に影響を与えるダストを除去し，調製中の再混入を防止することが重要である．もし異常に強い信号を伴う大きな揺らぎが記録される場合や，試料を通過するレーザー光中に輝点が出現する場合においては，混入した異物又は塊状粒子が試料に含まれている可能性が高い．そのような場合，分散媒を使用前に更に清浄化する措置（ろ過，蒸留など）をする必要がある.

　なお，水を分散媒として用いる場合，新たに蒸留した水又は脱塩してろ過（例えば，孔径 $0.2\,\mu m$ のフィルターを用いる）した水の使用が推奨される.

　粒子が強く帯電して，長距離の粒子間相互作用が測定結果に影響することもある．その際には影響を低減するために，分散媒に微量の塩（例えば，塩化ナトリウム濃度；$10^{-2}\,mol/L$ 程度）を添加してもよい．また，冷蔵保存していたサンプルを室温で測定する場合には，測定セル中で気泡が生じる可能性があるため，注意する必要がある.

　測定値に粒子濃度依存性が見られた場合には，濃度範囲がその試料において適切であるか確認する.

4.2.　測定手順

　装置の電源を入れ，暖機運転をする.

　必要に応じてセル洗浄を行う．洗浄の程度は測定条件によって異なる．個別に包装された使い捨ての清浄なセルを用いる場合は，そのまま使用することもできる．セルを洗浄する場合は，水あるいは有機溶剤でセルをすすぐ．必要に応じて，研磨剤を含

まない洗剤を用いてもよい.

　試料の入ったセルを試料ホルダー内に入れ，試料の温度が試料ホルダーの温度と平衡になるまで待つ．温度を ±0.3℃以内の精度で制御し，測定することが望ましい.

　予備測定を実施して，4.1.試料調製の項に記載のとおり，粒子濃度を適切な範囲に設定する.

　適切な測定時間や積算回数を設定し，測定する.

　1回の測定ごとに平均粒子径と多分散指数を記録する.

　測定終了時に，試料中に顕著な沈殿物が認められないことを確認する．沈殿物が認められた場合は，凝集又は析出が生じた試料であるか，DLS法による測定に適していない試料である可能性がある.

4.3.　データの再現性

　本試験法で得られる再現性は，主に試料の特性（懸濁剤／乳剤，分散安定性，粒子径分布の分散の程度など）に依存するが，要求される再現性は測定の目的に依存する．（異なる試料の調製における）再現性は物質によって大きく異なることから，本項においてその必須要件を定めることはできない．しかし，少なくとも3回測定した際の平均粒子径（$\overline{x}_{DLS}$）の相対標準偏差が10％以下といった，再現性の許容基準を目標とすることが望ましい.

5.　結果の記録

　試験の記録には，平均粒子径と多分散指数を記載しなければならない.

　また，使用した分散媒とその屈折率及び粘度，及び試料温度等について記載し，測定系についての十分な情報として，例えば，測定原理（PCS法又は周波数解析法），光学的配置（ホモダイン又はヘテロダイン），レーザー波長及び観測角度などの測定装置に関する情報を記載する．それに加えて，測定時間又は積算回数，試料（性質，濃度及び調製法），分散条件，装置の設定及び測定セル型に関する情報も記載すべきである．結果は，データ解析プログラムにも依存するため，それらの詳細についても記載する必要がある.

6.　用語

（ⅰ）　平均粒子径（Average particle diameter）$\overline{x}_{DLS}$：散乱光強度基準による調和平均粒子径であり，単位は，メートル（m）とする．X_{DLS} は一般的に z 平均又はキュムラント径とも呼ばれる.

（ⅱ）　多分散指数（Polydispersity index）PI：粒子径分布の分散の程度を示す無次元指標である.

（ⅲ）　散乱体積（Scattering volume）：入射レーザー光により照射され，検出器により測定可能な試料の体積である．一般的には $10^{-12}\,m^3$ オーダーである.

（ⅳ）　散乱光強度（Scattered intensity），カウントレート（count rate）：散乱体積に存在している粒子によって散乱された光の強度（散乱光強度）である．PCS法では，単位時間当たりの光子パルス数（カウントレート）であり，1秒当たりのカウント数

で表される．周波数解析法では，散乱光強度に比例する，光検出器からの電流値で表される．

（ⅴ） 粘度（Viscosity）η：分散媒の粘度であり，単位は，パスカル秒（Pa·s）とする．

（ⅵ） 屈折率（Refractive index）n：レーザー光の波長における分散媒の屈折率を示す無次元指標である．

　一般試験法の部　4.02　抗生物質の微生物学的力価試験法の条　1.10．操作法，2.1．穿孔カンテン平板の調製及び2.2．操作法を次のように改める．

4.02　抗生物質の微生物学的力価試験法

1.　円筒平板法
1.10.　操作法

　別に規定するもののほか，通例，ペトリ皿円筒カンテン平板5枚（大型皿円筒カンテン平板の場合はこれに準ずる数）を一組として用いる．各円筒カンテン平板の相対する円筒に高濃度標準溶液及び低濃度標準溶液を等量ずつ入れる．また他の相対する円筒に高濃度試料溶液及び低濃度試料溶液を等量ずつ入れる．なお，それぞれの標準溶液及び試料溶液は全て等量ずつ入れる．各円筒カンテン平板を32〜37℃で16〜20時間培養し，形成された阻止円について，その直径を少なくとも0.25 mmの差が確認できる精度の器具を用いて測定又はその面積から直径を算出する．各操作は清浄な環境下で迅速に行う．

2.　穿孔平板法
2.1.　穿孔カンテン平板の調製

　基層カンテン平板の上に医薬品各条に規定された種層カンテン培地をペトリ皿には4〜6 mL，大型皿にはその厚さが1.5〜2.5 mmになるように分注し，表面に一様に広げてペトリ皿カンテン平板又は大型皿カンテン平板とする．カンテンの凝固後，清浄な環境下で放置し，ペトリ皿又は大型皿内の水蒸気，カンテン表面の水を発散させる．ペトリ皿カンテン平板上の半径約25〜28 mmの円周上に，等間隔になるように，皿の底面に達する直径7.9〜8.1 mmの円形の孔を器具を用いて4個あけ，ペトリ皿穿孔カンテン平板とする．大型皿カンテン平板にはペトリ皿カンテン平板に準ずる位置に孔をあけ，4孔一組でペトリ皿1枚分とし，大型皿穿孔カンテン平板とする．穿孔カンテン平板は用時製する．

2.2.　操作法

　別に規定するもののほか，通例，ペトリ皿穿孔カンテン平板5枚（大型皿穿孔カンテン平板の場合はこれに準ずる数）を一組として用いる．各穿孔カンテン平板の相

対する孔に高濃度標準溶液及び低濃度標準溶液を等量ずつ入れる．また他の相対する孔に高濃度試料溶液及び低濃度試料溶液を等量ずつ入れる．なお，それぞれの標準溶液及び試料溶液は全て等量ずつ入れる．各穿孔カンテン平板を 32 ～ 37℃で 16 ～ 20 時間培養し，形成された阻止円について，その直径を少なくとも 0.25 mm の差が確認できる精度の器具を用いて測定又はその面積から直径を算出する．各操作は清浄な環境下で迅速に行う．

　　一般試験法の部　5.01　生薬試験法の条　3.　鏡検の項を次のように改める．

5.01　生薬試験法

3.　鏡検

3.1.　装置

　光学顕微鏡を使用する．対物レンズは 10 倍及び 40 倍を，接眼レンズは 10 倍を用いる．

3.2.　鏡検用プレパラートの作成

（ｉ）　切片：横切片若しくは医薬品各条に記載された形態学的特徴及び要素を確認可能な任意の方向で切片を作成する．切片をスライドガラス上にとり，封入剤 1 ～ 2 滴を滴下した後，気泡が封入されないように注意してカバーガラスで覆う．観察に用いる切片の厚さは，通例，10 ～ 20 μm とする．

（ⅱ）　粉末：粉末の試料約 1 mg をスライドガラス上にとり，膨潤剤 1 ～ 2 滴を滴下し，気泡が入らないように小ガラス棒の先でよくかき混ぜた後，しばらく放置して試料を膨潤させる．封入剤 1 滴を滴下した後，組織片が重ならないように均等に広げ，気泡が封入されないように注意してカバーガラスで覆う．組織片が不透明な場合は，別に粉末の試料約 1 mg をスライドガラス上にとり，抱水クロラール試液 1 ～ 2 滴を滴下した後，小ガラス棒の先で混ぜながら突沸しないように加熱し，試料を透明化する．冷後，封入剤 1 滴を滴下し，以下同様にカバーガラスで覆う．

　封入剤及び膨潤剤は，別に規定するもののほか，水 / グリセリン混液（1：1）又は水 / エタノール（95）/ グリセリン混液（1：1：1）を用いる．

3.3.　生薬の性状の項の各要素の観察

　生薬の性状における鏡検は，原則，横切片について，通例，外側から内側に向かい，次いで細胞内容物の順に記載されており，この順に観察する．粉末は，特徴的なもの又は多量に出現するもの，まれに現れるもの，次いで細胞内容物の順に記載されており，この順に観察する．

一般試験法の部 9.01 標準品の条（1）の項に次のように加える.

9.01 標準品

アリピプラゾール標準品
システム適合性試験用アリピプラゾール *N*-オキシド標準品
オキサリプラチン標準品
純度試験用オキサリプラチン類縁物質 B 二硝酸塩標準品
ゴセレリン酢酸塩標準品
システム適合性試験用ゴセレリン酢酸塩類縁物質標準品
残留溶媒クラス 2D 標準品
残留溶媒クラス 2E 標準品
トルバプタン標準品
フェブキソスタット標準品
システム適合性試験用フェブキソスタット類縁物質 A 標準品
システム適合性試験用フェブキソスタット類縁物質 B 標準品
ロルノキシカム標準品

　同条（1）の項の次を削る.
アンレキサノクス標準品
トルブタミド標準品

　同条（2）の項の次を削る.
セファドロキシル標準品

　同条（2）の項の次を削り，（1）に加える.
セフォゾプラン塩酸塩標準品
セフォペラゾン標準品
セフカペンピボキシル塩酸塩標準品
セフジトレンピボキシル標準品
セフタジジム標準品
セフポドキシムプロキセチル標準品

一般試験法の部　9.41　試薬・試液の条次の項を次のように改める.

9.41　試薬・試液

アトラクチレノリドⅢ，定量用　$C_{15}H_{20}O_3$　アトラクチレノリドⅢ，薄層クロマトグラフィー用．ただし，以下の定量用 1 又は定量用 2（qNMR 純度規定）の試験に適合するもの．なお，定量用 1 はデシケーター（シリカゲル）で 24 時間以上乾燥し用いる．定量用 2 は定量法で求めた含量で補正して用いる．

1)　**定量用 1**

吸光度〈*2.24*〉　$E_{1\,cm}^{1\%}$（219 nm）：446 〜 481（5 mg，メタノール，500 mL）.

純度試験　類縁物質　本品 5 mg をメタノール 50 mL に溶かし，試料溶液とする．この液 1 mL を正確に量り，メタノールを加えて正確に 100 mL とし，標準溶液とする．試料溶液及び標準溶液 10 μL ずつを正確にとり，次の条件で液体クロマトグラフィー〈*2.01*〉により試験を行う．それぞれの液の各々のピーク面積を自動積分法により測定するとき，試料溶液のアトラクチレノリドⅢ以外のピークの合計面積は，標準溶液のアトラクチレノリドⅢのピーク面積より大きくない．

　試験条件

　　カラム，カラム温度，移動相及び流量は「当帰芍薬散エキス」の定量法（3）の試験条件を準用する．

　　検出器：紫外吸光光度計（測定波長：220 nm）

　　面積測定範囲：溶媒のピークの後からアトラクチレノリドⅢの保持時間の約 5 倍の範囲

　システム適合性

　　検出の確認：標準溶液 1 mL を正確に量り，メタノールを加えて正確に 20 mL とする．この液 10 μL から得たアトラクチレノリドⅢのピーク面積が，標準溶液のアトラクチレノリドⅢのピーク面積の 3.5 〜 6.5％ になることを確認する．

　　システムの性能：標準溶液 10 μL につき，上記の条件で操作するとき，アトラクチレノリドⅢのピークの理論段数及びシンメトリー係数は，それぞれ 5000 段以上，1.5 以下である．

　　システムの再現性：標準溶液 10 μL につき，上記の条件で試験を 6 回繰り返すとき，アトラクチレノリドⅢのピーク面積の相対標準偏差は 1.5％ 以下である．

2)　**定量用 2（qNMR 純度規定）**

ピークの単一性　本品 5 mg をメタノール 50 mL に溶かし，試料溶液とする．試料溶液 10 μL につき，次の条件で液体クロマトグラフィー〈*2.01*〉により試験を行い，アトラクチレノリドⅢのピークの頂点及び頂点の前後でピーク高さの中点付近

の２時点を含む少なくとも３時点以上でのピークの吸収スペクトルを比較するとき，スペクトルの形状に差がない.

　試験条件

　　カラム，カラム温度，移動相及び流量は「当帰芍薬散エキス」の定量法（3）の試験条件を準用する.

　　検出器：フォトダイオードアレイ検出器（測定波長：220 nm，スペクトル測定範囲：200 ～ 400 nm）

　システム適合性

　　システムの性能：試料溶液 10 μL につき，上記の条件で操作するとき，アトラクチレノリド Ⅲ のピークの理論段数及びシンメトリー係数は，それぞれ 5000 段以上，1.5 以下である.

定量法　ウルトラミクロ化学はかりを用い，本品 5 mg 及び核磁気共鳴スペクトル測定用 1,4-BTMSB-d_4 1 mg をそれぞれ精密に量り，核磁気共鳴スペクトル測定用重水素化メタノール 1 mL に溶かし，試料溶液とする. この液を外径 5 mm の NMR 試料管に入れ，核磁気共鳴スペクトル測定用 1,4-BTMSB-d_4 を qNMR 用基準物質として，次の試験条件で核磁気共鳴スペクトル測定法（〈*2.21*〉及び〈*5.01*〉）により，^{1}H NMR を測定する. qNMR 用基準物質のシグナルを δ 0 ppm とし，δ 1.97 ppm 及び δ 2.42 ppm 付近のそれぞれのシグナルの面積強度 A_1（水素数 1 に相当）及び A_2（水素数 1 に相当）を算出する.

アトラクチレノリド Ⅲ（$C_{15}H_{20}O_3$）の量（％）
$$= M_S \times I \times P / (M \times N) \times 1.0963$$

　　M：本品の秤取量（mg）

　　M_S：核磁気共鳴スペクトル測定用 1,4-BTMSB-d_4 の秤取量（mg）

　　I：核磁気共鳴スペクトル測定用 1,4-BTMSB-d_4 のシグナルの面積強度を 18.000 としたときの各シグナルの面積強度 A_1 及び A_2 の和

　　N：A_1 及び A_2 に由来する各シグナルの水素数の和

　　P：核磁気共鳴スペクトル測定用 1,4-BTMSB-d_4 の純度（％）

　試験条件

　　装置：^{1}H 共鳴周波数 400 MHz 以上の核磁気共鳴スペクトル測定装置

　　測定対象とする核：^{1}H

　　デジタル分解能：0.25 Hz 以下

　　観測スペクトル幅：−5 ～ 15 ppm を含む 20 ppm 以上

　　スピニング：オフ

　　パルス角：90°

^{13}C 核デカップリング：あり

遅延時間：繰り返しパルス待ち時間 60 秒以上

積算回数：8 回以上

ダミースキャン：2 回以上

測定温度：20 〜 30℃の一定温度

システム適合性

検出の確認：試料溶液につき，上記の条件で測定するとき，δ 1.97 ppm 及び δ 2.42 ppm 付近の各シグナルの SN 比は 100 以上である．

システムの性能：試料溶液につき，上記の条件で測定するとき，δ 1.97 ppm 及び δ 2.42 ppm 付近のシグナルについて，明らかな混在物のシグナルが重なっていないことを確認する．また，試料溶液につき，上記の条件で測定するとき，各シグナル間の面積強度比 A_1/A_2 は，0.99 〜 1.01 である．

システムの再現性：試料溶液につき，上記の条件で測定を 6 回繰り返すとき，面積強度 A_1 又は A_2 の qNMR 用基準物質の面積強度に対する比の相対標準偏差は 1.0％以下である．

アトラクチロジン，定量用　$C_{13}H_{10}O$　白色〜微黄色の結晶である．メタノール又はエタノール（99.5）に溶けやすく，水にほとんど溶けない．融点：約 54℃．ただし，以下の定量用 1 又は定量用 2（qNMR 純度規定）の試験に適合するもの．なお，定量用 2 は定量法で求めた含量で補正して用いる．

1）　定量用 1

確認試験　本操作は光を避け，遮光した容器を用いて行う．本品のメタノール溶液（1 → 250000）につき，紫外可視吸光度測定法〈*2.24*〉により吸収スペクトルを測定するとき，波長 256 〜 260 nm，270 〜 274 nm，332 〜 336 nm 及び 352 〜 356 nm に吸収の極大を示す．

吸光度〈*2.24*〉　$E_{1\,cm}^{1\%}$（272 nm）：763 〜 819（2 mg，メタノール，250 mL）．ただし，本操作は光を避け，遮光した容器を用いて行う．

純度試験　類縁物質

（ⅰ）　本操作は光を避け，遮光した容器を用いて行う．本品 2 mg をメタノール 2 mL に溶かし，試料溶液とする．この液 1 mL を正確に量り，メタノールを加えて正確に 100 mL とし，標準溶液とする．これらの液につき，薄層クロマトグラフィー〈*2.03*〉により試験を行う．試料溶液及び標準溶液 10 μL ずつを薄層クロマトグラフィー用シリカゲルを用いて調製した薄層板にスポットし，速やかにヘキサン／アセトン混液（7：1）を展開溶媒として約 10 cm 展開した後，薄層板を風乾する．これに噴霧用バニリン・硫酸・エタノール試液を均等に噴霧し，105℃で 5 分間加熱するとき，試料溶液から得た R_f 値 0.4 付近の主スポット以外のスポットは，標準溶液から得たスポットより濃くない．

（ⅱ）　本操作は光を避け，遮光した容器を用いて行う．本品 5 mg をメタノール

250 mL に溶かし，試料溶液とする．この液 1 mL を正確に量り，メタノールを加えて正確に 100 mL とし，標準溶液とする．試料溶液及び標準溶液 20 µL ずつを正確にとり，次の条件で液体クロマトグラフィー〈2.01〉により試験を行う．それぞれの液の各々のピーク面積を自動積分法により測定するとき，試料溶液のアトラクチロジン以外のピークの合計面積は，標準溶液のアトラクチロジンのピーク面積より大きくない．

　試験条件

　　検出器，カラム，カラム温度，移動相及び流量は「当帰芍薬散エキス」の定量法（4）の試験条件を準用する．

　　面積測定範囲：溶媒のピークの後からアトラクチロジンの保持時間の約 5 倍の範囲

　システム適合性

　　検出の確認：標準溶液 1 mL を正確に量り，メタノールを加えて正確に 20 mL とする．この液 20 µL から得たアトラクチロジンのピーク面積が，標準溶液 20 µL から得たアトラクチロジンのピーク面積の 3.5 ～ 6.5 ％になることを確認する．

　　システムの性能：標準溶液を無色の容器に入れ，紫外線（主波長 365 nm）を約 1 分間照射する．この液 20 µL につき，上記の条件で操作するとき，アトラクチロジン以外に 1 本の異性体のピークを認め，異性体，アトラクチロジンの順に溶出し，その分離度は 1.5 以上である．

　　システムの再現性：標準溶液 20 µL につき，上記の条件で試験を 6 回繰り返すとき，アトラクチロジンのピーク面積の相対標準偏差は 1.5 ％以下である．

2)　定量用 2（qNMR 純度規定）

確認試験　本品につき，定量法を準用するとき，δ 1.58 ppm 付近に二重の二重線様の 3 水素分のシグナル，δ 5.40 ppm 付近に二重の四重線様の 1 水素分のシグナル，δ 5.86 ppm 付近に二重線の 1 水素分のシグナル，δ 6.08 ppm 付近に二重の四重線様の 1 水素分のシグナル，δ 6.22 ppm 付近から δ 6.25 ppm 付近の多重線シグナルを含む 2 水素分のシグナル，δ 6.60 ppm 付近に二重線の 1 水素分のシグナル，δ 7.25 ppm 付近に二重線様の 1 水素分のシグナルを示す．

ピークの単一性　本操作は光を避け，遮光した容器を用いて行う．本品 1 mg をメタノール 50 mL に溶かし，試料溶液とする．試料溶液 20 µL につき，次の条件で液体クロマトグラフィー〈2.01〉により試験を行い，アトラクチロジンのピークの頂点及び頂点の前後でピーク高さの中点付近の 2 時点を含む少なくとも 3 時点以上でのピークの吸収スペクトルを比較するとき，スペクトルの形状に差がない．

　試験条件

　　カラム，カラム温度，移動相及び流量は「当帰芍薬散エキス」の定量法（4）

の条件を準用する.

検出器：フォトダイオードアレイ検出器（測定波長：340 nm，スペクトル測
定範囲：220 ～ 400 nm）

システム適合性

システムの性能：試料溶液 1 mL にメタノールを加えて 100 mL とする．この
液を無色の容器に入れ，紫外線（主波長 365 nm）を約 1 分間照射する．こ
の液 20 µL につき，上記の条件で操作するとき，アトラクチロジン以外に 1
本の異性体のピークを認め，異性体，アトラクチロジンの順に溶出し，その
分離度は 1.5 以上である．

定量法　本操作は光を避けて行う．ウルトラミクロ化学はかりを用い，本品 5 mg
及び核磁気共鳴スペクトル測定用 1,4-BTMSB-d_4 1 mg をそれぞれ精密に量り，核
磁気共鳴スペクトル測定用重水素化メタノール 1 mL に溶かし，試料溶液とする．
この液を外径 5 mm の NMR 試料管に入れ，核磁気共鳴スペクトル測定用
1,4-BTMSB-d_4 を qNMR 用基準物質として，次の試験条件で核磁気共鳴スペクト
ル測定法（〈2.21〉及び〈5.01〉）により，^{1}H NMR を測定する．qNMR 用基準物質
のシグナルを δ 0 ppm とし，δ 6.60 ppm 付近のシグナルの面積強度 A（水素数 1
に相当）を算出する．

アトラクチロジン（$C_{13}H_{10}O$）の量（％）
$$= M_S \times I \times P / (M \times N) \times 0.8045$$

M：本品の秤取量（mg）
M_S：核磁気共鳴スペクトル測定用 1,4-BTMSB-d_4 の秤取量（mg）
I：核磁気共鳴スペクトル測定用 1,4-BTMSB-d_4 のシグナルの面積強度を
18.000 としたときの面積強度 A
N：A に由来するシグナルの水素数
P：核磁気共鳴スペクトル測定用 1,4-BTMSB-d_4 の純度（％）

試験条件

装置：^{1}H 共鳴周波数 400 MHz 以上の核磁気共鳴スペクトル測定装置
測定対象とする核：^{1}H
デジタル分解能：0.25 Hz 以下
観測スペクトル幅：－5 ～ 15 ppm を含む 20 ppm 以上
スピニング：オフ
パルス角：90°
^{13}C 核デカップリング：あり
遅延時間：繰り返しパルス待ち時間 60 秒以上

　　　積算回数：8 回以上

　　　ダミースキャン：2 回以上

　　　測定温度：20 ～ 30℃の一定温度

　　システム適合性

　　　検出の確認：試料溶液につき，上記の条件で測定するとき，δ 6.60 ppm 付近のシグナルの SN 比は 100 以上である．

　　　システムの性能：試料溶液につき，上記の条件で測定するとき，δ 6.60 ppm 付近のシグナルについて，明らかな混在物のシグナルが重なっていないことを確認する．また，試料溶液につき，上記の条件で δ 6.60 ppm 及び δ 7.25 ppm 付近のそれぞれのシグナルの面積強度 A（水素数 1 に相当）及び面積強度 A_1（水素数 1 に相当）を測定するとき，各シグナル間の面積強度比 A/A_1 は，0.99 ～ 1.01 である．

　　　システムの再現性：試料溶液につき，上記の条件で測定を 6 回繰り返すとき，面積強度 A の qNMR 用基準物質の面積強度に対する比の相対標準偏差は 1.0% 以下である．

アトラクチロジン試液，定量用　以下の 1），又は 2）により調製する．

1）　本操作は光を避け，遮光した容器を用いて行う．定量用アトラクチロジン（定量用 1）約 5 mg を精密に量り，メタノールに溶かし，正確に 1000 mL とする．

2）　本操作は光を避け，遮光した容器を用いて行う．定量用アトラクチロジン（定量用 2）約 5 mg を精密に量り，メタノールに溶かし，正確に 1000 mL とする．なお，本品は定量用アトラクチロジンの定量法（定量用 2）で求めた含量で補正する．

シノメニン，定量用　$C_{19}H_{23}NO_4$　シノメニン，薄層クロマトグラフィー用．ただし，以下の試験に適合するもの．なお，本品は定量法で求めた含量で補正して用いる．

　ピークの単一性　本品 5 mg を水 / アセトニトリル混液（7：3）10 mL に溶かし，試料溶液とする．試料溶液 10 μL につき，次の条件で液体クロマトグラフィー〈2.01〉により試験を行い，シノメニンのピークの頂点及び頂点の前後でピーク高さの中点付近の 2 時点を含む少なくとも 3 時点以上でのピークの吸収スペクトルを比較するとき，スペクトルの形状に差がない．

　　試験条件

　　　カラム，カラム温度，移動相及び流量は「防已黄耆湯エキス」の定量法（1）の条件を準用する．

　　　検出器：フォトダイオードアレイ検出器（測定波長：261 nm，スペクトル測定範囲：220 ～ 400 nm）

　　システム適合性

　　　システムの性能：試料溶液 10 μL につき，上記の条件で操作するとき，シノメ

ニンのピークの理論段数及びシンメトリー係数は，それぞれ 5000 段以上，1.5 以下である．

定量法　ウルトラミクロ化学はかりを用い，本品 5 mg 及び核磁気共鳴スペクトル測定用 1,4-BTMSB-d_4 1 mg をそれぞれ精密に量り，核磁気共鳴スペクトル測定用重水素化アセトン 1 mL に溶かし，試料溶液とする．この液を外径 5 mm の NMR 試料管に入れ，核磁気共鳴スペクトル測定用 1,4-BTMSB-d_4 を qNMR 用基準物質として，次の試験条件で核磁気共鳴スペクトル測定法（〈*2.21*〉及び〈*5.01*〉）により，^{1}H NMR を測定する．qNMR 用基準物質のシグナルを δ 0 ppm とし，δ 5.42 ppm 付近のシグナルの面積強度 A（水素数 1 に相当）を算出する．

シノメニン（$C_{19}H_{23}NO_4$）の量（％）
$$= M_S \times I \times P / (M \times N) \times 1.4543$$

M：本品の秤取量（mg）
M_S：核磁気共鳴スペクトル測定用 1,4-BTMSB-d_4 の秤取量（mg）
I：核磁気共鳴スペクトル測定用 1,4-BTMSB-d_4 のシグナルの面積強度を 18.000 としたときの面積強度 A
N：A に由来するシグナルの水素数
P：核磁気共鳴スペクトル測定用 1,4-BTMSB-d_4 の純度（％）

試験条件
　装置：^{1}H 共鳴周波数 400 MHz 以上の核磁気共鳴スペクトル測定装置
　測定対象とする核：^{1}H
　デジタル分解能：0.25 Hz 以下
　観測スペクトル幅：$-5 \sim 15$ ppm を含む 20 ppm 以上
　スピニング：オフ
　パルス角：90°
　^{13}C 核デカップリング：あり
　遅延時間：繰り返しパルス待ち時間 60 秒以上
　積算回数：8 回以上
　ダミースキャン：2 回以上
　測定温度：20 $\sim$ 30℃の一定温度
システム適合性
　検出の確認：試料溶液につき，上記の条件で測定するとき，δ 5.42 ppm 付近のシグナルの SN 比は 100 以上である．
　システムの性能：試料溶液につき，上記の条件で測定するとき，δ 5.42 ppm 付近のシグナルについて，明らかな混在物のシグナルが重なっていないこと

を確認する.

　　システムの再現性：試料溶液につき，上記の条件で測定を6回繰り返すとき，面積強度 A の qNMR 用基準物質の面積強度に対する比の相対標準偏差は1.0％以下である.

水酸化カルシウム，pH 測定用　水酸化カルシウム　を参照.

10-ヒドロキシ-2-(*E*)-デセン酸，定量用　$C_{10}H_{18}O_3$　10-ヒドロキシ-2-(*E*)-デセン酸，薄層クロマトグラフィー用. ただし，以下の試験に適合するもの. なお，本品は定量法で求めた含量で補正して用いる.

　ピークの単一性　本品1 mg をメタノール50 mL に溶かし，試料溶液とする. 試料溶液10 µL につき，次の条件で液体クロマトグラフィー〈*2.01*〉により試験を行い，10-ヒドロキシ-2-(*E*)-デセン酸のピークの頂点及び頂点の前後でピーク高さの中点付近の2時点を含む少なくとも3時点以上でのピークの吸収スペクトルを比較するとき，スペクトルの形状に差がない.

　　試験条件

　　　カラム，カラム温度，移動相及び流量は「ローヤルゼリー」の定量法の試験条件を準用する.

　　　検出器：フォトダイオードアレイ検出器（測定波長：215 nm，スペクトル測定範囲：200 〜 400 nm）

　　システム適合性

　　　システムの性能：本品及び分離確認用パラオキシ安息香酸プロピル1 mg ずつをメタノールに溶かし50 mL とする. この液10 µL につき，上記の条件で操作するとき，10-ヒドロキシ-2-(*E*)-デセン酸，パラオキシ安息香酸プロピルの順に溶出し，その分離度は1.5 以上である.

　定量法　ウルトラミクロ化学はかりを用い，本品5 mg 及び核磁気共鳴スペクトル測定用 1,4-BTMSB-d_4 1 mg をそれぞれ精密に量り，核磁気共鳴スペクトル測定用重水素化メタノール1 mL に溶かし，試料溶液とする. この液を外径5 mm の NMR 試料管に入れ，核磁気共鳴スペクトル測定用 1,4-BTMSB-d_4 を qNMR 用基準物質として，次の試験条件で核磁気共鳴スペクトル測定法（〈*2.21*〉及び〈*5.01*〉）により，^{1}H NMR を測定する. qNMR 用基準物質のシグナルを δ 0 ppm とし，δ 5.54 ppm 及び δ 6.70 ppm 付近のそれぞれのシグナルの面積強度 A_1（水素数1に相当）及び A_2（水素数1に相当）を算出する.

　　　10-ヒドロキシ-2-(*E*)-デセン酸（$C_{10}H_{18}O_3$）の量（％）
　　　　$= M_S \times I \times P / (M \times N) \times 0.8223$

　　　M：本品の秤取量（mg）
　　　M_S：核磁気共鳴スペクトル測定用 1,4-BTMSB-d_4 の秤取量（mg）

I：核磁気共鳴スペクトル測定用 1,4-BTMSB-d_4 のシグナルの面積強度を 18.000 としたときの各シグナルの面積強度 A_1 及び A_2 の和

N：A_1 及び A_2 に由来する各シグナルの水素数の和

P：核磁気共鳴スペクトル測定用 1,4-BTMSB-d_4 の純度（％）

試験条件

　装置：^{1}H 共鳴周波数 400 MHz 以上の核磁気共鳴スペクトル測定装置

　測定対象とする核：^{1}H

　デジタル分解能：0.25 Hz 以下

　観測スペクトル幅：$-5 \sim 15$ ppm を含む 20 ppm 以上

　スピニング：オフ

　パルス角：90°

　^{13}C 核デカップリング：あり

　遅延時間：繰り返しパルス待ち時間 60 秒以上

　積算回数：8 回以上

　ダミースキャン：2 回以上

　測定温度：20 〜 30℃の一定温度

システム適合性

　検出の確認：試料溶液につき，上記の条件で測定するとき，δ 5.54 ppm 及び δ 6.70 ppm 付近の各シグナルの SN 比は 100 以上である．

　システムの性能：試料溶液につき，上記の条件で測定するとき，δ 5.54 ppm 及び δ 6.70 ppm 付近のシグナルについて，明らかな混在物のシグナルが重なっていないことを確認する．また，試料溶液につき，上記の条件で測定するとき，各シグナル間の面積強度比 A_1/A_2 は，0.99 〜 1.01 である．

　システムの再現性：試料溶液につき，上記の条件で測定を 6 回繰り返すとき，面積強度 A_1 又は A_2 の qNMR 用基準物質の面積強度に対する比の相対標準偏差は 1.0％以下である．

(*E*)-フェルラ酸，定量用　$C_{10}H_{10}O_4$　(*E*)-フェルラ酸．ただし，以下の試験に適合するもの．なお，本品は定量法で求めた含量で補正して用いる．

　ピークの単一性　本操作は光を避け，遮光した容器を用いて行う．本品 5 mg を水／メタノール混液（1：1）10 mL に溶かし，試料溶液とする．試料溶液 10 μL につき，次の条件で液体クロマトグラフィー〈2.01〉により試験を行い，(*E*)-フェルラ酸のピークの頂点及び頂点の前後でピーク高さの中点付近の 2 時点を含む少なくとも 3 時点以上でのピークの吸収スペクトルを比較するとき，スペクトルの形状に差がない．

　試験条件

　　カラム，カラム温度，移動相及び流量は「当帰芍薬散エキス」の定量法（1）

の条件を準用する.

検出器：フォトダイオードアレイ検出器（測定波長：320 nm, スペクトル測定範囲：220 〜 400 nm）

システム適合性

システムの性能：試料溶液 10 μL につき，上記の条件で操作するとき，(E)-フェルラ酸のピークの理論段数及びシンメトリー係数は，それぞれ 5000 段以上，1.5 以下である.

定量法　ウルトラミクロ化学はかりを用い，本品 5 mg 及び核磁気共鳴スペクトル測定用 1,4-BTMSB-d_4 1 mg をそれぞれ精密に量り，核磁気共鳴スペクトル測定用重水素化メタノール 1 mL に溶かし，試料溶液とする. この液を外径 5 mm の NMR 試料管に入れ，核磁気共鳴スペクトル測定用 1,4-BTMSB-d_4 を qNMR 用基準物質として，次の試験条件で核磁気共鳴スペクトル測定法（〈*2.21*〉及び〈*5.01*〉）により，^{1}H NMR を測定する. qNMR 用基準物質のシグナルを δ 0 ppm とし，δ 6.06 ppm 付近のシグナルの面積強度 A（水素数 1 に相当）を算出する.

(E)-フェルラ酸（$C_{10}H_{10}O_4$）の量（%）
$$= M_S \times I \times P / (M \times N) \times 0.8573$$

M：本品の秤取量（mg）

M_S：核磁気共鳴スペクトル測定用 1,4-BTMSB-d_4 の秤取量（mg）

I：核磁気共鳴スペクトル測定用 1,4-BTMSB-d_4 のシグナルの面積強度を 18.000 としたときの面積強度 A

N：A に由来するシグナルの水素数

P：核磁気共鳴スペクトル測定用 1,4-BTMSB-d_4 の純度（%）

試験条件

装置：^{1}H 共鳴周波数 400 MHz 以上の核磁気共鳴スペクトル測定装置

測定対象とする核：^{1}H

デジタル分解能：0.25 Hz 以下

観測スペクトル幅：−5 〜 15 ppm を含む 20 ppm 以上

スピニング：オフ

パルス角：90°

^{13}C 核デカップリング：あり

遅延時間：繰り返しパルス待ち時間 60 秒以上

積算回数：8 回以上

ダミースキャン：2 回以上

測定温度：20 〜 30℃の一定温度

システム適合性

検出の確認：試料溶液につき，上記の条件で測定するとき，δ 6.06 ppm 付近のシグナルの SN 比は 100 以上である．

システムの性能：試料溶液につき，上記の条件で測定するとき，δ 6.06 ppm 付近のシグナルについて，明らかな混在物のシグナルが重なっていないことを確認する．

システムの再現性：試料溶液につき，上記の条件で測定を 6 回繰り返すとき，面積強度 A の qNMR 用基準物質の面積強度に対する比の相対標準偏差は 1.0％以下である．

分子量マーカー，テセロイキン用　分子量既知のマーカータンパク質で分子量測定用に調整したもの．[分子量：1.0×10^4，1.5×10^4，2.0×10^4，2.5×10^4，3.7×10^4，5.0×10^4，7.5×10^4，1.0×10^5，1.5×10^5，2.5×10^5]

メチルチモールブルー・硝酸カリウム指示薬　メチルチモールブルー 0.1 g と硝酸カリウム 9.9 g を混ぜ，均質になるまで注意してすりつぶし，製する．

鋭敏度　本品 20 mg を 0.02 mol/L 水酸化ナトリウム試液 100 mL に溶かすとき，液の色は僅かに青色である．次にこの液に 0.01 mol/L 塩化バリウム液 0.05 mL を加えるとき，青色を呈し，更に 0.01 mol/L エチレンジアミン四酢酸二水素二ナトリウム液 0.1 mL を加えるとき，液は無色となる．

一般試験法の部　9.41　試薬・試液の条に次の項を加える．

9.41　試薬・試液

14-アニソイルアコニン塩酸塩　$C_{33}H_{47}NO_{11} \cdot HCl$　白色の結晶性の粉末又は粉末である．メタノールに溶けやすく，水又はエタノール（99.5）にやや溶けにくい．融点：約 210℃（分解）．

吸光度〈*2.24*〉　$E_{1\,cm}^{1\%}$（258 nm）：276 〜 294（脱水物に換算したもの 5 mg，メタノール，200 mL）．

2-アミノピリジン　$C_5H_6N_2$　白色〜淡黄色又は淡褐色の結晶，粉末又は塊である．

融点〈*2.60*〉　56 〜 62℃

確認試験　本品のエタノール（95）溶液（1 → 250000）につき，紫外可視吸光度測定法〈*2.24*〉により吸収スペクトルを測定するとき，波長 232 〜 236 nm 及び 294 〜 298 nm に吸収の極大を示す．

含量　98.0％以上．　**定量法**　本品 1 g をアセトン 10 mL に溶かす．この液 1 μL につき，次の条件でガスクロマトグラフィー〈*2.02*〉により試験を行う．得られたクロマトグラムにつき自動積分法により，それぞれの成分のピーク面積を測定する．

$$\text{含量（\%）} = \frac{\text{2-アミノピリジンのピーク面積}}{\text{それぞれの成分のピーク面積の総和}} \times 100$$

操作条件

　検出器：水素炎イオン化検出器

　カラム：内径 0.25 mm，長さ 30 m のフューズドシリカ管の内面にガスクロマトグラフィー用ポリエチレングリコール 20 M を厚さ 0.25 μm で被膜する．

　カラム温度：170℃付近の一定温度

　注入口温度：260℃付近の一定温度

　検出器温度：250℃付近の一定温度

　キャリヤーガス：ヘリウム

　流量：2-アミノピリジンの保持時間が約 4 分になるように調整する．

　スプリット比：1：100

　面積測定範囲：溶媒のピークの後から 2-アミノピリジンの保持時間の 5 倍の範囲

安息香酸，定量用　C_6H_5COOH　白色の結晶性の粉末又は粉末で，エタノール（95）又はアセトンに溶けやすく，水に溶けにくい．なお，本品は定量法で求めた含量で補正して用いる．

確認試験　本品につき，定量法を準用するとき，δ 7.26 ppm 付近に多重線の 2 水素分のシグナル，δ 7.38 ppm 付近に三重の三重線様の 1 水素分のシグナル，δ 7.80 ppm 付近に多重線の 2 水素分のシグナルを示す．

ピークの単一性　本品 1 mg をブシ用リン酸塩緩衝液 / テトラヒドロフラン混液（183：17）100 mL に溶かし，試料溶液とする．試料溶液 20 μL につき，次の条件で液体クロマトグラフィー〈*2.01*〉により試験を行い，安息香酸のピークの頂点及び頂点の前後でピーク高さの中点付近の 2 時点を含む少なくとも 3 時点以上でのピークの吸収スペクトルを比較するとき，スペクトルの形状に差がない．

　試験条件

　　カラム，カラム温度，移動相及び流量は「牛車腎気丸エキス」の定量法（3）の条件を準用する．

　　検出器：フォトダイオードアレイ検出器（測定波長：231 nm，スペクトル測定範囲：220 ～ 400 nm）

　システム適合性

　　システムの性能：分離確認用ブシモノエステルアルカロイド混合標準試液 20 μL につき，上記の条件で操作するとき，ベンゾイルメサコニン，ベンゾイルヒパコニン，14-アニソイルアコニンの順に溶出し，ベンゾイルメサコニンのピークの理論段数及びシンメトリー係数は，それぞれ 5000 段以上，1.5 以下である．

ただし，安息香酸（C_6H_5COOH）の量（％）が 99.5 ～ 100.5% に入るものは，ピークの単一性は不要とする.

定量法　ウルトラミクロ化学はかりを用い，本品 30 mg 及び核磁気共鳴スペクトル測定用 1,4-BTMSB-d_4 5 mg をそれぞれ精密に量り，核磁気共鳴スペクトル測定用重水素化アセトン 5 mL に溶かし，試料溶液とする．この液を外径 5 mm の NMR 試料管に入れ，核磁気共鳴スペクトル測定用 1,4-BTMSB-d_4 を qNMR 用基準物質として，次の試験条件で核磁気共鳴スペクトル測定法（〈*2.21*〉及び〈*5.01*〉）により，^{1}H NMR を測定する．qNMR 用基準物質のシグナルを δ 0 ppm とし，δ 7.24 ～ 7.40 ppm 及び δ 7.79 ～ 7.80 ppm 付近のシグナルの面積強度 A_1（水素数 3 に相当）及び A_2（水素数 2 に相当）を算出する.

$$安息香酸（C_6H_5COOH）の量（％）= M_S \times I \times P / (M \times N) \times 0.5392$$

M：本品の秤取量（mg）

M_S：核磁気共鳴スペクトル測定用 1,4-BTMSB-d_4 の秤取量（mg）

I：核磁気共鳴スペクトル測定用 1,4-BTMSB-d_4 のシグナルの面積強度を 18.000 としたときの各シグナルの面積強度 A_1 及び A_2 の和

N：A_1 及び A_2 に由来する各シグナルの水素数の和

P：核磁気共鳴スペクトル測定用 1,4-BTMSB-d_4 の純度（％）

試験条件

装置：^{1}H 共鳴周波数 400 MHz 以上の核磁気共鳴スペクトル測定装置

測定対象とする核：^{1}H

デジタル分解能：0.25 Hz 以下

観測スペクトル幅：−5 ～ 15 ppm を含む 20 ppm 以上

スピニング：オフ

パルス角：90°

^{13}C デカップリング：あり

遅延時間：繰り返しパルス待ち時間 60 秒以上

積算回数：8 回以上

ダミースキャン：2 回以上

測定温度：20 ～ 30℃の一定温度

システム適合性

検出の確認：試料溶液につき，上記の条件で測定するとき，δ 7.24 ～ 7.28 ppm，δ 7.36 ～ 7.40 ppm 及び δ 7.79 ～ 7.80 ppm 付近のシグナルの SN 比は 100 以上である.

システムの性能：試料溶液につき，上記の条件で測定するとき，δ 7.24 ～

7.40 ppm 及び δ 7.79 ～ 7.80 ppm 付近のシグナルについて，明らかな混在物のシグナルが重なっていないことを確認する．また，試料溶液につき，上記の条件で測定するとき，各シグナル間の面積強度比 $(A_1/3)/(A_2/2)$ は，0.99 ～ 1.01 である．

システムの再現性：試料溶液につき，上記の条件で測定を 6 回繰り返すとき，面積強度 A_1 又は A_2 の qNMR 用基準物質の面積強度に対する比の相対標準偏差は 1.0％以下である．

アンモニア水（25） NH$_3$ ［K 8085，アンモニア水，特級，密度約 0.91 g/mL，含量 25.0 ～ 27.9％］

オキサリプラチン C$_8$H$_{14}$N$_2$O$_4$Pt ［医薬品各条］

核磁気共鳴スペクトル測定用重水素化酢酸 重水素化酢酸，核磁気共鳴スペクトル測定用 を参照．

確認試験用テセロイキン テセロイキン，確認試験用 を参照．

過マンガン酸カリウム試液，0.3 mol/L 過マンガン酸カリウム 5 g を水に溶かし，100 mL とする．

還元試液 ジチオスレイトールを 0.5 mol/L の濃度で含む溶液．

緩衝液，テセロイキン SDS ポリアクリルアミドゲル電気泳動用 2-(*N*-モルホリノ)エタンスルホン酸 97.6 g，2-アミノ-2-ヒドロキシメチル-1,3-プロパンジオール 60.6 g，ラウリル硫酸ナトリウム 10.0 g 及びエチレンジアミン四酢酸二水素二ナトリウム二水和物 3.0 g を水に溶かし 500 mL とする．この液 50 mL に水を加えて 1000 mL とする．

緩衝液，テセロイキン試料用 10 mL 中に 2-アミノ-2-ヒドロキシメチル-1,3-プロパンジオール塩酸塩 0.67 g，2-アミノ-2-ヒドロキシメチル-1,3-プロパンジオール 0.68 g，ラウリル硫酸リチウム 0.80 g，エチレンジアミン四酢酸二水素二ナトリウム水和物 6 mg，グリセリン 4 g を含む．

酢酸アンモニウム試液，40 mmol/L 酢酸アンモニウム 3.08 g を水に溶かして 1000 mL とする．

重水素化酢酸，核磁気共鳴スペクトル測定用 CD$_3$CO$_2$D 核磁気共鳴スペクトル測定用に製造したもの．

水酸化ナトリウム試液，0.02 mol/L 水酸化ナトリウム試液 20 mL に水を加えて 1000 mL とする．用時製する．

炭酸リチウム，定量用 Li$_2$CO$_3$ ［医薬品各条，「炭酸リチウム」］

定量用安息香酸 安息香酸，定量用 を参照．

定量用炭酸リチウム 炭酸リチウム，定量用 を参照．

テセロイキン SDS ポリアクリルアミドゲル電気泳動用緩衝液 緩衝液，テセロイキン SDS ポリアクリルアミドゲル電気泳動用 を参照．

テセロイキン，確認試験用 C$_{698}$H$_{1127}$N$_{179}$O$_{204}$S$_8$：15547.01［医薬品各条，「テセロイ

キン（遺伝子組換え）」ただし，以下の確認試験に適合するもの．］

　　確認試験　「テセロイキン（遺伝子組換え）」の確認試験（2）に従い試料溶液を調製する．試料溶液につき質量分析計を備えた液体クロマトグラフにて分析を行うとき，テセロイキンの構造を支持する *m/z* 値のピークが得られる．

テセロイキン試料用緩衝液　緩衝液，テセロイキン試料用　を参照．

テセロイキン用ポリアクリルアミドゲル　ポリアクリルアミドゲル，テセロイキン用　を参照．

テセロイキン用リシルエンドペプチダーゼ　リシルエンドペプチダーゼ，テセロイキン用　を参照．

テトラメチルベンジジン　$C_{16}H_{20}N_2$　白色〜淡灰褐色の結晶又は粉末である．融点：165 〜 172℃．

テトラメチルベンジジン試液　テトラメチルベンジジン 0.25 g をエタノール（95）50 mL に溶かし，シクロヘキサンを加えて 250 mL とする．

トリス緩衝液，1 mol/L，pH 9.0　2-アミノ-2-ヒドロキシメチル-1,3-プロパンジオール 12.11 g を水 50 mL に溶かし，1 mol/L 塩酸試液を加えて pH を 9.0 に調整した後，水を加えて 100 mL とする．

薄層クロマトグラフィー用メチルオフィオポゴナノン A　メチルオフィオポゴナノン A，薄層クロマトグラフィー用　を参照．

ブシモノエステルアルカロイド混合標準試液，分離確認用　以下の 1）又は 2）により調製する．

　1）　薄層クロマトグラフィー用ベンゾイルメサコニン塩酸塩 2 mg，ベンゾイルヒパコニン塩酸塩 1 mg 及び 14-アニソイルアコニン塩酸塩 2 mg をジクロロメタンに溶かし，正確に 1000 mL とする．この液 5 mL を正確に量り，低圧（真空）で溶媒を留去する．用時，これにブシ用リン酸塩緩衝液／テトラヒドロフラン混液（183：17）5 mL を正確に加えて分離確認用ブシモノエステルアルカロイド混合標準試液とする．この液 20 µL につき，次の条件で液体クロマトグラフィー〈*2.01*〉により試験を行うとき，ベンゾイルメサコニン，ベンゾイルヒパコニン，14-アニソイルアコニンの順に溶出し，それぞれの分離度は 4 以上である．

　　試験条件

　　　カラム，カラム温度，移動相及び流量は「牛車腎気丸エキス」の定量法（3）の試験条件を準用する．

　　　検出器：紫外吸光光度計（測定波長：245 nm）

　2）　薄層クロマトグラフィー用ベンゾイルメサコニン塩酸塩 2 mg，ベンゾイルヒパコニン塩酸塩 1 mg 及び 14-アニソイルアコニン塩酸塩 2 mg をブシ用リン酸塩緩衝液／テトラヒドロフラン混液（183：17）に溶かし，正確に 1000 mL とし，分離確認用ブシモノエステルアルカロイド混合標準試液とする．この液 20 µL につき，次の条件で液体クロマトグラフィー〈*2.01*〉により試験を行うとき，ベンゾイ

ルメサコニン，ベンゾイルヒパコニン，14-アニソイルアコニンの順に溶出し，それぞれの分離度は4以上である．

試験条件

　カラム，カラム温度，移動相及び流量は「牛車腎気丸エキス」の定量法 (3) の試験条件を準用する．

　検出器：紫外吸光光度計（測定波長：245 nm）．

分離確認用ブシモノエステルアルカロイド混合標準試液　ブシモノエステルアルカロイド混合標準試液，分離確認用　を参照．

ベンゾイルヒパコニン塩酸塩　$C_{31}H_{43}NO_9 \cdot HCl$　白色の結晶又は結晶性の粉末である．メタノールに溶けやすく，水にやや溶けやすく，エタノール（99.5）にやや溶けにくい．融点：約230℃（分解）．

吸光度 〈*2.24*〉　$E_{1\,cm}^{1\%}$ (230 nm)：225〜240（脱水物に換算したもの5 mg，メタノール，200 mL）．

ポリアクリルアミドゲル，テセロイキン用　分離ゲルのアクリルアミド濃度を12%，濃縮ゲルのアクリルアミド濃度を4%としたポリアクリルアミドゲル．

メチルオフィオポゴナノンA，薄層クロマトグラフィー用　$C_{19}H_{18}O_6$　白色〜薄い黄色の結晶又は粉末である．エタノール（99.5）にやや溶けにくく，メタノールに溶けにくく，水にほとんど溶けない．

確認試験　本品につき，赤外吸収スペクトル測定法〈*2.25*〉の臭化カリウム錠剤法により測定するとき，波数 $3430\,cm^{-1}$，$1619\,cm^{-1}$ 及び $1251\,cm^{-1}$ 付近に吸収を認める．

純度試験　類縁物質　本品2 mgをメタノール2 mLに溶かし，試料溶液とする．この液1 mLを正確に量り，メタノールを加えて正確に20 mLとし，標準溶液とする．これらの液につき，薄層クロマトグラフィー〈*2.03*〉により試験を行う．試料溶液 10 μL を薄層クロマトグラフィー用シリカゲルを用いて調製した薄層板にスポットする．次にヘキサン/酢酸エチル/酢酸（100）混液（30：10：1）を展開溶媒として約7 cm 展開した後，薄層板を風乾する．これに塩化鉄(Ⅲ)・メタノール試液を均等に噴霧するとき，R_f 値0.3付近の主スポット及び原点のスポット以外のスポットを認めない．また，試料溶液及び標準溶液 10 μL ずつを薄層クロマトグラフィー用オクタデシルシリル化シリカゲルを用いて調製した薄層板にスポットする．次にメタノール/水混液（9：1）を展開溶媒として約7 cm 展開した後，薄層板を風乾する．これに塩化鉄(Ⅲ)・メタノール試液を均等に噴霧するとき，試料溶液から得た R_f 値0.4付近の主スポット以外のスポットは，標準溶液から得たスポットより濃くない．

2-(*N*-モルホリノ)エタンスルホン酸　$C_6H_{13}NO_4S$　白色の結晶又は粉末．

ラウリル硫酸リチウム　$C_{12}H_{25}LiO_4S$　白色の結晶又は結晶性の粉末．

純度試験　本品の0.1 mol/L溶液につき，紫外可視吸光度測定法〈*2.24*〉により波

長 260 nm 及び 280 nm における吸光度を測定するとき，いずれも 0.05 以下である．

リシルエンドペプチダーゼ，テセロイキン用　質量分析グレード

両性担体液，pH 7 ～ 9 用　淡黄色～黄色の液．ポリアクリルアミドゲルに混入し電場をかけるとき，pH 7 ～ 9 の範囲で pH 勾配を形成する性質をもつ多種類の分子からなる混合物．

　　一般試験法の部　9.42　クロマトグラフィー用担体 / 充塡剤の条に次の項を加える．

9.42　クロマトグラフィー用担体 / 充塡剤

液体クロマトグラフィー用フェニルカルバモイル化セルロースで被覆したシリカゲル
　フェニルカルバモイル化セルロースで被覆したシリカゲル，液体クロマトグラフィー用　を参照．

フェニルカルバモイル化セルロースで被覆したシリカゲル，液体クロマトグラフィー用　液体クロマトグラフィー用に製造したもの．

　　一般試験法の部　9.62　計量器・用器の条はかり及び分銅の項を次のように改める．

9.62　計量器・用器

はかり（天秤）及び分銅
　（1）　化学はかり（化学天秤）：0.1 mg の桁まで読み取れるもの．
　（2）　セミミクロ化学はかり（セミミクロ化学天秤）：10 μg の桁まで読み取れるもの．
　（3）　ミクロ化学はかり（ミクロ化学天秤）：1 μg の桁まで読み取れるもの．
　（4）　ウルトラミクロ化学はかり（ウルトラミクロ化学天秤）：0.1 μg の桁まで読み取れるもの．
　（5）　はかり（天秤）は，国際単位系（SI）へのトレーサビリティが確保された校正を実施していること．また，下記に示す要件を満たす性能を有すること．

　　繰返し性（併行精度）の要件
　　　10 回以上の分銅ののせ降ろしにより得られたはかり（天秤）の表示値の標準

偏差 s を使用し，式（1）により最小計量値の推定値を確認する．また，その標準偏差 s を使用し，式（2）より求めた最小はかり取り量の精度が 0.10 ％以下であることを確認する．なお，最小はかり取り量とは，最小計量値を考慮した繰返し性（併行精度）を確保できる程度の実際の秤量下限値をいう．

$$m_{\min} = 2000 \times s \quad (1)$$

$$\frac{2 \times s}{m_{\mathrm{snw}}} \times 100 \leqq 0.10 \quad (2)$$

$m_{\min}$：最小計量値の推定値
s：10 回以上の分銅の繰返し秤量におけるはかり（天秤）の表示値の標準偏差
m_{snw}：最小はかり取り量

　ただし，はかり（天秤）の最小表示値を d としたとき，$s < 0.41 \times d$ の場合，s は $0.41 \times d$ に置き換える．

　最小計量値は，はかり（天秤）の一時的な機器的能力値として確認されるもので，はかり取りを行う条件により異なるため，定期的に確認を行う．確認を行う場合，分銅は，はかり（天秤）の最大秤量値の 5 ％程度の質量で，かつ 100 mg 以上とする．なお，最大秤量値とは，はかり（天秤）の秤量可能な最大の質量をいう．

正確さ（真度）の要件

　正確さ（真度）には感度誤差，直線性誤差，偏置誤差が含まれる．そのうち，感度の正確さに関し，1 回の分銅ののせ降ろしにより得られたはかり（天秤）の表示値と分銅の質量値から，下記の式により得られる誤差が 0.05 ％以下であること．

$$\frac{|I - m|}{m} \times 100 \leqq 0.05$$

I：1 回の分銅の秤量におけるはかり（天秤）の表示値
m：分銅の質量値（公称値又は協定質量値）

分銅は，はかり取りを行う範囲の上限程度，又ははかり（天秤）の最大秤量値の

5〜100％の質量を有するものを用いる．

（6）　偏置誤差の確認を除き，はかり（天秤）の正確さ（真度）の確認に使用する分銅は，国際単位系（SI）へのトレーサビリティが確保された校正を実施していること．また，使用要件を満たす精度等級を有すること．

医薬品各条　改正事項

医薬品各条の部　L-アラニンの条の次に次の一条を加える.

ア リ ピ プ ラ ゾ ー ル

Aripiprazole

$C_{23}H_{27}Cl_2N_3O_2$：448.39

7-{4-[4-(2,3-Dichlorophenyl)piperazin-1-yl]butoxy}-3,4-dihydroquinolin-2(1*H*)-one

[*129722-12-9*]

　本品を乾燥したものは定量するとき，アリピプラゾール（$C_{23}H_{27}Cl_2N_3O_2$）98.0〜102.0％を含む.

性　状　本品は白色の結晶又は結晶性の粉末である.

　本品はジクロロメタンに溶けやすく，水，アセトニトリル，メタノール又はエタノール（99.5）にほとんど溶けない.

　本品は結晶多形が認められる.

確認試験

（1）　本品のメタノール溶液（1→50000）につき，紫外可視吸光度測定法〈*2.24*〉により吸収スペクトルを測定し，本品のスペクトルと本品の参照スペクトル又はアリピプラゾール標準品について同様に操作して得られたスペクトルを比較するとき，両者のスペクトルは同一波長のところに同様の強度の吸収を認める.

（2）　本品につき，赤外吸収スペクトル測定法〈*2.25*〉の臭化カリウム錠剤法によ

り試験を行い，本品のスペクトルと本品の参照スペクトル又はアリピプラゾール標準品のスペクトルを比較するとき，両者のスペクトルは同一波数のところに同様の強度の吸収を認める．もし，これらのスペクトルに差を認めるときは，本品及びアリピプラゾール標準品をそれぞれジクロロメタンに溶かした後，ジクロロメタンを蒸発し，残留物につき，同様の試験を行う．

純度試験 類縁物質 本操作は遮光した容器を用いて行う．定量法で得た試料溶液を試料溶液とする．試料溶液 1 mL を正確に量り，溶解液を加えて正確に 100 mL とする．この液 5 mL を正確に量り，溶解液を加えて正確に 50 mL とし，標準溶液とする．試料溶液及び標準溶液 20 μL ずつを正確にとり，次の条件で液体クロマトグラフィー〈*2.01*〉により試験を行う．それぞれの液の各々のピーク面積を自動積分法により測定するとき，試料溶液のアリピプラゾール以外のピーク面積は，標準溶液のアリピプラゾールのピーク面積より大きくなく，試料溶液のアリピプラゾール以外のピークの合計面積は，標準溶液のアリピプラゾールのピーク面積の 3 倍より大きくない．ただし，アリピプラゾールに対する相対保持時間約 0.2 の類縁物質 A 及び約 0.8 の類縁物質 B のピーク面積は自動積分法で求めた面積にそれぞれ感度係数 0.7 を乗じた値とする．

　溶解液：水／アセトニトリル／メタノール／酢酸（100）混液（60：30：10：1）
　試験条件
　　検出器，カラム，カラム温度，移動相及び流量は定量法の試験条件を準用する．
　　面積測定範囲：溶媒のピークの後から注入後 25 分まで
　システム適合性
　　システムの性能は定量法のシステム適合性を準用する．
　　検出の確認：試料溶液 1 mL に溶解液を加えて 20 mL とする．この液 2 mL に溶解液を加えて 20 mL とし，システム適合性試験用溶液とする．システム適合性試験用溶液 2 mL を正確に量り，溶解液を加えて正確に 20 mL とする．この液 20 μL から得たアリピプラゾールのピーク面積が，システム適合性試験用溶液のアリピプラゾールのピーク面積の 7 〜 13 ％になることを確認する．
　　システムの再現性：標準溶液 20 μL につき，上記の条件で試験を 6 回繰り返すとき，アリピプラゾールのピーク面積の相対標準偏差は 2.0 ％以下である．

乾燥減量〈*2.41*〉 0.1 ％以下（1 g，105℃，3 時間）．

強熱残分〈*2.44*〉 0.1 ％以下（1 g）．

定 量 法 本操作は遮光した容器を用いて行う．本品及びアリピプラゾール標準品を乾燥し，その約 50 mg ずつを精密に量り，それぞれ溶解液に溶かし，正確に 50 mL とする．これらの液 5 mL ずつを正確に量り，それぞれ溶解液を加えて正確

に50 mLとし，試料溶液及び標準溶液とする．試料溶液及び標準溶液20 μLずつを正確にとり，次の条件で液体クロマトグラフィー〈2.01〉により試験を行い，それぞれの液のアリピプラゾールのピーク面積A_T及びA_Sを測定する．

アリピプラゾール（$C_{23}H_{27}Cl_2N_3O_2$）の量（mg）＝ $M_S \times A_T/A_S$

M_S：アリピプラゾール標準品の秤取量（mg）

溶解液：水 / アセトニトリル / メタノール / 酢酸（100）混液（60：30：10：1）
試験条件
　検出器：紫外吸光光度計（測定波長：254 nm）
　カラム：内径4.6 mm，長さ10 cmのステンレス管に3 μmの液体クロマトグラフィー用オクタデシルシリル化シリカゲルを充塡する．
　カラム温度：25℃付近の一定温度
　移動相A：薄めたトリフルオロ酢酸（1 → 2000）/ 液体クロマトグラフィー用アセトニトリル混液（9：1）
　移動相B：液体クロマトグラフィー用アセトニトリル / 薄めたトリフルオロ酢酸（1 → 2000）混液（9：1）
　移動相の送液：移動相A及び移動相Bの混合比を次のように変えて濃度勾配制御する．

注入後の時間 （分）	移動相A （vol%）	移動相B （vol%）
0 ～ 2	80	20
2 ～ 10	80 → 65	20 → 35
10 ～ 20	65 → 10	35 → 90
20 ～ 25	10	90

　流量：毎分1.2 mL
システム適合性
　システムの性能：アリピプラゾール標準品及びシステム適合性試験用アリピプラゾール N-オキシド標準品5 mgずつを溶解液100 mLに溶かす．この液1 mLを量り，溶解液を加えて50 mLとする．この液20 μLにつき，上記の条件で操作するとき，アリピプラゾール，アリピプラゾール N-オキシドの順に溶出し，その分離度は2.0以上であり，アリピプラゾールのピークのシンメトリー係数は1.5以下である．
　システムの再現性：標準溶液20 μLにつき，上記の条件で試験を6回繰り返

　　　すとき，アリピプラゾールのピーク面積の相対標準偏差は 1.0％以下である．

貯　法　容器　気密容器．

その他

　類縁物質 A：

　7-Hydroxy-3,4-dihydroquinolin-2(1*H*)-one

　類縁物質 B：

　7-{4-[4-(3-Chlorophenyl)piperazin-1-yl]butoxy}-3,4-dihydroquinolin-2(1*H*)-one

　アリピプラゾール *N*-オキシド：

　4-(2,3-Dichlorophenyl)-1-{4-[(2-oxo-1,2,3,4-tetrahydroquinolin-7-yl)oxy]butyl}piperazine 1-oxide

──────── 注　釈 ────────

劇

本質　1179 抗精神病薬

適用　統合失調症に対して，初期量 1 日 6 〜 12 mg，維持量 1 日 6 〜 24 mg を 1

または2回に分けて，経口投与する．ただし，1日30 mgを最高用量とする．なお，うつ病・うつ状態（既存治療で十分な効果が認められない場合に限る），小児期の自閉スペクトラム症に伴う易刺激性に対しては別途用法用量が設定されている．また，双極性障害における躁症状の改善の目的で別途用法用量が設定されている．

[服薬指導]　(1) 眠気，注意力・集中力・反射運動能力などの低下が起こることがあるので，自動車の運転など危険を伴う機会の操作に従事しないよう指導する．(2) 患者及び家族に対し，高血糖症状（口渇，多飲，多尿，頻尿，多食，脱力感など），低血糖症状（脱力感，倦怠感，冷汗，振戦，傾眠，意識障害など）に注意し，このような症状が現れた場合は，直ちに投与を中断し，医師の診察を受けるよう指導する．(3) 患者及び家族に対し，衝動制御障害（病的賭博，病的性欲亢進，強迫性購買，暴食など）の症状について十分に説明し，症状があらわれた場合には，医師に相談するよう指導すること．(4)（うつ病・うつ状態に使用する場合）家族などに自殺念慮や自殺企図，興奮，攻撃性，易刺激性などの行動の変化及び基礎疾患悪化があらわれるリスクなどについて十分説明し，医師と緊密に連絡を取り合うよう指導すること．[錠剤]（1) 高温・高湿を避けて保存するよう説明する．[口腔内崩壊錠]（1) 通常の錠剤に比べてやわらかいため，シートを剝がさずに押し出そうとすると割れることがあるので，ブリスターシートから取り出す際には，裏面のシートを剝がした後，ゆっくりと指の腹で押し出すよう指導する．また，欠けや割れが生じた場合は全量服用するよう指導する．(2) 吸湿性を有するため，使用直前に乾いた手でブリスターシートから取り出し，直ちに口中に入れるよう指導する．(3) 舌の上にのせて唾液を浸潤させると崩壊するため，水なしで服用可能であるが，水で服用することもできることを指導する．なお，口腔内で崩壊するが，口腔粘膜からは吸収されないため，唾液または水で飲み込むように指導する．(4) 寝たままの状態では，水なしで服用しないよう指導する．(5) 吸湿性を有するため，ブリスター包装のまま保存するよう説明する．[液剤]（1) 直接服用するか，もしくは1回の服用量を白湯，湯冷ましまたはジュースなどに混ぜて，コップ一杯（約150 mL）くらいに希釈して使用するよう指導する．(2) 希釈後はなるべく速やかに使用するよう指導する．(3) 一部のミネラルウォーター（硬度の高いものなど）は，混合すると混濁を生じ含量が低下することがあるので，濁りが生じた場合は服用しないよう指導する．(4) 分包品は，1回使い切りであり，開封後は全量を速やかに服用するよう指導する．[注射剤]（1) 注射部位をもまないよう指導する．

[製剤]　錠剤 処，散剤 処，液剤 処，注射剤 処

[配合変化]　[液剤]（1) 煮沸していない水道水は，塩素の影響により混合すると含量が低下するので混合しないこと．(2) フェノバルビタールエリキシル，トリクロホスナトリウムシロップ，プロペリシアジン内服液，エトスクシミドシロップ，バルプロ酸ナトリウムシロップ及びヒドロキシジンシロップ，茶葉由来飲料（紅茶，ウーロン茶，緑茶，玄米茶など）及び味噌汁との混合により，混濁，沈殿や含量低下を認

めたことから，混合は避けること．

　医薬品各条の部　亜硫酸水素ナトリウムの条純度試験の項ヒ素の目を削る．

　医薬品各条の部　乾燥亜硫酸ナトリウムの条純度試験の項ヒ素の目を削る．

　医薬品各条の部　アンレキサノクスの条を削る．

　医薬品各条の部　アンレキサノクス錠の条を削る．

　医薬品各条の部　エデト酸ナトリウム水和物の条確認試験の項を次のように改める．

エデト酸ナトリウム水和物

確認試験

（1）　本品 0.5 g を水 20 mL に溶かし，希塩酸 1 mL を加えるとき，白色の沈殿を生じる．沈殿をろ取し，水 50 mL で洗い，105℃で 1 時間乾燥するとき，その融点 〈*2.60*〉は 240 〜 244℃（分解）である．

（2）　本品につき，赤外吸収スペクトル測定法 〈*2.25*〉の臭化カリウム錠剤法により試験を行い，本品のスペクトルと本品の参照スペクトルを比較するとき，両者のスペクトルは同一波数のところに同様の強度の吸収を認める．

（3）　本品の水溶液（1 → 20）はナトリウム塩の定性反応（1）〈*1.09*〉を呈する．

医薬品各条の部　オキサプロジンの条の次に次の二条を加える.

オ キ サ リ プ ラ チ ン

Oxaliplatin

$C_8H_{14}N_2O_4Pt：397.29$

(*SP*-4-2)-[(1*R*,2*R*)-Cyclohexane-1,2-diamine-κ*N*,κ*N'*][ethanedioato(2-)-κ*O*^{1},κ*O*^{2}]platinum

[*61825-94-3*]

　本品は定量するとき，換算した乾燥物に対し，オキサリプラチン（$C_8H_{14}N_2O_4Pt$）98.0 ～ 102.0％を含む.

性　状　本品は白色の結晶性の粉末である.

　本品は水に溶けにくく，メタノールに極めて溶けにくく，エタノール（99.5）にほとんど溶けない.

　旋光度〔α〕$_D^{20}$：＋74.5 ～＋78.0°（乾燥物に換算したもの 0.25 g，水，50 mL，100 mm）.

確認試験

(1)　本品の水溶液（1 → 500）2 mL に薄めた塩化スズ（Ⅱ）試液（1 → 15）2 ～ 3 滴を加えて 30 分間放置するとき，黄色～橙黄色の沈殿を生じる.

(2)　本品の水溶液（1 → 10000）につき，紫外可視吸光度測定法〈2.24〉により吸収スペクトルを測定し，本品のスペクトルと本品の参照スペクトル又はオキサリプラチン標準品について同様に操作して得られたスペクトルを比較するとき，両者のスペクトルは同一波長のところに同様の強度の吸収を認める.

(3)　本品につき，赤外吸収スペクトル測定法〈2.25〉の臭化カリウム錠剤法により試験を行い，本品のスペクトルと本品の参照スペクトル又はオキサリプラチン標準品のスペクトルを比較するとき，両者のスペクトルは同一波数のところに同様の強度の吸収を認める.

純度試験

(1)　酸又はアルカリ　本品 0.20 g を新たに煮沸して冷却した水に溶かし 100 mL とする. この液 50 mL にフェノールフタレイン試液 0.5 mL を加えるとき，液は無

色である．この液に 0.01 mol/L 水酸化ナトリウム液 0.6 mL を加えるとき，液は微赤色を呈する．

(2) 類縁物質 B 本操作は，試料溶液調製後 20 分以内に行う．本品約 0.1 g を精密に量り，水に溶かし，正確に 50 mL とし，試料溶液とする．別に純度試験用オキサリプラチン類縁物質 B 二硝酸塩標準品約 12.5 mg を精密に量り，63 mL のメタノールに溶かした後，水を加えて正確に 250 mL とする．この液 5 mL を正確に量り，水を加えて正確に 100 mL とし，標準溶液とする．試料溶液及び標準溶液 20 μL ずつを正確にとり，次の条件で液体クロマトグラフィー〈2.01〉により試験を行う．それぞれの液の類縁物質 B のピーク面積 A_{T1} 及び A_S を自動積分法により測定し，次式により計算するとき，本品中の類縁物質 B の量は 0.1％以下である．

$$\text{類縁物質 B の量（％）} = M_S \big/ M_T \times A_{T1} \big/ A_S \times 0.797$$

M_S：純度試験用オキサリプラチン類縁物質 B 二硝酸塩標準品の秤取量（mg）
M_T：本品の秤取量（mg）
0.797：類縁物質 B 二硝酸塩の類縁物質 B への換算係数

試験条件
　検出器：紫外吸光光度計（測定波長：215 nm）
　カラム：内径 4.6 mm，長さ 25 cm のステンレス管に 5 μm の液体クロマトグラフィー用オクタデシルシリル化シリカゲルを充塡する．
　カラム温度：40℃付近の一定温度
　移動相：リン酸二水素カリウム 1.36 g 及び 1-ヘプタンスルホン酸ナトリウム 1 g を水 1000 mL に溶かし，リン酸を加えて pH 3.0 に調整する．この液 800 mL に液体クロマトグラフィー用アセトニトリル 200 mL を加える．
　流量：毎分 2.0 mL
　面積測定範囲：溶媒のピークの後から類縁物質 B の保持時間の約 2.5 倍の範囲
システム適合性
　検出の確認：標準溶液 1 mL を正確に量り，水を加えて正確に 10 mL とする．この液 20 μL から得た類縁物質 B のピーク面積が，標準溶液の類縁物質 B のピーク面積の 7 ～ 13％になることを確認する．
　システムの性能：本品の薄めた希水酸化ナトリウム試液（1 → 20）溶液（1 → 500）を 60℃で約 2 時間加熱後，放冷する．この液の 1 mL をとり，水を加えて正確に 10 mL とした液 20 μL につき，上記の条件で操作するとき，類縁物質 B と類縁物質 B に対する相対保持時間約 1.4 のピークの分離度は 4 以上であり，類縁物質 B のピークのシンメトリー係数は 2.0 以下で

ある．

　　システムの再現性：標準溶液 20 µL につき，上記の条件で試験を 6 回繰り返すとき，類縁物質 B のピーク面積の相対標準偏差は 3.0 % 以下である．

(3)　その他の類縁物質　本操作は，試料溶液調製後 20 分以内に行う．本品 0.10 g を水に溶かして 50 mL とし，試料溶液とする．この液 1 mL を正確に量り，水を加えて正確に 100 mL とする．この液 5 mL を正確に量り，水を加えて正確に 50 mL とし，標準溶液とする．試料溶液及び標準溶液 10 µL ずつを正確にとり，次の条件で液体クロマトグラフィー〈2.01〉により試験を行う．それぞれの液の各々のピーク面積を自動積分法により測定するとき，試料溶液のオキサリプラチンに対する相対保持時間約 0.6 の類縁物質 C のピーク面積は，標準溶液のオキサリプラチンのピーク面積の 4.4 倍より大きくない．また，試料溶液のオキサリプラチン及び上記以外のピークの合計面積は，標準溶液のオキサリプラチンのピーク面積より大きくない．

　試験条件

　　検出器，カラム，カラム温度，移動相及び流量は定量法の試験条件を準用する．

　　面積測定範囲：溶媒のピークの後からオキサリプラチンの保持時間の約 3 倍の範囲

　システム適合性

　　検出の確認：標準溶液 1 mL を正確に量り，水を加えて正確に 10 mL とする．この液 10 µL から得たオキサリプラチンのピーク面積が，標準溶液のオキサリプラチンのピーク面積の 7 〜 13 % になることを確認する．

　　システムの性能：試料溶液 1 mL 及び 1 mol/L 塩化ナトリウム試液 1 mL をとり，水を加えて 10 mL とする．別に試料溶液 1 mL 及び薄めた過酸化水素 (30) (1 → 3000) 1 mL をとり，水を加えて 10 mL とする．これらの液を 60℃で約 2 時間加熱後，放冷する．これらの液それぞれ 1 mL を混和し，水を加えて 10 mL とする．この液 10 µL につき，上記の条件で操作するとき，オキサリプラチンに対する相対保持時間約 0.9 のピークとオキサリプラチンの分離度は 2.0 以上であり，オキサリプラチンのシンメトリー係数は 2.0 以下である．

　　システムの再現性：標準溶液 10 µL につき，上記の条件で試験を 6 回繰り返すとき，オキサリプラチンのピーク面積の相対標準偏差は 3.0 % 以下である．

(4)　鏡像異性体　本品 30 mg をメタノールに溶かして 50 mL とし，試料溶液とする．この液 5 mL を正確に量り，メタノールを加えて正確に 100 mL とする．この液 2 mL を正確に量り，メタノールを加えて正確に 100 mL とし，標準溶液とする．試料溶液及び標準溶液 20 µL ずつを正確にとり，次の条件で液体クロマトグラフィー

〈2.01〉により試験を行う．それぞれの液の各々のピーク高さを自動ピーク高さ法により測定するとき，試料溶液のオキサリプラチンに対する相対保持時間約 1.2 のピーク高さは，標準溶液のオキサリプラチンのピーク高さより大きくない．

　試験条件

　　検出器：紫外吸光光度計（測定波長：254 nm）

　　カラム：内径 4.6 mm，長さ 25 cm のステンレス管に 5 µm の液体クロマトグラフィー用フェニルカルバモイル化セルロースで被覆したシリカゲルを充塡する．

　　カラム温度：40℃付近の一定温度

　　移動相：メタノール／エタノール（99.5）混液（7：3）

　　流量：毎分 0.3 mL

　システム適合性

　　システムの性能：標準溶液 20 µL につき，上記の条件で操作するとき，オキサリプラチンのピークの理論段数及びシンメトリー係数はそれぞれ 5000 段以上，2.0 以下である．

　　システムの再現性：標準溶液 20 µL につき，上記の条件で試験を 6 回繰り返すとき，オキサリプラチンのピーク高さの相対標準偏差は 3.0％以下である．

(5)　シュウ酸　本操作は，試料溶液調製後 20 分以内に行う．本品 0.100 g を正確に量り，水に溶かし，正確に 50 mL とし，試料溶液とする．別にシュウ酸二水和物 14 mg を正確に量り，水に溶かし，正確に 250 mL とする．この液 5 mL を正確に量り，水を加えて正確に 100 mL とし，標準溶液とする．試料溶液及び標準溶液 20 µL ずつを正確にとり，次の条件で液体クロマトグラフィー〈2.01〉により試験を行う．それぞれの液のシュウ酸のピーク面積を自動積分法により測定するとき，試料溶液のシュウ酸のピーク面積は，標準溶液のシュウ酸のピーク面積より大きくない．

　試験条件

　　検出器：紫外吸光光度計（測定波長：205 nm）

　　カラム：内径 4.6 mm，長さ 25 cm のステンレス管に 5 µm の液体クロマトグラフィー用オクタデシルシリル化シリカゲルを充塡する．

　　カラム温度：40℃付近の一定温度

　　移動相：40％テトラブチルアンモニウムヒドロキシド試液 2.6 mL 及びリン酸二水素カリウム 1.36 g を水に溶かして 1000 mL とし，リン酸を加えて pH 6.0 に調整する．この液 800 mL に液体クロマトグラフィー用アセトニトリル 200 mL を加える．

　　流量：毎分 2.0 mL

　システム適合性

　　システムの性能：標準溶液 20 μL につき，上記の条件で操作するとき，シュウ
　　　　酸のピークの理論段数及びシンメトリー係数は，それぞれ 5000 段以上，2.0
　　　　以下である．
　　システムの再現性：標準溶液 20 μL につき，上記の条件で試験を 6 回繰り返
　　　　すとき，シュウ酸のピーク面積の相対標準偏差は 3.0％以下である．

乾燥減量〈*2.41*〉　0.5％以下（1 g，105℃，2 時間）．

定 量 法　本品及びオキサリプラチン標準品（別途本品と同様の方法で乾燥減量
〈*2.41*〉を測定しておく）約 20 mg ずつを精密に量り，それぞれを水に溶かし，正
確に 200 mL とし，試料溶液及び標準溶液とする．試料溶液及び標準溶液 20 μL ず
つを正確にとり，次の条件で液体クロマトグラフィー〈*2.01*〉により試験を行い，
それぞれの液のオキサリプラチンのピーク面積 A_T 及び A_S を測定する．

$$\text{オキサリプラチン }(C_8H_{14}N_2O_4Pt)\text{ の量 (mg)} = M_S \times A_T / A_S$$

　　M_S：乾燥物に換算したオキサリプラチン標準品の秤取量（mg）

　試験条件
　　検出器：紫外吸光光度計（測定波長：210 nm）
　　カラム：内径 4.6 mm，長さ 25 cm のステンレス管に 5 μm の液体クロマトグ
　　　　ラフィー用オクタデシルシリル化シリカゲルを充塡する．
　　カラム温度：40℃付近の一定温度
　　移動相：水 1000 mL にリン酸を加えて pH 3.0 に調整する．この液 990 mL に
　　　　液体クロマトグラフィー用アセトニトリル 10 mL を加える．
　　流量：毎分 1.2 mL
　システム適合性
　　システムの性能：標準溶液 20 μL につき，上記の条件で操作するとき，オキサ
　　　　リプラチンのピークの理論段数及びシンメトリー係数は，それぞれ 3000 段
　　　　以上，2.0 以下である．
　　システムの再現性：標準溶液 20 μL につき，上記の条件で試験を 6 回繰り返
　　　　すとき，オキサリプラチンのピーク面積の相対標準偏差は 1.0％以下であ
　　　　る．

貯 法　容器　気密容器

その他
　類縁物質 B：
　(*SP*-4-2)-Diaqua[(1*R*,2*R*)-cyclohexane-1,2-diamine-κ*N*,κ*N*′]platinum

類縁物質 C：

(*OC*-6-33)-[(1*R*,2*R*)-Cyclohexane-1,2-diamine-κ*N*,κ*N'*][ethanedioato(2-)-κ*O*¹,κ*O*²]dihydroxyplatinum

———— 注　釈 ————

㊙

[本質]　4291 抗悪性腫瘍剤

[適用]　治癒切除不能な進行・再発の結腸・直腸癌，結腸癌における術後補助療法及び胃癌にはＡ法またはＢ法を，治癒切除不能な膵癌及び小腸癌にはＡ法を使用する．Ａ法は，他の抗悪性腫瘍剤との併用において，1日1回85 mg/m²（体表面積）を2時間で点滴静注し，少なくとも13日間休薬する．これを1サイクルとして投与を繰り返す．また，Ｂ法は，他の抗悪性腫瘍剤との併用において，1日1回130 mg/m²（体表面積）を2時間で点滴静注し，少なくとも20日間休薬する．これを1サイクルとして投与を繰り返す．

[服薬指導]　(1) 患者に対して，末梢神経症状，咽頭喉頭感覚異常は，特に低温または冷たいものへの曝露により誘発または悪化すること，多くは本剤の投与毎にあらわれるが休薬により回復する場合が多いことを十分に説明する．また，冷たい飲み物や氷の使用を避け，低温時には皮膚を露出しないよう指導する．(2) 妊婦または妊娠している可能性のある婦人には投与禁忌のため，妊娠の有無を確認する．(3) 妊娠する可能性のある女性またはパートナーが妊娠する可能性のある男性には，本剤投与中及び投与終了後一定期間は適切な避妊をするよう指導する．

[製剤]　注射剤 ㊙㊾

[配合変化]　(1) 本剤は，錯化合物であるので，他の抗悪性腫瘍剤とは混合調製しないこと．(2) 本剤は塩化物含有溶液により分解するため，生理食塩液などの塩化物を含む輸液との配合を避けること．(3) 本剤は塩基性溶液により分解するため，

塩基性溶液との混和は行わないこと．

オキサリプラチン注射液

Oxaliplatin Injection

　本品は水性の注射剤である．

　本品は定量するとき，表示量の95.0〜105.0％に対応するオキサリプラチン（$C_8H_{14}N_2O_4Pt$：397.29）を含む．

製　法　本品は「オキサリプラチン」をとり，注射剤の製法により製する．

性　状　本品は無色澄明の液である．

確認試験　本品の「オキサリプラチン」5 mg に対応する容量をとり，水を加えて50 mL とする．この液につき，紫外可視吸光度測定法〈2.24〉により吸収スペクトルを測定するとき，波長 247〜251 nm に吸収の極大を示す．

pH　別に規定する．

純度試験

（1）　類縁物質　本品の「オキサリプラチン」50 mg に対応する容量を正確に量り，水を加えて正確に 10 mL とし，試料溶液とする．別に純度試験用オキサリプラチン類縁物質 B 二硝酸塩標準品約 12.5 mg を精密に量り，メタノール 25 mL を加えよく振り混ぜた後，薄めた 2 mol/L 硝酸試液（1 → 200）を加えて溶かし，正確に100 mL とする．この液 25 mL を正確に量り，薄めた 2 mol/L 硝酸試液（1 → 200）を加えて正確に 100 mL とし，標準溶液とする．試料溶液及び標準溶液 20 μL ずつを正確にとり，次の条件で液体クロマトグラフィー〈2.01〉により試験を行う．それぞれの液の類縁物質 B のピーク面積 A_{T1} 及び A_S，並びに試料溶液の類縁物質 B に対する相対保持時間約 1.4 の類縁物質 IA のピーク面積 A_{T2}，その他の個々の類縁物質のピーク面積 A_{Tn} を自動積分法により測定する．次式により計算するとき，本品中の類縁物質 B 及び類縁物質 IA は，それぞれ 0.65％以下及び 0.50％以下であり，その他の個々の類縁物質は 0.20％以下及びその他の類縁物質の合計は 1.00％以下である．ただし，試料溶液の類縁物質 IA 及びその他の類縁物質のピーク面積は自動積分法で求めた面積にそれぞれ感度係数 0.40 及び 0.25 を乗じた値とする．

　　類縁物質 B の量（％）＝ $M_S × A_{T1}/A_S × 0.797 × 1/20$

　　類縁物質 IA の量（％）＝ $M_S × A_{T2}/A_S × 0.797 × 1/20$

　　その他の個々の類縁物質の量（％）＝ $M_S × A_{Tn}/A_S × 0.797 × 1/20$

M_S：純度試験用オキサリプラチン類縁物質 B 二硝酸塩標準品の秤取量（mg）

0.797：類縁物質 B 二硝酸塩の類縁物質 B への換算係数

試験条件

検出器：紫外吸光光度計（測定波長：210 nm）

カラム：内径 4.6 mm，長さ 75 mm のステンレス管に 3 μm の液体クロマトグ
ラフィー用オクタデシルシリル化シリカゲルを充填する．

カラム温度：10℃付近の一定温度

移動相 A：1-ヘプタンスルホン酸ナトリウム 0.55 g 及びリン酸二水素カリウ
ム 1.36 g を水 1000 mL に溶かし，リン酸を加えて pH 3.0 に調整する．この
液 810 mL に液体クロマトグラフィー用メタノール 190 mL を加える．

移動相 B：1-ヘプタンスルホン酸ナトリウム 0.55 g 及びリン酸二水素カリウ
ム 1.36 g を水 1000 mL に溶かし，リン酸を加えて pH 3.0 に調整する．この
液 495 mL に液体クロマトグラフィー用メタノール 505 mL を加える．

移動相の送液：移動相 A 及び移動相 B の混合比を次のように変えて濃度勾配
制御する．

注入後の時間 （分）	移動相 A （vol%）	移動相 B （vol%）
0 ～ 0.1	100	0
0.1 ～ 45.1	100 → 0	0 → 100

流量：毎分 1.0 mL

面積測定範囲：試料溶液注入後 45 分間

システム適合性

検出の確認：標準溶液 1 mL を正確に量り，水を加えて正確に 10 mL とする．
この液 20 μL から得た類縁物質 B のピーク面積が，標準溶液の類縁物質 B
のピーク面積の 8 ～ 12％になることを確認する．

システムの性能：オキサリプラチンの薄めた希水酸化ナトリウム試液
（1 → 20）溶液（1 → 500）を 60℃で約 2 時間加熱後，放冷する．この液
1 mL に水を加えて 10 mL とし，システム適合性試験用溶液とする．この液
20 μL につき，上記の条件で操作するとき，類縁物質 B，類縁物質 IA の順
に検出し，その分離度は 8 以上であり，類縁物質 B のピークのシンメトリー
係数は 2.0 以下である．

システムの再現性：標準溶液 20 μL につき，上記の条件で試験を 6 回繰り返
すとき，類縁物質 B のピーク面積の相対標準偏差は 2.0％以下である．

(2) シュウ酸　本品の「オキサリプラチン」50 mg に対応する容量を正確に量り，水を加えて正確に 10 mL とし，試料溶液とする．別にシュウ酸二水和物 44 mg を正確に量り，水を加えて正確に 250 mL とする．この液 20 mL を正確に量り，水を加えて正確に 100 mL とし，標準溶液とする．試料溶液及び標準溶液 10 µL ずつを正確にとり，次の条件で液体クロマトグラフィー〈2.01〉により試験を行う．それぞれの液のシュウ酸のピーク面積を自動積分法により測定するとき，試料溶液のシュウ酸のピーク面積は標準溶液のシュウ酸のピーク面積の 3/5 より大きくない．

　試験条件

　　検出器，カラム，カラム温度は「オキサリプラチン」の定量法の試験条件を準用する．

　　移動相：40％テトラブチルアンモニウムヒドロキシド試液 2.6 mL 及びリン酸二水素カリウム 1.36 g を水に溶かして 1000 mL とし，リン酸を加えて pH 6.0 に調整する．この液 800 mL に液体クロマトグラフィー用アセトニトリル 200 mL を加える．

　　流量：毎分 2.0 mL

　システム適合性

　　検出の確認：標準溶液 1 mL を正確に量り，水を加えて正確に 10 mL とする．この液 10 µL から得たシュウ酸のピーク面積が，標準溶液のシュウ酸のピーク面積の 8 ～ 12％になることを確認する．

　　システムの性能：標準溶液 10 µL につき，上記の条件で操作するとき，シュウ酸のピークの理論段数及びシンメトリー係数は，それぞれ 5000 段以上，2.0 以下である．

　　システムの再現性：標準溶液 10 µL につき，上記の条件で試験を 6 回繰り返すとき，シュウ酸のピーク面積の相対標準偏差は 2.0％以下である．

エンドトキシン〈4.01〉　2.67 EU/mg 未満．

採取容量〈6.05〉　試験を行うとき，適合する．

不溶性異物〈6.06〉　第 1 法により試験を行うとき，適合する．

不溶性微粒子〈6.07〉　試験を行うとき，適合する．

無　菌〈4.06〉　メンブランフィルター法により試験を行うとき，適合する．

定　量　法　本品のオキサリプラチン（$C_8H_{14}N_2O_4Pt$）約 10 mg に対応する容量を正確に量り，水を加えて正確に 100 mL とし，試料溶液とする．別にオキサリプラチン標準品（別途「オキサリプラチン」と同様の方法で乾燥減量〈2.41〉を測定しておく）約 20 mg を精密に量り，水に溶かし正確に 200 mL とし，標準溶液とする．試料溶液及び標準溶液 20 µL ずつを正確にとり，次の条件で液体クロマトグラフィー〈2.01〉により試験を行い，それぞれの液のオキサリプラチンのピーク面積 A_T 及び A_S を測定する．

オキサリプラチン（C$_8$H$_{14}$N$_2$O$_4$Pt）の量（mg）＝ $M_S \times A_T/A_S \times 1/2$

M_S：乾燥物に換算したオキサリプラチン標準品の秤取量（mg）

試験条件

「オキサリプラチン」の定量法の試験条件を準用する.

システム適合性

システムの性能：オキサリプラチン溶液（1 → 500）1 mL 及び 1 mol/L 塩化ナトリウム試液 1 mL を量り，水を加えて 10 mL とする. この液を 60℃で約 2 時間加熱後，放冷する. この液 20 μL につき，上記の条件で操作するとき，オキサリプラチンに対する相対保持時間約 0.9 のピークとオキサリプラチンの分離度は 2.0 以上であり，オキサリプラチンのシンメトリー係数は 2.0 以下である.

システムの再現性：標準溶液 20 μL につき，上記の条件で試験を 6 回繰り返すとき，オキサリプラチンのピーク面積の相対標準偏差は 1.0 ％以下である.

貯 法　容器　密封容器.

その他

類縁物質 B は,「オキサリプラチン」のその他を準用する.

類縁物質 IA：

(*SP*-4-2)-Di-μ-oxobis[(1*R*,2*R*)-cyclohexane-1,2-diamine-κ*N*,κ*N*′]diplatinum

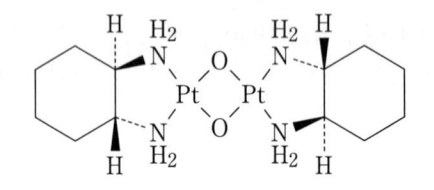

─────── 注　釈 ───────

（→ オキサリプラチン）

　医薬品各条の部　カルメロースカルシウムの条冒頭の国際調和に関する記載，確認試験の項（4）の目，純度試験の項（3）の目及び強熱残分の項を次のように改める．

カルメロースカルシウム

　本医薬品各条は，三薬局方での調和合意に基づき規定した医薬品各条である．

　なお，三薬局方で調和されていない部分のうち，調和合意において，調和の対象とされた項中非調和となっている項の該当箇所は「◆　◆」で囲むことにより示す．

　三薬局方の調和合意に関する情報については，独立行政法人医薬品医療機器総合機構のウェブサイトに掲載している．

確認試験

（4）　本品1gを強熱して灰化し，残留物に水10mL及び酢酸（31）6mLを加えて溶かし，必要ならばろ過し，煮沸した後，冷却し，アンモニア試液で中和するとき，液はカルシウム塩の定性反応〈1.09〉の（3）を呈する．

純度試験

（3）　硫酸塩〈1.14〉　製造工程において硫酸が使用される場合に適用する．（2）の試料溶液10mLに塩酸1mLを加え，水浴中で綿状の沈殿が生じるまで加熱し，冷却した後，遠心分離する．上澄液をとり，沈殿を水10mLずつで3回洗い，毎回遠心分離し，上澄液及び洗液を合わせ，水を加えて100mLとする．この液25mLをとり，3mol/L塩酸試液1mL及び水を加えて50mLとし，検液とする．別に水25mLに0.005mol/L硫酸0.42mLを加え，更に3mol/L塩酸試液1mL及び水を加えて50mLとし，比較液として試験を行う．ただし，検液及び比較液には塩化バリウム試液3mLずつを加える（1.0%以下）．

強熱残分〈2.44〉　10.0〜20.0%（乾燥後，1g）．

　医薬品各条の部　グリセリンの条純度試験の項ヒ素の目を削り，以降を繰り上げる．

　医薬品各条の部　濃グリセリンの条純度試験の項ヒ素の目を削り，以降を繰り上げる．

医薬品各条の部　クリンダマイシンリン酸エステルの条性状の項及び確認試験の項を次のように改める.

クリンダマイシンリン酸エステル

性　状　本品は白色～微黄白色の結晶性の粉末である.

　　本品は水に溶けやすく，メタノールにやや溶けにくく，エタノール（95）にほとんど溶けない.

　　本品は結晶多形が認められる.

確認試験　本品を100℃で2時間乾燥し，赤外吸収スペクトル測定法〈*2.25*〉のペースト法又はATR法により試験を行い，本品のスペクトルと100℃で2時間乾燥したクリンダマイシンリン酸エステル標準品のスペクトルを比較するとき，両者のスペクトルは同一波数のところに同様の強度の吸収を認める．もし，これらのスペクトルに差を認めるときは，本品及びクリンダマイシンリン酸エステル標準品50 mgずつをとり，それぞれに水0.2 mLを加えて加熱して溶かし，蒸発乾固した後，残留物を100～105℃で2時間乾燥したものにつき，同様の試験を行う.

医薬品各条の部　クロニジン塩酸塩の条性状の項及び純度試験の項（4）の目を次のように改める.

ク ロ ニ ジ ン 塩 酸 塩

性　状　本品は白色の結晶又は結晶性の粉末である.

　　本品は水にやや溶けやすく，エタノール（99.5）にやや溶けにくく，酢酸（100）に溶けにくく，無水酢酸又はジエチルエーテルにほとんど溶けない.

純度試験

（4）　類縁物質　本品0.20 gをエタノール（99.5）2 mLに溶かし，試料溶液とする．この液1 mLを正確に量り，エタノール（99.5）を加えて正確に100 mLとする．この液1 mL及び2 mLを正確に量り，それぞれにエタノール（99.5）を加えて正確に20 mLとし，標準溶液（1）及び標準溶液（2）とする．これらの液につき，薄層クロマトグラフィー〈*2.03*〉により試験を行う．試料溶液，標準溶液（1）及び標準溶液（2）2 μLずつを薄層クロマトグラフィー用シリカゲルを用いて調製した薄層板にスポットする．次に酢酸エチル／エタノール（99.5）／アンモニア水（28）混液（17：2：1）を展開溶媒として約12 cm展開した後，薄層板を風乾する．これを100℃で1時間乾燥した後，次亜塩素酸ナトリウム試液を均等に噴霧

し，15分間風乾する．これにヨウ化カリウムデンプン試液を均等に噴霧するとき，試料溶液から得た主スポット及び原点のスポット以外のスポットは，標準溶液（2）から得たスポットより濃くなく，かつ主スポット及び原点のスポット以外のスポットのうち標準溶液（1）から得たスポットより濃いスポットは3個以下である．

──────── 注　釈 ────────

劇

医薬品各条の部　軽質無水ケイ酸の条純度試験の項ヒ素の目を削る．

医薬品各条の部　ケイ酸マグネシウムの条純度試験の項ヒ素の目を削る．

医薬品各条の部　ゲフィチニブの条の次に次の一条を加える．

ゲ フ ィ チ ニ ブ 錠

Gefitinib Tablets

本品は定量するとき，表示量の95.0 ～ 105.0 ％に対応するゲフィチニブ（$C_{22}H_{24}ClFN_4O_3$：446.90）を含む．

製　法　本品は「ゲフィチニブ」をとり，錠剤の製法により製する．

確認試験　本品を粉末とし，「ゲフィチニブ」0.25 gに対応する量をとり，水／アセトニトリル／トリフルオロ酢酸混液（59：40：1）175 mLを加えて振り混ぜた後，水／アセトニトリル／トリフルオロ酢酸混液（59：40：1）を加えて500 mLとする．この液2 mLをとり，水／アセトニトリル／トリフルオロ酢酸混液（59：40：1）を加えて100 mLとし，孔径0.45 µm以下のメンブランフィルターでろ過する．ろ液につき，紫外可視吸光度測定法〈2.24〉により吸収スペクトルを測定するとき，波長252 ～ 256 nm及び波長342 ～ 346 nmに吸収の極大を示す．

製剤均一性〈6.02〉　質量偏差試験又は次の方法による含量均一性試験のいずれかを行うとき，適合する．

本品1個をとり，水／アセトニトリル／トリフルオロ酢酸混液（59：40：1）175 mLを加え，錠剤が完全に崩壊するまで超音波処理し，振り混ぜた後，水／アセトニトリル／トリフルオロ酢酸混液（59：40：1）を加えて正確に500 mLとする．30分間以上放置した後，上澄液2 mLを正確に量り，1 mL中にゲフィチニブ

（$C_{22}H_{24}ClFN_4O_3$）約 10 μg を含む液となるように水／アセトニトリル／トリフルオロ酢酸混液（59：40：1）を加えて正確に V mL とする．この液を孔径 0.45 μm 以下のメンブランフィルターでろ過する．初めのろ液 3 mL を除き，次のろ液を試料溶液とする．別にゲフィチニブ標準品（別途「ゲフィチニブ」と同様の方法で水分〈*2.48*〉を測定しておく）約 40 mg を精密に量り，水／アセトニトリル／トリフルオロ酢酸混液（59：40：1）150 mL を加え，超音波処理して溶かす．この液に水／アセトニトリル／トリフルオロ酢酸混液（59：40：1）を加えて正確に 200 mL とする．この液 5 mL を正確に量り，水／アセトニトリル／トリフルオロ酢酸混液（59：40：1）を加えて正確に 100 mL とし，標準溶液とする．試料溶液及び標準溶液につき，紫外可視吸光度測定法〈*2.24*〉により試験を行い，波長 344 nm における吸光度 A_T 及び A_S を測定する．

$$\text{ゲフィチニブ（}C_{22}H_{24}ClFN_4O_3\text{）の量（mg）} = M_S \times A_T / A_S \times V / 16$$

M_S：脱水物に換算したゲフィチニブ標準品の秤取量（mg）

溶 出 性〈*6.10*〉 試験液にポリソルベート 80 溶液（1 → 20）1000 mL を用い，パドル法により，毎分 50 回転で試験を行うとき，本品の 45 分間の溶出率は 75％以上である．

本品 1 個をとり，試験を開始し，規定された時間に溶出液 10 mL 以上をとり，孔径 0.45 μm 以下のメンブランフィルターでろ過する．初めのろ液 2 mL 以上を除き，次のろ液 V mL を正確に量り，1 mL 中にゲフィチニブ（$C_{22}H_{24}ClFN_4O_3$）約 25 μg を含む液になるように試験液を加えて正確に V' mL とし，試料溶液とする．別にゲフィチニブ標準品（別途「ゲフィチニブ」と同様の方法で水分〈*2.48*〉を測定しておく）約 25 mg を精密に量り，試験液約 70 mL を加え，超音波処理して溶かした後，試験液を加えて，正確に 100 mL とする．この液 10 mL を正確に量り，試験液を加えて正確に 100 mL とし，標準溶液とする．試料溶液及び標準溶液につき，紫外可視吸光度測定法〈*2.24*〉により試験を行い，波長 334 nm における吸光度 A_T 及び A_S を測定する．

$$\text{ゲフィチニブ（}C_{22}H_{24}ClFN_4O_3\text{）の表示量に対する溶出率（％）}$$
$$= M_S \times A_T / A_S \times V' / V \times 1 / C \times 100$$

M_S：脱水物に換算したゲフィチニブ標準品の秤取量（mg）
C：1 錠中のゲフィチニブ（$C_{22}H_{24}ClFN_4O_3$）の表示量（mg）

定 量 法 本品 10 個以上をとり，その質量を精密に量り，粉末とする．ゲフィチニ

ブ（$C_{22}H_{24}ClFN_4O_3$）約 35 mg に対応する量を精密に量り，トリフルオロ酢酸溶液（1→500）／アセトニトリル混液（3：2）85 mL を加え，超音波処理した後，トリフルオロ酢酸溶液（1→500）／アセトニトリル混液（3：2）を加えて正確に100 mL とする．この液を 30 分間以上放置した後，孔径 0.45 μm 以下のメンブランフィルターでろ過する．初めのろ液 3 mL 以上を除き，次のろ液を試料溶液とする．別にゲフィチニブ標準品（別途「ゲフィチニブ」と同様の方法で水分〈*2.48*〉を測定しておく）約 35 mg を精密に量り，トリフルオロ酢酸溶液（1→500）／アセトニトリル混液（3：2）85 mL を加え超音波処理して溶かす．この液にトリフルオロ酢酸溶液（1→500）／アセトニトリル混液（3：2）を加えて正確に 100 mL とし，標準溶液とする．試料溶液及び標準溶液 5 μL につき，以下「ゲフィチニブ」の定量法を準用する．

$$\text{ゲフィチニブ（}C_{22}H_{24}ClFN_4O_3\text{）の量（mg）} = M_S \times A_T/A_S$$

M_S：脱水物に換算したゲフィチニブ標準品の秤取量（mg）

貯　法　容器　気密容器．

──────── 注　釈 ────────

（→ ゲフィチニブ）
劇処広

医薬品各条の部　コカイン塩酸塩の条の次に次の一条を加える．

ゴ セ レ リ ン 酢 酸 塩

Goserelin Acetate

$C_{59}H_{84}N_{18}O_{14} \cdot xC_2H_4O_2$
2-(5-Oxo-L-prolyl-L-histidyl-L-tryptophyl-L-seryl-L-tyrosyl-*O-tert*-butyl-D-

seryl-L-leucyl-L-arginyl-L-prolyl)hydrazine-1-carboxamide acetate
[*145781-92-6*]

　本品は定量するとき，換算した脱水及び脱酢酸物に対し，ゴセレリン
($C_{59}H_{84}N_{18}O_{14}$：1269.41）として 94.5 〜 103.0%を含む．

性　状　本品は白色の粉末である．

　本品は酢酸（100）に溶けやすく，水にやや溶けやすく，エタノール（95）に溶けにくい．

　本品は吸湿性である．

確認試験

（1）　本品及びゴセレリン酢酸塩標準品の核磁気共鳴スペクトル測定用重水溶液
（1 → 10）を核磁気共鳴スペクトル測定用重水素化酢酸で pH 4.0 に調整し，試料溶液及び標準溶液とする．それぞれの液につき，核磁気共鳴スペクトル測定法
〈*2.21*〉により ^1H をデカップリングして ^{13}C を測定し，本品のスペクトルと標準品のスペクトルを比較するとき，両者のスペクトルは，同一の化学シフトのところに同様の面積強度のシグナルを示す．さらに以下の条件で ^{13}C を測定し，試料溶液及び標準溶液のロイシン，プロリン，ピログルタミン酸，アルギニン，トリプトファン，*tert*-ブチルセリン，セリン，チロシン，ヒスチジン及びアゾグリシンに相当する 23.5 ppm，26.0 ppm，26.3 ppm，41.8 ppm，55.7 ppm，62.2 ppm，62.5 ppm，
116.7 ppm，118.4 ppm 及び 162.2 ppm 付近のシグナルの積分値を測定し，標準溶液のこれら個々のシグナルの積分値に対する試料溶液の個々のシグナルの積分値の比をアミノ酸比とするとき，ロイシン，プロリン，ピログルタミン酸，アルギニン，トリプトファン，*tert*-ブチルセリン，セリン，チロシン及びヒスチジンのアミノ酸比は 0.9 〜 1.1，アゾグリシンのアミノ酸比は 0.8 〜 1.2 である．

　試験条件

　　装置：^{13}C 共鳴周波数 100 MHz 以上の核磁気共鳴スペクトル測定装置

　　観測スペクトル幅：0 〜 200 ppm

　　測定温度：25℃付近の一定温度

（2）　定量法で得た試料溶液及び標準溶液 10 µL につき，定量法の条件で液体クロマトグラフィー〈*2.01*〉により試験を行うとき，試料溶液及び標準溶液から得た主ピークの保持時間は等しい．

旋 光 度〈*2.49*〉　$[\alpha]_D^{20}$：−52 〜 −56°（脱水及び脱酢酸物に換算したもの 20 mg，水，10 mL，100 mm）．

酢　酸　脱水物に換算した本品約 15 mg を精密に量り，水を加えて正確に 5 mL とし，試料溶液とする．別に酢酸カリウム（CH_3COOK：98.15）を水に溶かし，1 mL 中に酢酸として 0.1 mg，0.2 mg，0.3 mg，0.4 mg 及び 0.5 mg を含む液を調製し，標準溶液（1），標準溶液（2），標準溶液（3），標準溶液（4）及び標準溶液

(5) とする．試料溶液，標準溶液（1），標準溶液（2），標準溶液（3），標準溶液（4）及び標準溶液（5）20 μL につき，次の条件で液体クロマトグラフィー〈*2.01*〉により試験を行い，標準溶液のピーク面積から得た検量線を用いて試料溶液の酢酸濃度（mg/mL）を求め，次式により，本品中の酢酸含量（％）を求めるとき，4.5 〜 10.0 ％である．

酢酸（CH_3COOH）の量（％）
$$= 1/M_T \times 試料溶液の酢酸濃度（mg/mL）\times 5 \times 100$$

M_T：脱水物に換算した本品の秤取量（mg）

試験条件
　　検出器：紫外吸光光度計（測定波長：210 nm）
　　カラム：内径 4.6 mm，長さ 25 cm のステンレス管に 5 μm の液体クロマトグラフィー用オクタデシルシリル化シリカゲルを充填する．
　　カラム温度：25℃付近の一定温度
　　移動相：水 / メタノール / リン酸 / アンモニア水（25）混液（968：20：7：5）
　　流量：毎分 1.5 mL
システム適合性
　　システムの性能：標準溶液（1）20 μL につき，上記の条件で操作するとき，酢酸のピークの理論段数及びシンメトリー係数は，それぞれ 3500 段以上，2.0 以下である．
　　システムの再現性：標準溶液（1）20 μL につき，上記の条件で試験を 6 回繰り返すとき，酢酸のピーク面積の相対標準偏差は 3.0 ％以下である．

純度試験　類縁物質　定量法の試料溶液を試料溶液とする．この液 1 mL を正確に量り，水を加えて正確に 100 mL とし，標準溶液とする．試料溶液及び標準溶液 10 μL ずつを正確にとり，次の条件で液体クロマトグラフィー〈*2.01*〉により試験を行う．それぞれの液の各々のピーク面積を自動積分法により測定するとき，試料溶液のゴセレリンに対する相対保持時間が約 0.89 の類縁物質 E のピーク面積は標準溶液のゴセレリンのピーク面積より大きくなく，その他の類縁物質のピーク面積はそれぞれ標準溶液のゴセレリンのピーク面積の 1/2 より大きくない．また，試料溶液のゴセレリン以外のピークの合計面積は，標準溶液のゴセレリンのピーク面積の 2.5 倍より大きくない．
　試験条件
　　検出器，カラム，カラム温度，移動相及び流量は定量法の試験条件を準用する．

面積測定範囲：ゴセレリンの保持時間の約 2 倍の範囲

システム適合性

システムの性能は定量法のシステム適合性を準用する．

検出の確認：定量法で得た標準溶液 1 mL を正確に量り，水を加えて正確に 200 mL としシステム適合性試験用溶液とする．システム適合性試験用溶液 10 mL を正確に量り，水を加えて正確に 100 mL とする．この液 10 μL から得たゴセレリンのピーク面積が，システム適合性試験用溶液から得たゴセレリンのピーク面積の 7 ～ 13％になることを確認する．

システムの再現性：標準溶液 10 μL につき，上記の条件で試験を 6 回繰り返すとき，ゴセレリンのピーク面積の相対標準偏差は 3％以下である．

水　分〈*2.48*〉　10.0％以下（20 mg，電量滴定法）．

定 量 法　本品及びゴセレリン酢酸塩標準品（別途本品と同様の方法で水分〈*2.48*〉及び酢酸を測定しておく）約 25 mg ずつを精密に量り，それぞれを水に溶かし，正確に 25 mL とし，試料溶液及び標準溶液とする．試料溶液及び標準溶液 10 μL ずつを正確にとり，次の条件で液体クロマトグラフィー〈*2.01*〉により試験を行い，それぞれの液のゴセレリンのピーク面積 A_T 及び A_S を測定する．

$$\text{ゴセレリン （$C_{59}H_{84}N_{18}O_{14}$） の量 （mg）} = M_S \times A_T / A_S$$

M_S：脱水及び脱酢酸物に換算したゴセレリン酢酸塩標準品の秤取量 （mg）

試験条件

検出器：紫外吸光光度計（測定波長：220 nm）

カラム：内径 4.6 mm，長さ 15 cm のステンレス管に 3.5 μm の液体クロマトグラフィー用オクタデシルシリル化シリカゲルを充塡する．

カラム温度：53℃付近の一定温度

移動相：水／液体クロマトグラフィー用アセトニトリル／トリフルオロ酢酸混液（1600：400：1）

流量：ゴセレリンの保持時間が 40 ～ 50 分になるように調整する．

システム適合性

システムの性能：薄めた試料溶液（1 → 10）とシステム適合性試験用ゴセレリン酢酸塩類縁物質標準品溶液（1 → 10000）を等量混合する．この液 10 μL につき，上記の条件で操作するとき，［4-D-セリン］ゴセレリン，ゴセレリンの順に溶出し，その分離度は 7 以上であり，ゴセレリンのピークのシンメトリー係数は 0.8 ～ 2.5 である．

システムの再現性：標準溶液 10 μL につき，上記の条件で試験を 6 回繰り返すとき，ゴセレリンのピーク面積の相対標準偏差は 2.0％以下である．

貯　法

保存条件　遮光して，2〜8℃に保存する.

容　器　気密容器.

その他

類縁物質 E：

5-Oxo-L-prolyl-L-histidyl-L-tryptophyl-L-seryl-L-tyrosyl-*O-tert*-butyl-D-seryl-L-leucyl-L-arginyl-L-prolinohydrazide

―――――― 注　釈 ――――――

㊞

本質　2499 LH-RH アゴニスト

適用　子宮内膜症に対して，ゴセレリンとして1回1.8 mg を，前腹部に4週（28日）ごとに皮下注する. なお，初回投与は必ず月経中に行う. また，前立腺癌，閉経前乳癌に対しては別途用法用量が設定されている.

服薬指導　［子宮内膜症，閉経前乳癌に使用時］（1）治療期間中はホルモン剤以外の避妊法で避妊するよう指導する.（2）妊婦または妊娠している可能性のある婦人には投与禁忌のため，妊娠の有無を確認する.（3）授乳中の婦人には授乳を避けるように指導する.

製剤　注射剤 ㊞ ㊙

医薬品各条の部　シクロホスファミド水和物の条を次のように改める.

シ ク ロ ホ ス フ ァ ミ ド 水 和 物

Cyclophosphamide Hydrate

C$_7$H$_{15}$Cl$_2$N$_2$O$_2$P・H$_2$O：279.10

N,N-Bis(2-chloroethyl)-3,4,5,6-tetrahydro-2*H*-1,3,2-oxazaphosphorin-2-amine
2-oxide monohydrate

[*6055-19-2*]

　本品は定量するとき，シクロホスファミド水和物 (C$_7$H$_{15}$Cl$_2$N$_2$O$_2$P・H$_2$O) 97.0
〜 101.0％を含む.

性　状　本品は白色の結晶又は結晶性の粉末である.

　本品はメタノールに極めて溶けやすく，エタノール (95) に溶けやすく，水に
やや溶けやすい.

　融点：45 〜 53℃

確認試験　本品につき，赤外吸収スペクトル測定法〈*2.25*〉のペースト法により試験
を行い，本品のスペクトルと本品の参照スペクトルを比較するとき，両者のスペク
トルは同一波数のところに同様の強度の吸収を認める.

純度試験

(1)　溶状　本品 0.20 g を水 10 mL に溶かすとき，液は無色澄明である.

(2)　塩化物〈*1.03*〉　本品 0.40 g をとり，20℃以下で試験を行う. 比較液には
0.01 mol/L 塩酸 0.40 mL を加える（0.036％以下）.

(3)　類縁物質　本品 0.20 g をエタノール (95) 10 mL に溶かし，試料溶液とす
る. この液 1 mL を正確に量り，エタノール (95) を加えて正確に 100 mL とし，
標準溶液とする. これらの液につき，薄層クロマトグラフィー〈*2.03*〉により試験
を行う. 試料溶液及び標準溶液 10 μL ずつを薄層クロマトグラフィー用シリカゲル
を用いて調製した薄層板にスポットする. 次に酢酸エチル / 酢酸 (100) / 水 / メ
タノール混液 (50：25：17：13) を展開溶媒として約 10 cm 展開した後，薄層板
を温風で乾燥し，100℃で 10 分間加熱する. 展開用容器の底に 0.3 mol/L 過マンガ

ン酸カリウム試液を入れた蒸発皿を置き，同量の塩酸を加え，加熱した薄層板を展開用容器に入れ，蓋をして2分間放置する．薄層板を取り出し，冷風で過剰な塩素を取り除き，テトラメチルベンジジン試液を均等に噴霧するとき，試料溶液から得た主スポット以外のスポットは，標準溶液から得たスポットより濃くない．

水　分 〈*2.48*〉　5.5〜7.0％（0.5 g，容量滴定法，直接滴定）．

定　量　法　本品約0.1 gを精密に量り，水酸化ナトリウムのエチレングリコール溶液（1→1000）50 mLを加え，還流冷却器を付け，油浴中で30分間加熱する．冷却後，還流冷却器を水25 mLで洗い，洗液を先の溶液に合わせる．この液に2-プロパノール75 mL及び2 mol/L硝酸試液15 mLを加え，0.1 mol/L硝酸銀液10 mLを正確に加える．0.1 mol/Lチオシアン酸アンモニウム液で滴定〈*2.50*〉する（指示薬：硫酸アンモニウム鉄(Ⅲ)試液2 mL）．同様の方法で空試験を行う．

$$0.1 \text{ mol/L 硝酸銀液 } 1 \text{ mL} = 13.96 \text{ mg } C_7H_{15}Cl_2N_2O_2P \cdot H_2O$$

貯　法　容器　気密容器．

──────── 注　釈 ────────

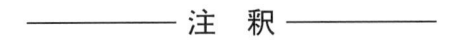

医薬品各条の部　シチコリンの条純度試験の項（3）の目を次のように改める．

シ　チ　コ　リ　ン

純度試験

（3）　類縁物質　本品0.10 gを水100 mLに溶かし，試料溶液とする．この液1 mLを正確に量り，水を加えて正確に200 mLとし，標準溶液とする．試料溶液及び標準溶液10 μLずつを正確にとり，次の条件で液体クロマトグラフィー〈*2.01*〉により試験を行い，それぞれの液の各々のピーク面積を自動積分法により測定するとき，試料溶液のシチコリン以外のピークの面積は，標準溶液のシチコリンのピーク面積の3/5より大きくない．また，試料溶液のシチコリン以外のピークの合計面積は，標準溶液のシチコリンのピーク面積より大きくない．ただし，シチコリンに対する相対保持時間約0.62の類縁物質A，約0.64の類縁物質B及び約1.3の類縁物質Cのピーク面積は自動積分法で求めた面積にそれぞれ感度係数1.2，0.7及び0.5を乗じた値とする．

　試験条件

　　定量法の試験条件を準用する．

面積測定範囲：シチコリンの保持時間の約 2 倍の範囲

システム適合性

　検出の確認：標準溶液 4 mL を正確に量り，水を加えて正確に 50 mL とする．この液 10 μL から得たシチコリンのピーク面積が，標準溶液のシチコリンのピーク面積の 5.6 〜 10.4％になることを確認する．

　システムの性能：標準溶液 10 μL につき，上記の条件で操作するとき，シチコリンのピークの理論段数及びシンメトリー係数は，それぞれ 2000 段以上，0.9 〜 1.6 である．

　システムの再現性：標準溶液 10 μL につき，上記の条件で試験を 6 回繰り返すとき，シチコリンのピーク面積の相対標準偏差は 2.0％以下である．

同条貯法の項の次に次を加える．

その他

類縁物質 A：

P''-(2-Aminoethyl)cytidine 5'-(dihydrogen diphosphate)

類縁物質 B：

Cytidine 5'-(dihydrogen phosphate)

類縁物質 C：

P″-［2-（Trimethylammonio）ethyl］uridine 5′-（monohydrogen diphosphate）

医薬品各条の部　ステアリン酸カルシウムの条純度試験の項を削る．

医薬品各条の部　ステアリン酸ポリオキシル 40 の条純度試験の項ヒ素の目を削る．

医薬品各条の部　ステアリン酸マグネシウムの条純度試験の項（2）の目を次のように改める．

ス テ ア リ ン 酸 マ グ ネ シ ウ ム

純度試験

（2）　塩化物〈*1.03*〉　確認試験で得た試料溶液 10.0 mL に硝酸 1 mL 及び水を加えて 50 mL とする．これを検液とし，試験を行う．比較液は 0.02 mol/L 塩酸 1.4 mL に硝酸 1 mL 及び水を加えて 50 mL とする（0.1％以下）．

医薬品各条の部　セファドロキシルの条を削る．

医薬品各条の部　セファドロキシルカプセルの条を削る．

医薬品各条の部　シロップ用セファドロキシルの条を削る．

医薬品各条の部　ソルビタンセスキオレイン酸エステルの条純度試験の項ヒ素の目を削る．

医薬品各条の部　タルクの条冒頭の国際調和に関する記載及び純度試験の項（2）の目を次のように改める．

タ　ル　ク

本医薬品各条は，三薬局方での調和合意に基づき規定した医薬品各条である．

なお，三薬局方で調和されていない部分のうち，調和合意において，調和の対象とされた項中非調和となっている項の該当箇所は「◆　◆」で，調和の対象とされた項以外に日本薬局方が独自に規定することとした項は「◇　◇」で囲むことにより示す．

三薬局方の調和合意に関する情報については，独立行政法人医薬品医療機器総合機構のウェブサイトに掲載している．

純度試験

◇(2)　酸可溶物　本品約 1 g を精密に量り，希塩酸 20 mL を加え，50℃で 15 分間かき混ぜながら加温し，冷後，水を加えて正確に 50 mL とし，ろ過する．必要ならば澄明になるまで遠心分離し，この液 25 mL をとり，希硫酸 1 mL を加えて蒸発乾固し，800 ± 25℃で恒量になるまで強熱するとき，その量は 2.0 ％以下である．◇

同条純度試験の項（8）の目を削る．

医薬品各条の部　乾燥炭酸ナトリウムの条純度試験の項ヒ素の目を削る．

医薬品各条の部　炭酸ナトリウム水和物の条純度試験の項ヒ素の目を削る．

医薬品各条の部　炭酸リチウムの条の次に次の一条を加える．

炭 酸 リ チ ウ ム 錠

Lithium Carbonate Tablets

　本品は定量するとき，表示量の 95.0 〜 105.0 ％に対応する炭酸リチウム（Li_2CO_3 : 73.89）を含む．

製　法　本品は「炭酸リチウム」をとり，錠剤の製法により製する．

確認試験

(1)　本品を粉末とし，炎色反応試験（1）〈*1.04*〉を行うとき，持続する赤色を呈する．

(2)　本品を粉末とし，「炭酸リチウム」0.2 g に対応する量をとり，希塩酸 3 mL を加えてよく振り混ぜ，水を加えて 20 mL とし，ろ過する．ろ液 5 mL に水酸化ナトリウム試液 2 mL 及びリン酸水素二ナトリウム試液 2 mL を加えて加温した後，冷却するとき，白色の沈殿を生じる．この沈殿は希塩酸 2 mL を追加するとき，溶ける．

(3)　本品を粉末とし，「炭酸リチウム」0.5 g に対応する量をとり，水 50 mL を加えてよく振り混ぜた後，ろ過した液は炭酸塩の定性反応〈*1.09*〉を呈する．

製剤均一性〈*6.02*〉　質量偏差試験を行うとき，適合する．

溶 出 性〈*6.10*〉　試験液に水 900 mL を用い，パドル法により，毎分 100 回転で試

験を行うとき，100 mg 錠の 15 分間及び 180 分間の溶出率はそれぞれ 45％以下及び 80％以上であり，200 mg 錠の 30 分間及び 180 分間の溶出率はそれぞれ 50％以下及び 80％以上である．

　本品 1 個をとり，試験を開始し，規定された時間にそれぞれ溶出液 20 mL を正確にとり，直ちに 37 ± 0.5℃ に加温した水 20 mL を正確に注意して補う．溶出液は孔径 0.45 μm 以下のメンブランフィルターでろ過する．初めのろ液 10 mL 以上を除き，次のろ液 V mL を正確に量り，希塩酸 5 mL を正確に加え，1 mL 中に炭酸リチウム（Li_2CO_3）約 4.4 μg を含む液となるように水を加えて正確に V' mL とし，試料溶液とする．別に定量用炭酸リチウムを 105℃ で 3 時間乾燥し，その約 22 mg を精密に量り，水に溶かし，正確に 100 mL とする．この液 0.5 mL，2 mL，3 mL，4 mL 及び 5 mL をそれぞれ正確に量り，水を加えてそれぞれ正確に 20 mL とする．これらの液 5 mL を正確に量り，希塩酸 5 mL を正確に加え，更に水を加えてそれぞれ正確に 50 mL とし，標準溶液（1），標準溶液（2），標準溶液（3），標準溶液（4）及び標準溶液（5）とする．試料溶液及び標準溶液につき，次の条件で原子吸光光度法〈*2.23*〉により試験を行い，吸光度 $A_{T(n)}$，A_{S1}，A_{S2}，A_{S3}，A_{S4} 及び A_{S5} を測定し，標準溶液の濃度と吸光度の関係から得た検量線を用いて溶出率（％）を求める．

　　　n 回目の溶出液採取時における炭酸リチウム（Li_2CO_3）の表示量に対する溶出率（％）（$n = 1, 2$）

$$= \left\{ (A_{T(n)} - 検量線の縦軸切片) + \sum_{i=1}^{n-1} (A_{T(i)} - 検量線の縦軸切片) \times \frac{1}{45} \right\} \times$$

$$\frac{1}{検量線の傾き} \times \frac{V'}{V} \times \frac{1}{C} \times 90$$

　　　C：1 錠中の炭酸リチウム（Li_2CO_3）の表示量（mg）

　使用ガス：
　　可燃性ガス　アセチレン
　　支燃性ガス　空気
　ランプ：リチウム中空陰極ランプ
　波長：670.8 nm

定 量 法　本品 20 個以上をとり，その質量を精密に量り，粉末とする．炭酸リチウム（Li_2CO_3）約 1 g に対応する量を精密に量り，水 100 mL 及び 0.5 mol/L 硫酸 50 mL を正確に加え，静かに煮沸して二酸化炭素を除き，冷後，過量の硫酸を 1 mol/L 水酸化ナトリウム液で滴定〈*2.50*〉する（指示薬：メチルレッド試液 3 滴）．ただし，滴定の終点は液の赤色が黄色に変わるときとする．同様の方法で空

試験を行う.

$$0.5 \text{ mol/L 硫酸 } 1 \text{ mL} = 36.95 \text{ mg Li}_2\text{CO}_3$$

貯　法　容器　密閉容器.

──────── 注　釈 ────────

(→ 炭酸リチウム)
🄴🄰

医薬品各条の部　デキストラン 70 の条基原の項の次に次を加える.

デ キ ス ト ラ ン　70

製造要件　本品は,抗原性を有する可能性のある不純物を除去又は最小とする製造方法で製造する.製造方法は,以下の抗原性試験を実施した場合に適合することが,検証された方法とする.

　抗原性試験　本品 6.0 g を生理食塩液に溶かして 100 mL とし,滅菌し,試料溶液とする.体重 250 〜 300 g の栄養状態の良い健康なモルモット 4 匹を用い,第 1 日目,第 3 日目及び第 5 日目に試料溶液 1.0 mL ずつを腹腔内に注射する.別に対照として,同数のモルモットに馬血清 0.10 mL を腹腔内に注射する.第 15 日目に 2 匹,第 22 日目に残りの 2 匹に,試料溶液を注射したモルモットに対しては試料溶液 0.20 mL を静脈内に注射し,同様に馬血清を注射したモルモットに対しては馬血清 0.20 mL を静脈内に注射する.注射後 30 分間及び 24 時間の呼吸困難,虚脱又は致死を観察するとき,試料溶液によって感作したモルモットは前記の症状を示さない.

　　ただし,馬血清によって感作したモルモットの 4 匹の全部が呼吸困難又は虚脱を示し,3 匹以上が死亡する.

同条強熱残分の項の次に次を加える.

エンドトキシン〈*4.01*〉　4.2 EU/g 未満.

同条抗原性試験及び発熱性物質の項を削る.

医薬品各条の部　テセロイキン（遺伝子組換え）の条確認試験の項（2）の目，分子量の項，純度試験の項（1），（2）及び（4）の目並びに酢酸の項を次のように改める．

テセロイキン（遺伝子組換え）

確認試験

（2）　本品及び確認試験用テセロイキンの適量をとり，それぞれ1 mL中にタンパク質約0.6 mgを含む液となるように水を加える．これらの液320 μLに，pH 9.0の1 mol/Lトリス緩衝液及び薄めたテセロイキン用リシルエンドペプチダーゼ（1 → 10000）を40 μLずつ加え，37℃で2時間反応した後，1 mol/L塩酸試液40 μLを加えて反応を停止し，試料溶液及び標準溶液とする．試料溶液及び標準溶液40 μLにつき，次の条件で液体クロマトグラフィー〈*2.01*〉により試験を行い，両者のクロマトグラムを比較するとき，同一の保持時間のところに同様のピークを認める．

　　試験条件
　　　検出器：紫外吸光光度計（測定波長：214 nm）
　　　カラム：内径4.6 mm，長さ15 cmのステンレス管に3 μmの液体クロマトグラフィー用オクタデシルシリル化シリカゲルを充塡する．
　　　カラム温度：30℃付近の一定温度
　　　移動相A：トリフルオロ酢酸試液
　　　移動相B：液体クロマトグラフィー用アセトニトリル／水／トリフルオロ酢酸混液（950：50：1）
　　　移動相の送液：移動相A及び移動相Bの混合比を次のように変えて濃度勾配制御する．

注入後の時間 （分）	移動相A （vol%）	移動相B （vol%）
0 〜 3	98	2
3 〜 15	98 → 55	2 → 45
15 〜 25	55 → 30	45 → 70
25 〜 35	30	70

　　　流量：毎分1.0 mL
　　システム適合性
　　　システムの性能：標準溶液40 μLにつき，上記の条件で操作するとき，保持時間3分付近に溶媒のピークを認め，保持時間4分から20分付近までにテセ

ロイキンを構成するペプチドの主要な 9 本のピークを認める．また，6 本目のピークと 7 本目のピークの分離度は 1.5 以上である．

分 子 量　本品 10 μL に，水 45 μL，還元試液 20 μL 及びテセロイキン試料用緩衝液 25 μL を加え，65℃で 10 分間加熱し，試料溶液とする．試料溶液 10 μL 及びテセロイキン用分子量マーカー 10 μL につき，テセロイキン SDS ポリアクリルアミドゲル電気泳動用緩衝液及びテセロイキン用ポリアクリルアミドゲルを用いて電気泳動を行う．泳動後，クーマシーブリリアントブルー G-250 を含む液に浸して染色する．その後，脱色してバンドを検出する．テセロイキン用分子量マーカーから得たバンドの移動距離を求め，分子量 $1.0 \times 10^{4} \sim 2.5 \times 10^{4}$ の範囲で分子量の対数に対して直線回帰し，検量線を作成する．試料溶液から得た主バンドの中心部の相対移動度を求め，検量線より本品の分子量を求めるとき $1.40 \times 10^{4} \sim 1.60 \times 10^{4}$ である．

純度試験

(1)　デスメチオニル体　本品 1 mL にタンパク質約 0.5 mg を含む液となるように水を加え，試料溶液とする．この液 1.2 mL につき，次の条件で液体クロマトグラフィー〈*2.01*〉により試験を行う．テセロイキンのピーク面積 A_2 及びテセロイキンに対する相対保持時間約 0.8 のデスメチオニル体のピーク面積 A_1 を自動積分法により測定し，次式によりデスメチオニル体の量を求めるとき，1.0％以下である．

$$\text{デスメチオニル体の量（％）} = A_1 / (A_1 + A_2) \times 100$$

試験条件

検出器：紫外吸光光度計（測定波長：280 nm）

カラム：内径 7.5 mm，長さ 7.5 cm のステンレス管に 10 μm の液体クロマトグラフィー用ジエチルアミノエチル基を結合した合成高分子を充塡し，そのカラム 2 本を直列に接続する．

カラム温度：25℃付近の一定温度

移動相 A：ジエタノールアミン 0.66 g を水 400 mL に混和し，1 mol/L 塩酸試液を加えて pH 9.0 に調整した後，水を加えて 500 mL とする．

移動相 B：pH 7 ～ 9 用両性担体液 2 mL 及び pH 8 ～ 10.5 用両性担体液 5 mL に水 1500 mL を加え，1 mol/L 塩酸試液を加えて pH 7.0 に調整した後，水を加えて 2000 mL とする．

移動相の切換え及び試料注入方法：移動相 A を送液しながら試料溶液を注入する．試料溶液は 100 μL ずつ 12 回繰り返し注入する．全量注入後，60 分間移動相 A を送液した後，移動相 B を送液する．試料溶液を測定した後，カラムの後処理及び洗浄のために，1 mol/L 塩化ナトリウム試液を 10 分間

送液した後，移動相 A を送液しながら水酸化ナトリウム試液 100 μL を注入し，55 分後に次の試料溶液の注入を開始する．保持時間は，移動相 B に切り換えた時点から測定する．

流量：毎分 0.8 mL

システム適合性

システムの性能：ウマ心臓由来で等電点が 6.76 及び 7.16 の 2 種ミオグロビンの混合物を水に溶かし，約 0.5 mg/mL の濃度とする．この液 200 μL，本品 200 μL 及び水 2.74 mL を混和する．この液 1.2 mL につき，上記の条件で操作するとき，ミオグロビン，テセロイキンの順に溶出し，その分離度は 1.5 以上である．

(2)　二量体　本品 1 容量に 0.2 ％ラウリル硫酸ナトリウム試液 1 容量を加え，試料溶液とする．この液 20 μL につき，次の条件で液体クロマトグラフィー〈*2.01*〉により試験を行う．テセロイキンのピーク面積 A_2 及びテセロイキンに対する相対保持時間 0.8 〜 0.9 の二量体のピーク面積 A_1 を自動積分法により測定し，次式により二量体の量を求めるとき，1.0 ％以下である．

$$二量体の量（\%）＝ A_1 \big/ (A_1 ＋ A_2) \times 100$$

試験条件

検出器：紫外吸光光度計（測定波長：220 nm）

カラム：内径 7.5 mm，長さ 60 cm のステンレス管に 10 μm の液体クロマトグラフィー用グリコールエーテル化シリカゲルを充塡する．

カラム温度：25℃付近の一定温度

移動相：ラウリル硫酸ナトリウム 1.0 g を pH 7.0 の 0.1 mol/L リン酸ナトリウム緩衝液に溶かし，1000 mL とする．

流量：テセロイキンの保持時間が 30 〜 40 分になるように調整する．

システム適合性

システムの性能：炭酸脱水酵素 1 mg 及び α-ラクトアルブミン 1 mg を水 20 mL に溶かした液 1 容量に，0.2 ％ラウリル硫酸ナトリウム試液 1 容量を加える．この液 20 μL につき，上記の条件で操作するとき，炭酸脱水酵素，α-ラクトアルブミンの順に溶出し，その分離度は 1.5 以上である．

システムの再現性：試料溶液の適量を正確に量り，移動相を加えて正確に 200 倍に希釈する．この液 20 μL につき，上記の条件で試験を 3 回繰り返すとき，テセロイキンのピーク面積の相対標準偏差は 7 ％以下である．

(4)　その他の異種タンパク質　本品 5 μL につき，次の条件で液体クロマトグラフィー〈*2.01*〉により試験を行い，各々のピーク面積を自動積分法により測定する．

面積百分率法によりそれらの量を求めるとき，テセロイキン及び溶媒以外のピークの合計量は 1.0％以下である．

試験条件

　検出器：紫外吸光光度計（測定波長：220 nm）

　カラム：内径 4.6 mm，長さ 15 cm のステンレス管に 5 μm の液体クロマトグラフィー用オクタデシルシリル化シリカゲルを充塡する．

　カラム温度：25℃付近の一定温度

　移動相A：トリフルオロ酢酸試液

　移動相B：トリフルオロ酢酸の液体クロマトグラフィー用アセトニトリル溶液（1→1000）

　移動相の送液：移動相A及び移動相Bの混合比を次のように変えて濃度勾配制御する．

注入後の時間 （分）	移動相A （vol％）	移動相B （vol％）
0～ 2	55	45
2～28	55→0	45→100
28～32	0	100

　流量：0.5 mL/分

　面積測定範囲：テセロイキンの保持時間の約 2 倍の範囲

システム適合性

　検出の確認：薄めた酢酸（100）（3→1000）990 μL を量り，本品 10 μL を正確に加え，システム適合性試験用原液とする．薄めた酢酸（100）（3→1000）800 μL を正確に量り，システム適合性試験用原液 200 μL を正確に加え，システム適合性試験用溶液とする．システム適合性試験用溶液 5 μL から得たテセロイキンのピーク面積が，システム適合性試験用原液のテセロイキンのピーク面積の 10～30％になることを確認する．

　システムの性能：本品 167.2 μL に水 7.6 μL を加え，更にポリソルベート 80 1 g をとり水を加えて 100 mL とした液 33.2 μL を加え，1 時間以上静置する．この液 5 μL につき，上記の条件で操作するとき，テセロイキンに対する相対保持時間約 0.96 のピークとテセロイキンの分離度は 1.5 以上である．

酢　酸　本品適量を正確に量り，水で正確に 20 倍に希釈し，試料溶液とする．別に酢酸（100）1 mL を正確に量り，水を加えて正確に 100 mL とする．この液 3 mL を正確に量り，水を加えて正確に 200 mL とし，標準溶液とする．試料溶液及び標準溶液 20 μL につき，次の条件で液体クロマトグラフィー〈*2.01*〉により試験を行

い，酢酸のピーク面積 A_T 及び A_S を測定し，次式により本品 1 mL 中の酢酸（$C_2H_4O_2$）の量を求めるとき，2.85 〜 3.15 mg である．

$$本品 1\,mL\,中の酢酸（C_2H_4O_2）の量（mg）= A_\mathrm{T}/A_\mathrm{S} \times 0.15 \times 1.049 \times 20$$

0.15：標準溶液の酢酸（100）濃度（μL/mL）
1.049：25℃における酢酸（100）の密度（mg/μL）

試験条件
　検出器：紫外吸光光度計（測定波長：210 nm）
　カラム：内径 4.6 mm，長さ 15 cm のステンレス管に，5 μm の液体クロマトグラフィー用オクタデシルシリル化シリカゲルを充塡する．
　カラム温度：40℃ 付近の一定温度
　移動相：リン酸 0.7 mL に水 900 mL を加え，8 mol/L 水酸化ナトリウム試液を加えて pH 3.0 に調整した後，水を加えて 1000 mL とする．この液 950 mL に液体クロマトグラフィー用メタノール 50 mL を加える．
　流量：酢酸の保持時間が約 4 分となるように調整する．
システム適合性
　システムの性能：標準溶液 20 μL につき，上記の条件で操作するとき，酢酸のピークの理論段数及びシンメトリー係数は，それぞれ 3000 段以上，2.0 以下である．
　システムの再現性：標準溶液 20 μL につき，上記の条件で試験を 6 回繰り返すとき，酢酸のピーク面積の相対標準偏差は 2.0 ％以下である．

———— 注　釈 ————

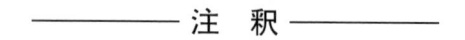

劇⑫

医薬品各条の部　トルナフタート液の条の次に次の二条を加える.

ト　ル　バ　プ　タ　ン

Tolvaptan

及び鏡像異性体

$C_{26}H_{25}ClN_2O_3$：448.94

N-{4-[(5*RS*)-7-Chloro-5-hydroxy-2,3,4,5-tetrahydro-1*H*-1-benzazepine-1-carbonyl]-3-methylphenyl}-2-methylbenzamide

[*150683-30-0*]

　本品を乾燥したものは定量するとき，トルバプタン（$C_{26}H_{25}ClN_2O_3$）98.5〜101.5％を含む.

性　状　本品は白色の結晶又は結晶性の粉末である.

　本品はメタノール又はエタノール（99.5）にやや溶けにくく，水にほとんど溶けない.

　本品のメタノール溶液（1 → 50）は旋光性を示さない.

確認試験

（1）　本品のメタノール溶液（1 → 100000）につき，紫外可視吸光度測定法〈*2.24*〉により吸収スペクトルを測定し，本品のスペクトルと本品の参照スペクトル又はトルバプタン標準品について同様に操作して得られたスペクトルを比較するとき，両者のスペクトルは同一波長のところに同様の強度の吸収を認める.

（2）　本品につき，赤外吸収スペクトル測定法〈*2.25*〉の臭化カリウム錠剤法により試験を行い，本品のスペクトルと本品の参照スペクトル又はトルバプタン標準品のスペクトルを比較するとき，両者のスペクトルは同一波数のところに同様の強度の吸収を認める.

純度試験　類縁物質　本品 40 mg を量り，メタノールに溶かして 100 mL とし，試料溶液とする.　試料溶液 5 µL につき，次の条件で液体クロマトグラフィー〈*2.01*〉

により試験を行い，試料溶液の各々のピーク面積を自動積分法により測定し，面積百分率法によりそれらの量を求めるとき，トルバプタン以外のピークの量はそれぞれ0.10％以下である．また，トルバプタン以外のピークの合計量は0.20％以下である．

　試験条件
　　検出器：紫外吸光光度計（測定波長：254 nm）
　　カラム：内径4.6 mm，長さ10 cmのステンレス管に3 μmの液体クロマトグラフィー用オクタデシルシリル化シリカゲルを充塡する．
　　カラム温度：25℃付近の一定温度
　　移動相A：水／リン酸混液（1000：1）
　　移動相B：液体クロマトグラフィー用アセトニトリル／リン酸混液（1000：1）
　　移動相の送液：移動相A及び移動相Bの混合比を次のように変えて濃度勾配制御する．

注入後の時間 （分）	移動相A （vol%）	移動相B （vol%）
0 ～ 20	60 → 20	40 → 80
20 ～ 25	20	80

　　流量：毎分1.0 mL
　　面積測定範囲：溶媒のピークの後から注入後25分まで
　システム適合性
　　検出の確認：試料溶液1 mLにメタノールを加えて100 mLとし，システム適合性試験用溶液とする．システム適合性試験用溶液1 mLを正確に量り，メタノールを加えて正確に20 mLとする．この液5 μLから得たトルバプタンのピーク面積が，システム適合性試験用溶液のトルバプタンのピーク面積の3.5 ～ 6.5％になることを確認する．
　　システムの性能：パラオキシ安息香酸イソアミル15 mgをメタノール50 mLに溶かす．この液2 mL及び試料溶液2 mLにメタノールを加えて20 mLとする．この液5 μLにつき，上記の条件で操作するとき，トルバプタン，パラオキシ安息香酸イソアミルの順に溶出し，その分離度は3以上である．
　　システムの再現性：システム適合性試験用溶液5 μLにつき，上記の条件で試験を6回繰り返すとき，トルバプタンのピーク面積の相対標準偏差は2.0％以下である．
乾燥減量〈*2.41*〉　1.0％以下（1 g，105℃，2時間）．
強熱残分〈*2.44*〉　0.1％以下（1 g）．

定　量　法　本品及びトルバプタン標準品を乾燥し，その約 50 mg ずつを精密に量り，それぞれに内標準溶液 5 mL を正確に加え，メタノールを加えて溶かし，50 mL とする．この液 5 mL ずつをとり，それぞれにメタノールを加えて 50 mL とし，試料溶液及び標準溶液とする．試料溶液及び標準溶液 10 μL につき，次の条件で液体クロマトグラフィー〈2.01〉により試験を行い，内標準物質のピーク面積に対するトルバプタンのピーク面積の比 Q_T 及び Q_S を求める．

$$トルバプタン（C_{26}H_{25}ClN_2O_3）の量（mg）= M_S \times Q_T / Q_S$$

M_S：トルバプタン標準品の秤取量（mg）

内標準溶液　パラオキシ安息香酸ヘキシルのメタノール溶液（3 → 500）
試験条件
　　検出器：紫外吸光光度計（測定波長：254 nm）
　　カラム：内径 6 mm，長さ 15 cm のステンレス管に 5 μm の液体クロマトグラフィー用オクタデシルシリル化シリカゲルを充塡する．
　　カラム温度：25℃付近の一定温度
　　移動相：液体クロマトグラフィー用アセトニトリル／水／リン酸混液（600：400：1）
　　流量：トルバプタンの保持時間が約 7 分になるように調整する．
システム適合性
　　システムの性能：標準溶液 10 μL につき，上記の条件で操作するとき，トルバプタン，内標準物質の順に溶出し，その分離度は 15 以上である．
　　システムの再現性：標準溶液 10 μL につき，上記の条件で試験を 6 回繰り返すとき，内標準物質のピーク面積に対するトルバプタンのピーク面積の比の相対標準偏差は 1.0％以下である．
貯　法　容器　密閉容器．

──────── 注　釈 ────────

劇
[本質] 2139 V₂-受容体拮抗剤
[適用] ループ利尿薬等の他の利尿薬で効果不十分な心不全における体液貯留に対して，1 日 1 回 15 mg を経口投与する．なお，ループ利尿薬等の他の利尿薬で効果不十分な肝硬変における体液貯留に対しては別途用法用量が設定されている．また，抗利尿ホルモン不適合分泌症候群（SIADH）における低ナトリウム血症の改善，腎容積が既に増大しており，かつ腎容積の増大速度が速い常染色体優性多発性のう胞腎の進行抑制の目的で別途用法用量が設定されている．

服薬指導 （1）妊婦または妊娠している可能性のある婦人には投与禁忌のため，妊娠の有無を確認する．（2）妊娠する可能性のある女性には，適切な避妊を行うよう指導する．（3）失神，意識消失，めまい等があらわれることがあるので，転倒に注意するよう指導する．また，高所作業，自動車の運転等危険を伴う機械を操作する際には注意するよう指導する．（4）重篤な肝障害があらわれることがあるので，症状が見られた場合には速やかに診察を受けるよう指導する．また，本剤服用中は，定期的に肝機能検査が必要であることを説明する．（5）舌の上にのせて唾液を浸潤させると崩壊するため，水なしで服用可能であるが，水で服用することもできることを指導する．なお，口腔内で崩壊するが，口腔粘膜からは吸収されないため，唾液または水で飲み込むように指導する．（6）寝たままの状態では，水なしで服用しないよう指導する．（7）湿気を避けて保存するよう指導する．（8）心不全および肝硬変における体液貯留患者，SIADH における低ナトリウム血症患者には，口渇，脱水などの症状があらわれた場合には，水分補給を行うよう指導する．

製剤 錠剤 劇処，顆粒剤 劇処

ト ル バ プ タ ン 錠

Tolvaptan tablets

本品は定量するとき，表示量の 95.0 〜 105.0 ％に対応するトルバプタン（$C_{26}H_{25}ClN_2O_3$：448.94）を含む．

製 法 本品は「トルバプタン」をとり，錠剤の製法により製する．

確認試験 定量法で得た試料溶液及び標準溶液 10 μL につき，次の条件で液体クロマトグラフィー〈*2.01*〉により試験を行うとき，試料溶液及び標準溶液から得た主ピークの保持時間は等しい．また，それらのピークの吸収スペクトルは同一波長のところに同様の強度の吸収を認める．

　試験条件

　　カラム，カラム温度，移動相及び流量は定量法の試験条件を準用する．

　　検出器：フォトダイオードアレイ検出器（測定波長：254 nm，スペクトル測定範囲：210 〜 350 nm）

　システム適合性

　　システムの性能は定量法のシステム適合性を準用する．

製剤均一性〈*6.02*〉次の方法により含量均一性試験を行うとき，適合する．

　本品 1 個をとり，内標準溶液 *V*/6 mL を正確に加え，1 mL 中にトルバプタン（$C_{26}H_{25}ClN_2O_3$）約 0.5 mg を含む液となるようにメタノールを加えて *V* mL とし，

振り混ぜながら超音波処理し，崩壊させた後，10 分間よく振り混ぜる．この液 2 mL をとり，メタノールを加えて 10 mL とし，孔径 0.5 μm 以下のメンブランフィルターでろ過する．初めのろ液 1 mL を除き，次のろ液を試料溶液とする．別にトルバプタン標準品を 105℃で 2 時間乾燥し，約 30 mg を精密に量り，内標準溶液 10 mL を正確に加え，メタノールを加えて 60 mL とする．この液 2 mL をとり，メタノールを加えて 10 mL とし，標準溶液とする．以下定量法を準用する．

トルバプタン（$C_{26}H_{25}ClN_2O_3$）の量（mg）
$$= M_S \times Q_T / Q_S \times V / 60$$

M_S：トルバプタン標準品の秤取量（mg）

内標準溶液　パラオキシ安息香酸ヘキシルのメタノール溶液（9 → 5000）

溶 出 性〈*6.10*〉　試験液にラウリル硫酸ナトリウム溶液（11 → 5000）900 mL を用い，パドル法により，毎分 50 回転で試験を行うとき，本品の 30 分間の Q 値は 80 ％である．

本品 1 個をとり，試験を開始し，規定された時間に溶出液 20 mL 以上をとり，孔径 0.5 μm 以下のメンブランフィルターでろ過する．初めのろ液 10 mL 以上を除き，次のろ液 V mL を正確に量り，1 mL 中にトルバプタン（$C_{26}H_{25}ClN_2O_3$）約 8.3 μg を含む溶液となるように試験液を加えて正確に V' mL とし，試料溶液とする．別にトルバプタン標準品を 105℃で 2 時間乾燥し，その約 30 mg を精密に量り，メタノールに溶かし，正確に 100 mL とする．この液 2.5 mL を正確に量り，試験液を加えて正確に 100 mL とし，標準溶液とする．試料溶液及び標準溶液につき，試験液を対照とし，紫外可視吸光度測定法〈*2.24*〉により試験を行い，波長 268 nm における吸光度 A_T 及び A_S を測定する．

トルバプタン（$C_{26}H_{25}ClN_2O_3$）の表示量に対する溶出率（％）
$$= M_S \times A_T / A_S \times V' / V \times 1 / C \times 45 / 2$$

M_S：トルバプタン標準品の秤取量（mg）
C：1 錠中のトルバプタン（$C_{26}H_{25}ClN_2O_3$）の表示量（mg）

定 量 法　本品 20 個以上をとり，その質量を精密に量り，粉末とする．トルバプタン（$C_{26}H_{25}ClN_2O_3$）約 15 mg に対応する量を精密に量り，内標準溶液 9 mL を正確に加え，メタノールを加えて 30 mL とし，超音波処理により分散させた後，10 分間よく振り混ぜる．この液 2 mL をとり，メタノールを加えて 10 mL とし，孔径 0.5 μm 以下のメンブランフィルターでろ過する．初めのろ液 1 mL を除き，次のろ

液を試料溶液とする．別にトルバプタン標準品を105℃で2時間乾燥し，その約50 mgを精密に量り，メタノールに溶かし，正確に50 mLとする．この液15 mLを正確に量り，内標準溶液9 mLを正確に加え，メタノールを加えて30 mLとする．この液2 mLをとり，メタノールを加えて10 mLとし，標準溶液とする．試料溶液及び標準溶液10 μLにつき，次の条件で液体クロマトグラフィー〈*2.01*〉により試験を行い，内標準物質のピーク面積に対するトルバプタンのピーク面積の比Q_T及びQ_Sを求める．

トルバプタン（$C_{26}H_{25}ClN_2O_3$）の量（mg）
$$= M_S \times Q_T / Q_S \times 3 / 10$$

M_S：トルバプタン標準品の秤取量（mg）

内標準溶液　パラオキシ安息香酸ヘキシルのメタノール溶液（1 → 1000）

試験条件

「トルバプタン」の定量法の試験条件を準用する．

システム適合性

システムの性能：標準溶液10 μLにつき，上記の条件で操作するとき，トルバプタン，内標準物質の順に溶出し，その分離度は15以上である．

システムの再現性：標準溶液10 μLにつき，上記の条件で試験を6回繰り返すとき，内標準物質のピーク面積に対するトルバプタンのピーク面積の比の相対標準偏差は1.0 %以下である．

貯　法　容器　気密容器．

———— 注　釈 ————

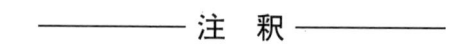

（→ トルバプタン）

劇 処

医薬品各条の部　トルブタミドの条を削る．

医薬品各条の部　トルブタミド錠の条を削る．

医薬品各条の部　白糖の条純度試験の項ヒ素の目を削り，以降を繰り上げる．

　　医薬品各条の部　　パラフィンの条純度試験の項ヒ素の目を削り，以降を繰り上げる．

　　医薬品各条の部　　流動パラフィンの条純度試験の項ヒ素の目を削り，以降を繰り上げる．

　　医薬品各条の部　　軽質流動パラフィンの条純度試験の項ヒ素の目を削り，以降を繰り上げる．

　　医薬品各条の部　　低置換度ヒドロキシプロピルセルロースの条定量法の項を次のように改める．

低置換度ヒドロキシプロピルセルロース

定 量 法
（ⅰ）　装置
　　分解瓶：5 mL の耐圧セラムバイアルで，セプタムは表面がフッ素樹脂で加工されたブチルゴム製で，アルミニウム製のキャップを用いてセラムバイアルに固定して密栓できるもの．又は同様の気密性を有するもの．
　　加熱器：角型金属アルミニウム製ブロックに穴をあけたもので分解瓶に適合するもの．加熱器はマグネチックスターラーを用いて分解瓶の内容物をかき混ぜる構造を有するか，又は振とう器に取り付けられて，毎分約 100 回の往復振とうができるもの．
（ⅱ）　操作法　本品約 65 mg を精密に量り，分解瓶に入れ，アジピン酸 0.06 ～ 0.10 g，内標準溶液 2.0 mL 及びヨウ化水素酸 2.0 mL を加え，直ちに密栓し，その質量を精密に量る．分解瓶の内容物の温度が 130 ± 2℃になるようにブロックを加熱しながら，加温器に付属したマグネチックスターラー又は振とう器を用いて 60 分間かき混ぜる．マグネチックスターラー又は振とう器が使えない場合には，加熱時間の初めの 30 分間，5 分ごとに手で振り混ぜる．冷後，その質量を精密に量り，減量が 26 mg 未満及び内容物の漏れがないとき，混合物の上層を試料溶液とする．別にアジピン酸 0.06 ～ 0.10 g，内標準溶液 2.0 mL 及びヨウ化水素酸 2.0 mL を分解瓶にとり，直ちに密栓し，その質量を精密に量り，マイクロシリンジを用いセプタムを通して定量用ヨウ化イソプロピル 15 ～ 22 µL を加え，その質量を精密に量る．分解瓶をよく振り混ぜた後，内容物の上層を標準溶液とする．試料溶液及び標

準溶液 1 ～ 2 μL につき，次の条件でガスクロマトグラフィー〈2.02〉により試験
を行い，内標準物質のピーク面積に対するヨウ化イソプロピルのピーク面積の比
Q_T 及び Q_S を求める．

ヒドロキシプロポキシ基（$C_3H_7O_2$）の量（％）

= $M_S/M \times Q_T/Q_S \times 44.17$

M_S：定量用ヨウ化イソプロピルの秤取量（mg）

M：乾燥物に換算した本品の秤取量（mg）

44.17：ヒドロキシプロポキシ基の式量／ヨウ化イソプロピルの分子量 × 100

内標準溶液　n-オクタンの o-キシレン溶液（3 → 100）

試験条件

　検出器：熱伝導度型検出器又は水素炎イオン化検出器．

　カラム：内径 0.53 mm，長さ 30 m のフューズドシリカ管の内面にガスクロマ
　　トグラフィー用ジメチルポリシロキサンを厚さ 3 μm で被覆する．なお，必
　　要ならば，ガードカラムを使用する．

　カラム温度：50℃を 3 分間保持した後，毎分 10℃で 100℃まで昇温し，次に
　　毎分 35℃で 250℃まで昇温し，250℃を 8 分間保持する．

　注入口温度：250℃

　検出器温度：280℃

　キャリヤーガス：ヘリウム

　流量：毎分 4.3 mL（内標準物質の保持時間約 10 分）．

　スプリット比：1：40

システム適合性

　システムの性能：標準溶液 1 ～ 2 μL につき，上記の条件で操作するとき，ヨ
　　ウ化イソプロピル，内標準物質の順に流出し，その分離度は 5 以上である．

　システムの再現性：標準溶液 1 ～ 2 μL につき，上記の条件で試験を 6 回繰り
　　返すとき，内標準物質のピーク面積に対するヨウ化イソプロピルのピーク面
　　積の比の相対標準偏差は 2.0 ％以下である．

医薬品各条の部　ヒプロメロースの条定量法の項を次のように改める.

ヒ プ ロ メ ロ ー ス

定 量 法

（ⅰ）　装置

分解瓶：5 mL の耐圧セラムバイアルで，セプタムは表面がフッ素樹脂で加工された ブチルゴム製で，アルミニウム製のキャップを用いてセラムバイアルに固定して密栓できるもの. 又は同等の気密性を有するもの.

加熱器：角型金属アルミニウム製ブロックに穴をあけたもので，分解瓶に適合するもの. 加熱器はマグネチックスターラーを用いて分解瓶の内容物をかき混ぜる構造を有するか，又は振とう器に取り付けられて，毎分約 100 回の往復振とうができるもの.

（ⅱ）　操作法　本品約 65 mg を精密に量り，分解瓶に入れ，アジピン酸 60 〜 100 mg，内標準溶液 2.0 mL 及びヨウ化水素酸 2.0 mL を加え，直ちに密栓し，その質量を精密に量る. 分解瓶の内容物の温度が 130 ± 2℃になるようにブロックを加熱しながら，加熱器に付属したマグネチックスターラー又は振とう器を用いて 60 分間かき混ぜる. マグネチックスターラー又は振とう器が使えない場合には，加熱時間の初めの 30 分間，5 分ごとに手で振り混ぜる. 冷後，その質量を精密に量り，減量が 26 mg 未満及び内容物の漏れがないとき，混合物の上層を試料溶液とする. 別にアジピン酸 60 〜 100 mg，内標準溶液 2.0 mL 及びヨウ化水素酸 2.0 mL を分解瓶にとり，直ちに密栓し，その質量を精密に量り，マイクロシリンジを用いセプタムを通して定量用ヨードメタン 45 μL 及び定量用ヨウ化イソプロピル 15 〜 22 μL を加え，再びそれぞれの質量を精密に量る. 分解瓶をよく振り混ぜた後，内容物の上層を標準溶液とする. 試料溶液及び標準溶液 1 〜 2 μL につき，次の条件でガスクロマトグラフィー〈*2.02*〉により試験を行い，内標準物質のピーク面積に対するヨードメタン及びヨウ化イソプロピルのピーク面積の比 Q_{Ta}, Q_{Tb} 及び Q_{Sa}, Q_{Sb} を求める.

$$\text{メトキシ基（CH}_3\text{O）の量（\%）} = M_{Sa}/M \times Q_{Ta}/Q_{Sa} \times 21.86$$
$$\text{ヒドロキシプロポキシ基（C}_3\text{H}_7\text{O}_2\text{）の量（\%）} = M_{Sb}/M \times Q_{Tb}/Q_{Sb} \times 44.17$$

M_{Sa}：定量用ヨードメタンの秤取量（mg）

M_{Sb}：定量用ヨウ化イソプロピルの秤取量（mg）

M：乾燥物に換算した本品の秤取量（mg）

21.86：メトキシ基の式量／ヨードメタンの分子量 × 100

44.17：ヒドロキシプロポキシ基の式量／ヨウ化イソプロピルの分子量 × 100

内標準溶液　*n*-オクタンの *o*-キシレン溶液（3 → 100）

試験条件

検出器：熱伝導度型検出器又は水素炎イオン化検出器

カラム：内径 0.53 mm，長さ 30 m のフューズドシリカ管の内面にガスクロマトグラフィー用ジメチルポリシロキサンを厚さ 3 μm で被覆する．なお，必要ならば，ガードカラムを使用する．

カラム温度：50℃を 3 分間保持した後，毎分 10℃で 100℃まで昇温し，次に毎分 35℃で 250℃まで昇温する．その後，250℃を 8 分間保持する．

注入口温度：250℃

検出器温度：280℃

キャリヤーガス：ヘリウム

流量：毎分 4.3 mL（内標準物質の保持時間約 10 分）

スプリット比：1：40

システム適合性

システムの性能：標準溶液 1 ～ 2 μL につき，上記の条件で操作するとき，ヨードメタン，ヨウ化イソプロピル，内標準物質の順に流出し，その分離度は 5 以上である．

システムの再現性：標準溶液 1 ～ 2 μL につき，上記の条件で試験を 6 回繰り返すとき，内標準物質のピーク面積に対するヨードメタン，ヨウ化イソプロピルのピーク面積の比の相対標準偏差はそれぞれ 2.0％以下である．

医薬品各条の部　ピロ亜硫酸ナトリウムの条純度試験の項ヒ素の目を削る．

医薬品各条の部　フェノールスルホンフタレイン注射液の条の次に次の二条を加える.

フェブキソスタット

Febuxostat

C$_{16}$H$_{16}$N$_2$O$_3$S：316.37

2-[3-Cyano-4-(2-methylpropoxy)phenyl]-4-methyl-1,3-thiazole-5-carboxylic acid

[*144060-53-7*]

本品は定量するとき，フェブキソスタット（C$_{16}$H$_{16}$N$_2$O$_3$S）98.0～102.0％を含む.

性　状　本品は白色の結晶又は結晶性の粉末である.

本品はエタノール（99.5）にやや溶けにくく，アセトニトリルに溶けにくく，水にほとんど溶けない.

融点：約209℃（分解，ただし乾燥後）.

本品は結晶多形が認められる.

確認試験

（1）　本品のエタノール（99.5）溶液（1→100000）につき，紫外可視吸光度測定法〈*2.24*〉により吸収スペクトルを測定し，本品のスペクトルと本品の参照スペクトル又はフェブキソスタット標準品について同様に操作して得られたスペクトルを比較するとき，両者のスペクトルは同一波長のところに同様の強度の吸収を認める.

（2）　本品につき，赤外吸収スペクトル測定法〈*2.25*〉の臭化カリウム錠剤法により試験を行い，本品のスペクトルと本品の参照スペクトル又はフェブキソスタット標準品のスペクトルを比較するとき，両者のスペクトルは同一波数のところに同様の強度の吸収を認める.　もし，これらのスペクトルに差を認めるときは，別に規定する方法により再結晶し，結晶をろ取し，乾燥したものにつき，同様の試験を行

う.

純度試験　類縁物質

（ⅰ）　本品約 50 mg を精密に量り，アセトニトリルに溶かし，正確に 50 mL とし，試料溶液とする．別にフェブキソスタット標準品約 50 mg を精密に量り，アセトニトリルに溶かし，正確に 50 mL とする．この液 10 mL を正確に量り，アセトニトリルを加えて正確に 100 mL とした液をフェブキソスタット原液とする．フェブキソスタット原液 10 mL を正確に量り，アセトニトリルを加えて正確に 200 mL とし，標準溶液とする．試料溶液及び標準溶液 40 μL ずつを正確にとり，次の条件で液体クロマトグラフィー〈*2.01*〉により，試験を行う．試料溶液の類縁物質のピーク面積 A_T 及び標準溶液のフェブキソスタットのピーク面積 A_S を自動積分法により測定し，次式により，類縁物質の量を求める．ただし，フェブキソスタットに対する相対保持時間約 1.2 の類縁物質 A のピーク面積は自動積分法で求めた面積に感度係数 1.8 を乗じた値とする．

$$類縁物質の量（\%）= M_S / M_T \times A_T / A_S \times 1 / 2$$

M_S：フェブキソスタット標準品の秤取量（mg）
M_T：本品の秤取量（mg）

試験条件
　検出器：紫外吸光光度計（測定波長：217 nm）
　カラム：内径 4.6 mm，長さ 25 cm のステンレス管に 5 μm の液体クロマトグラフィー用オクタデシルシリル化シリカゲルを充塡する．
　カラム温度：40℃付近の一定温度
　移動相A：薄めた酢酸（100）（1 → 5000）
　移動相B：酢酸（100）の液体クロマトグラフィー用アセトニトリル溶液（1 → 5000）
　移動相の送液：移動相 A 及び移動相 B の混合比を次のように変えて濃度勾配制御する．

注入後の時間 （分）	移動相 A （vol%）	移動相 B （vol%）
0 〜 40	60 → 0	40 → 100

　流量：毎分 0.7 mL
　面積測定範囲：試料溶液注入後 40 分間
システム適合性

検出の確認：標準溶液 1 mL を正確に量り，アセトニトリルを加えて正確に 10 mL とする．この液 40 µL から得たフェブキソスタットのピーク面積が，標準溶液のフェブキソスタットのピーク面積の 7 〜 13 ％になることを確認する．

システムの性能：システム適合性試験用フェブキソスタット類縁物質 A 標準品 1 mg をアセトニトリルに溶かし 100 mL とした液 2 mL 及びフェブキソスタット原液 1 mL を正確に量り，アセトニトリルを加えて正確に 20 mL とする．この液 40 µL につき，上記の条件で操作するとき，フェブキソスタット，類縁物質 A の順に溶出し，その分離度は 5 以上である．

システムの再現性：標準溶液 40 µL につき，上記の条件で試験を 6 回繰り返すとき，フェブキソスタットのピーク面積の相対標準偏差は 2.0 ％以下である．

（ⅱ）　本品約 50 mg を精密に量り，アセトニトリルに溶かし，正確に 50 mL とする．この液 10 mL を正確に量り，40 mmol/L 酢酸アンモニウム試液を加えて正確に 100 mL とし，試料溶液とする．別にフェブキソスタット標準品約 50 mg を精密に量り，アセトニトリルを加えて正確に 50 mL とする．この液 10 mL を正確に量り，アセトニトリルを加えて正確に 100 mL とし，フェブキソスタット原液とする．この液 10 mL を正確に量り，アセトニトリルを加えて正確に 200 mL とする．更にこの液 10 mL を正確に量り，40 mmol/L 酢酸アンモニウム試液を加えて正確に 100 mL とし，標準溶液とする．試料溶液及び標準溶液 20 µL ずつを正確にとり，次の条件で液体クロマトグラフィー〈*2.01*〉により，試験を行う．試料溶液のフェブキソスタットに対する相対保持時間約 1.1 の類縁物質 B のピーク面積 A_T 及び標準溶液のフェブキソスタットのピーク面積 A_S を自動積分法により測定し，次式により類縁物質 B の量を求める．

$$類縁物質 B の量（％）= M_S / M_T × A_T / A_S × 1 / 2$$

M_S：フェブキソスタット標準品の秤取量（mg）
M_T：本品の秤取量（mg）

試験条件
検出器：紫外吸光光度計（測定波長：317 nm）
カラム：内径 4.6 mm，長さ 15 cm のステンレス管に 3 µm の液体クロマトグラフィー用トリアコンチルシリル化シリカゲルを充塡する．
カラム温度：15℃付近の一定温度
移動相：薄めたトリフルオロ酢酸（1 → 2000）/ トリフルオロ酢酸の液体クロマトグラフィー用アセトニトリル溶液（1 → 2000）混液（11：9）

　　流量：フェブキソスタットの保持時間が約47分になるように調整する．

　システム適合性

　　検出の確認：システム適合性試験用フェブキソスタット類縁物質B標準品
　　　1 mgを正確に量り，アセトニトリルに溶かし，100 mLとし，類縁物質B
　　　溶液とする．フェブキソスタット原液2 mLを正確に量り，アセトニトリル
　　　を加えて正確に20 mLとし，フェブキソスタット10倍希釈溶液とする．フ
　　　ェブキソスタット10倍希釈溶液1 mL及び類縁物質B溶液1 mLを正確に
　　　量り，アセトニトリルを加えて正確に20 mLとする．この液2 mLを正確に
　　　量り，40 mmol/L酢酸アンモニウム試液を加えて正確に20 mLとする．こ
　　　の液20 μLから得たフェブキソスタット及び類縁物質Bのピーク面積が，
　　　システムの性能におけるシステム適合性試験用溶液のそれぞれのピーク面積
　　　の7〜13％になることを確認する．

　　システムの性能：フェブキソスタット10倍希釈溶液2.5 mL及び類縁物質B
　　　溶液2.5 mLを正確に量り，40 mmol/L酢酸アンモニウム試液を加えて正確
　　　に50 mLとし，システム適合性試験用溶液とする．この液20 μLにつき，
　　　上記の条件で操作するとき，フェブキソスタット，類縁物質Bの順に溶出
　　　し，その分離度は3以上である．

　　システムの再現性：標準溶液20 μLにつき，上記の条件で試験を6回繰り返
　　　すとき，フェブキソスタットのピーク面積の相対標準偏差は2.0％以下であ
　　　る．

（ⅲ）（ⅰ）及び（ⅱ）で求めた類縁物質の個々の量は0.10％以下であり，類縁物
質の合計量は0.5％以下である．

乾燥減量〈*2.41*〉　0.5％以下（1 g，105℃，4時間）．

強熱残分〈*2.44*〉　0.1％以下（1 g）．

定 量 法　本品約50 mgを精密に量り，アセトニトリルに溶かし，正確に50 mLと
する．この液10 mLを正確に量り，アセトニトリルを加え，正確に100 mLとす
る．この液25 mL及び内標準溶液10 mLを正確に量り，アセトニトリルを加えて
100 mLとし，試料溶液とする．別にフェブキソスタット標準品約50 mgを精密に
量り，アセトニトリルに溶かし，正確に50 mLとする．以下試料溶液と同様に操
作し，標準溶液とする．試料溶液及び標準溶液20 μLにつき，次の条件で液体クロ
マトグラフィー〈*2.01*〉により試験を行い，内標準物質のピーク面積に対するフェ
ブキソスタットのピーク面積の比Q_T及びQ_Sを求める．

　　　フェブキソスタット（$C_{16}H_{16}N_2O_3S$）の量（mg）
　　　　＝ $M_S \times Q_T / Q_S$

　　M_S：フェブキソスタット標準品の秤取量（mg）

内標準溶液：ジフェニルのアセトニトリル溶液（1→2500）

試験条件

検出器：紫外吸光光度計（測定波長：217 nm）

カラム：内径4.6 mm，長さ15 cmのステンレス管に5 μmの液体クロマトグラフィー用オクタデシルシリル化シリカゲルを充塡する．

カラム温度：40℃付近の一定温度

移動相：酢酸（100）の液体クロマトグラフィー用アセトニトリル溶液（1→500）／薄めた酢酸（100）（1→500）混液（3：2）

流量：フェブキソスタットの保持時間が約7分になるように調整する．

システム適合性

システムの性能：標準溶液20 μLにつき，上記の条件で操作するとき，フェブキソスタット，内標準物質の順に溶出し，その分離度は10以上である．

システムの再現性：標準溶液20 μLにつき，上記の条件で試験を6回繰り返すとき，内標準物質のピーク面積に対するフェブキソスタットのピーク面積の比の相対標準偏差は，1.0％以下である．

貯　法　容器　気密容器．

その他

類縁物質A：

2-[3-Ethoxycarbonyl-4-(2-methylpropoxy)phenyl]-4-methyl-1,3-thiazole-5-carboxylic acid

類縁物質B：

2-(4-Butoxy-3-cyanophenyl)-4-methyl-1,3-thiazole-5-carboxylic acid

──────── 注 釈 ────────

[本質] 3949非プリン型選択的キサンチンオキシダーゼ阻害剤, 高尿酸血症治療薬

[適用] 痛風, 高尿酸血症に対して, 初期量 10 mg, 維持量 40 mg を 1 日 1 回経口投与する. ただし, 1 日 1 回 60 mg を最高用量とする. なお, 小児に対しては別途用法用量が設定されている. また, がん化学療法に伴う高尿酸血症に対しては別途用法用量が設定されている.

[服薬指導] (1) 併用禁忌薬があるため, 服用中の薬剤を医師・薬剤師に申し出るよう指導する. [口腔内崩壊錠] (1) 舌の上にのせて唾液を浸潤させると崩壊するため, 水なしで服用可能であるが, 水で服用することもできることを指導する. なお, 口腔内で崩壊するが, 口腔粘膜からは吸収されないため, 唾液または水で飲み込むように指導する. (2) 寝たままの状態では, 水なしで服用しないよう指導する. (3) 湿気を避けて保存するよう指導する.

[製剤] 錠剤 処

フェブキソスタット錠

Febuxostat Tablets

　本品は定量するとき, 表示量の 95.0 ～ 105.0 ％に対応するフェブキソスタット ($C_{16}H_{16}N_2O_3S$: 316.37) を含む.

製　法　本品は「フェブキソスタット」をとり, 錠剤の製法により製する.

確認試験　定量法で得た試料溶液及び標準溶液 20 µL につき, 次の条件で液体クロマトグラフィー〈*2.01*〉により試験を行うとき, 試料溶液及び標準溶液から得た主ピークの保持時間は等しい. また, それらのピークの吸収スペクトルは同一波長のところに同様の強度の吸収を認める.

試験条件

カラム，カラム温度，移動相及び流量は，定量法の試験条件を準用する．

検出器：フォトダイオードアレイ検出器（測定波長：317 nm，スペクトル測定範囲：210 〜 350 nm）

システム適合性

システムの性能は定量法のシステム適合性を準用する．

純度試験 類縁物質 本品 5 個をとり，アセトニトリル / 水混液（3：2）$3V/4$ mL を加え，完全に崩壊するまで 30 分間激しく振り混ぜた後，1 mL 中にフェブキソスタット（$C_{16}H_{16}N_2O_3S$）約 1 mg を含む液となるようにアセトニトリル / 水混液（3：2）を加えて正確に V mL とする．この液を遠心分離し，上澄液をろ過し，ろ液を試料溶液とする．この液 1 mL を正確に量り，アセトニトリル / 水混液（3：2）を加えて正確に 100 mL とし，標準溶液とする．試料溶液及び標準溶液 40 μL ずつを正確にとり，次の条件で液体クロマトグラフィー〈*2.01*〉により試験を行う．試料溶液のシステム適合性試験用溶液の類縁物質 A に対する相対保持時間約 0.4 の類縁物質 TA 及びフェブキソスタット以外のピークは，それぞれ標準溶液のフェブキソスタットのピーク面積の 1/5 より大きくない．また，試料溶液のフェブキソスタット以外のピークの合計面積は，標準溶液のフェブキソスタットのピーク面積の 1/2 より大きくない．

試験条件

検出器：紫外吸光光度計（測定波長：217 nm）

カラム：内径 4.6 mm，長さ 25 cm のステンレス管に 5 μm の液体クロマトグラフィー用オクタデシルシリル化シリカゲルを充填する．

カラム温度：40℃付近の一定温度

移動相 A：薄めた酢酸（100）（1 → 5000）

移動相 B：酢酸（100）の液体クロマトグラフィー用アセトニトリル溶液（1 → 5000）

移動相の送液：移動相 A 及び移動相 B の混合比を次のように変えて濃度勾配制御する．

注入後の時間 （分）	移動相 A （vol%）	移動相 B （vol%）
0 〜 40	60 → 0	40 → 100
40 〜 60	0	100

流量：毎分 0.7 mL

面積測定範囲：試料溶液注入後 60 分間

システム適合性

　　　検出の確認：標準溶液 2 mL を正確に量り，アセトニトリル／水混液（3：2）を加えて正確に 10 mL とする．この液 40 μL から得たフェブキソスタットのピーク面積が，標準溶液のフェブキソスタットのピーク面積の 14 〜 26 ％になることを確認する．

　　　システムの性能：フェブキソスタット標準品 10 mg をとり，アセトニトリル／水混液（3：2）に溶かし 100 mL とし，フェブキソスタット溶液とする．別にシステム適合性試験用フェブキソスタット類縁物質 A 標準品 1 mg をアセトニトリル／水混液（3：2）に溶かし 100 mL とする．この液 2 mL 及びフェブキソスタット溶液 1 mL を正確に量り，アセトニトリル／水混液（3：2）を加えて正確に 20 mL とし，この液をシステム適合性試験用溶液とする．この液 40 μL につき上記の条件で操作するとき，フェブキソスタット，類縁物質 A の順に溶出し，その分離度は 5 以上である．

　　　システムの再現性：標準溶液 40 μL につき，上記の条件で試験を 6 回繰り返すとき，フェブキソスタットのピーク面積の相対標準偏差は 2.0 ％以下である．

製剤均一性〈6.02〉　次の方法により含量均一性試験を行うとき，適合する．

　　本品 1 個をとり，アセトニトリル／水混液（3：2）$3V/4$ mL を加えて錠剤が完全に崩壊するまで 30 分間激しく振り混ぜた後，アセトニトリル／水混液（3：2）を加えて正確に V mL とする．この液を遠心分離し，フェブキソスタット（$C_{16}H_{16}N_2O_3S$）約 4 mg に対応する容量の上澄液を正確に量り，アセトニトリル／水混液（3：2）を加えて正確に 50 mL とする．更にこの液 2.5 mL を正確に量り，アセトニトリル／水混液（3：2）を加えて正確に 20 mL とした液をろ過し，ろ液を試料溶液とする．以下定量法を準用する．

$$\text{フェブキソスタット（}C_{16}H_{16}N_2O_3S\text{）の量（mg）}$$
$$= M_S \times A_T / A_S \times C / 10$$

　　　M_S：フェブキソスタット標準品の秤取量（mg）
　　　C：1 錠中のフェブキソスタット（$C_{16}H_{16}N_2O_3S$）の表示量（mg）

溶 出 性〈6.10〉　試験液に 10 mg 錠及び 20 mg 錠には pH 5.5 のリン酸水素二ナトリウム・クエン酸緩衝液を，40 mg 錠には pH 6.0 の 0.05 mol/L リン酸水素二ナトリウム・クエン酸緩衝液をそれぞれ 900 mL 用い，パドル法により，毎分 50 回転で試験を行うとき，10 mg 錠及び 40 mg 錠の 30 分間の溶出率は 80 ％以上であり，20 mg 錠の 60 分間の溶出率は 75 ％以上である．

　　本品 1 個をとり，試験を開始し，規定された時間に溶出液 20 mL 以上をとり，孔径 0.45 μm 以下のメンブランフィルターでろ過する．初めのろ液 10 mL 以上を

除き，次のろ液 V mL を正確に量り，表示量に従い 1 mL 中にフェブキソスタット（$C_{16}H_{16}N_2O_3S$）約 11 µg を含む液となるように，崩壊試験第 2 液を加えて正確に V' mL とし，試料溶液とする．別にフェブキソスタット標準品約 11 mg を精密に量り，崩壊試験第 2 液に溶かし，正確に 50 mL とする．この液 5 mL を正確に量り，崩壊試験第 2 液を加えて正確に 100 mL とし，標準溶液とする．試料溶液及び標準溶液につき，紫外可視吸光度測定法〈2.24〉により試験を行い，波長 317 nm における吸光度 A_T 及び A_S を測定する．

フェブキソスタット（$C_{16}H_{16}N_2O_3S$）の表示量に対する溶出率（％）
$$= M_S \times A_T / A_S \times V' / V \times 1 / C \times 90$$

M_S：フェブキソスタット標準品の秤取量（mg）
C：1 錠中のフェブキソスタット（$C_{16}H_{16}N_2O_3S$）の表示量（mg）

定 量 法　本品 10 個をとり，アセトニトリル／水混液（3：2）$3V/4$ mL を加え，完全に崩壊するまで 30 分間激しく振り混ぜた後，アセトニトリル／水混液（3：2）を加えて正確に V mL とする．この液を遠心分離し，フェブキソスタット（$C_{16}H_{16}N_2O_3S$）約 4 mg に対応する容量の上澄液を正確に量り，アセトニトリル／水混液（3：2）を加えて正確に 50 mL とする．更にこの液 2.5 mL を正確に量り，アセトニトリル／水混液（3：2）を加えて正確に 20 mL とした液をろ過し，ろ液を試料溶液とする．別にフェブキソスタット標準品約 10 mg を精密に量り，アセトニトリル／水混液（3：2）に溶かし，正確に 200 mL とする．この液 5 mL を正確に量り，アセトニトリル／水混液（3：2）を加えて正確に 25 mL とし，標準溶液とする．試料溶液及び標準溶液 20 µL につき，次の条件で液体クロマトグラフィー〈2.01〉により試験を行い，それぞれの液のフェブキソスタットのピーク面積 A_T 及び A_S を測定する．

本品 1 個中のフェブキソスタット（$C_{16}H_{16}N_2O_3S$）の量（mg）
$$= M_S \times A_T / A_S \times C / 10$$

M_S：フェブキソスタット標準品の秤取量（mg）
C：1 錠中のフェブキソスタット（$C_{16}H_{16}N_2O_3S$）の表示量（mg）

試験条件
　検出器：紫外吸光光度計（測定波長：317 nm）
　カラム：内径 4.6 mm，長さ 15 cm のステンレス管に 5 µm の液体クロマトグラフィー用オクタデシルシリル化シリカゲルを充塡する．

カラム温度：40℃付近の一定温度

移動相：酢酸（100）の液体クロマトグラフィー用アセトニトリル溶液
（1→500）／薄めた酢酸（100）（1→500）混液（3：2）

流量：フェブキソスタットの保持時間が約6分になるように調整する．

システム適合性

システムの性能：標準溶液 20 μL につき，上記の条件で操作するとき，フェブ
キソスタットのピークの理論段数及びシンメトリー係数は，それぞれ1500
段以上，0.9～1.4 である．

システムの再現性：標準溶液 20 μL につき，上記の条件で試験を6回繰り返
すとき，フェブキソスタットのピーク面積の相対標準偏差は 1.0％以下であ
る．

貯　法 容器　気密容器．

その他

類縁物質 TA：
2-[3-Carbamoyl-4-(2-methylpropoxy)phenyl]-4-methyl-1,3-thiazole-5-carboxylic
acid

──────── 注　釈 ────────

（→ フェブキソスタット）

医薬品各条の部 ブドウ糖の条純度試験の項ヒ素の目を削り，以降を繰り上げる．

医薬品各条の部 プロピレングリコールの条純度試験の項ヒ素の目を削り，以降を
繰り上げる．

医薬品各条の部　ベクロメタゾンプロピオン酸エステルの条性状の項及び純度試験の項（2）の目を次のように改める．

ベクロメタゾンプロピオン酸エステル

性　状　本品は白色～微黄色の粉末である．

本品は，メタノール又は酢酸エチルにやや溶けやすく，エタノール（99.5）にやや溶けにくく，水にほとんど溶けない．

融点：約208℃（分解）．

本品は結晶多形が認められる．

純度試験

（2）　類縁物質　本品20 mgを酢酸エチル5 mLに溶かし，試料溶液とする．この液1 mLを正確に量り，酢酸エチルを加えて正確に50 mLとし，標準溶液とする．これらの液につき，薄層クロマトグラフィー〈*2.03*〉により試験を行う．試料溶液及び標準溶液5 μLずつを薄層クロマトグラフィー用シリカゲルを用いて調製した薄層板にスポットする．次に酢酸エチル／ペンタン（3：2）を展開溶媒として約15 cm展開した後，薄層板を風乾する．これにアルカリ性ブルーテトラゾリウム試液を均等に噴霧するとき，試料溶液から得た主スポット以外のスポットは，標準溶液から得たスポットより濃くない．

医薬品各条の部　ポリスチレンスルホン酸ナトリウムの条基原の項，性状の項及び定量法の項を次のように改める．

ポリスチレンスルホン酸ナトリウム

本品はスチレンとジビニルベンゼンとの共重合体にスルホン酸基を結合させ，ナトリウム型とした陽イオン交換樹脂である．

本品は定量するとき，換算した脱水物に対し，ナトリウム（Na：22.99）9.4～11.5％を含む．

本品の換算した脱水物1 gは0.110～0.135 gのカリウム（K：39.10）と交換する．

性　状　本品は黄褐色の粉末で，におい及び味はない．

本品は水，メタノール，エタノール（99.5）又はアセトンにほとんど溶けない．

本品は希塩酸又は水酸化ナトリウム試液にほとんど溶けない．

定 量 法

（1）　ナトリウム　本品の換算した脱水物約 0.75 g を精密に量り，3 mol/L 塩酸試液 50 mL を正確に加えて，60 分間振り混ぜた後，孔径 0.45 μm 以下のメンブランフィルターでろ過する．初めのろ液 10 mL を除き，次のろ液 2 mL を正確に量り，水を加えて正確に 300 mL とする．この液 10 mL を正確に量り，0.02 mol/L 塩酸試液を加えて正確に 50 mL とし，試料溶液とする．別に塩化ナトリウム（標準試薬）を 130℃ で 2 時間乾燥し，その 2.542 g を正確に量り，0.02 mol/L 塩酸試液に溶かし，正確に 1000 mL とし，標準原液とする．この液の適量を正確に量り，0.02 mol/L 塩酸試液を加えて 1 mL 中にナトリウム（Na：22.99）1 ～ 3 μg を含むように正確に薄め，標準溶液とする．試料溶液及び標準溶液につき，次の条件で原子吸光光度法〈2.23〉により試験を行い，標準溶液から得た検量線を用いて，試料溶液中のナトリウム含量を求める．

使用ガス：

　可燃性ガス　アセチレン

　支燃性ガス　空気

ランプ：ナトリウム中空陰極ランプ

波長：589.0 nm

（2）　カリウム交換容量　本品の換算した脱水物約 1.5 g を精密に量り，カリウム標準原液 100 mL を正確に加え，15 分間振り混ぜた後，孔径 0.45 μm 以下のメンブランフィルターでろ過する．初めのろ液 10 mL を除き，次のろ液 10 mL を正確に量り，0.02 mol/L 塩酸試液を加えて正確に 100 mL とする．この液 2 mL を正確に量り，0.02 mol/L 塩酸試液を加えて正確に 200 mL とし，試料溶液とする．別にカリウム標準原液適量を正確に量り，0.02 mol/L 塩酸試液を加えて 1 mL 中にカリウム（K：39.10）1 ～ 5 μg を含むように正確に薄め，標準溶液とする．試料溶液及び標準溶液につき，次の条件で原子吸光光度法〈2.23〉により試験を行い，標準溶液から得た検量線を用いて試料溶液 1000 mL 中のカリウム含量 Y（mg）を求める．次式により本品の換算した脱水物 1 g 当たりのカリウム交換量を計算するとき，0.110 ～ 0.135 g である．

　　本品の換算した脱水物 1 g 当たりのカリウム（K）交換量（mg）

　　　$= (X - 100Y) / M$

　　　X：交換前のカリウム標準原液 100 mL 中のカリウム量（mg）

　　　M：脱水物に換算した本品の秤取量（g）

使用ガス：

　可燃性ガス　アセチレン

支燃性ガス　空気
ランプ：カリウム中空陰極ランプ
波長：766.5 nm

医薬品各条の部　メグルミンの条純度試験の項ヒ素の目を削り，以降を繰り上げる．

医薬品各条の部　メチルセルロースの条定量法の項を次のように改める．

メ チ ル セ ル ロ ー ス

定 量 法

（ⅰ）　装置

　分解瓶：5 mL の耐圧セラムバイアルで，セプタムは表面がフッ素樹脂で加工されたブチルゴム製で，アルミニウム製のキャップを用いてセラムバイアルに固定して密栓できるもの．又は同等の気密性を有するもの．

　加熱器：角型金属アルミニウム製ブロックに穴をあけたもので，分解瓶に適合するもの．加熱器はマグネチックスターラーを用いて分解瓶の内容物をかき混ぜる構造を有するか，又は振とう器に取り付けられて，毎分約 100 回の往復振とうができるもの．

（ⅱ）　操作法　本品約 65 mg を精密に量り，分解瓶に入れ，アジピン酸 60 〜 100 mg，内標準溶液 2.0 mL 及びヨウ化水素酸 2.0 mL を加え，直ちに密栓し，その質量を精密に量る．分解瓶の内容物の温度が 130 ± 2℃になるようにブロックを加熱しながら，加熱器に付属したマグネチックスターラー又は振とう器を用いて 60 分間かき混ぜる．マグネチックスターラー又は振とう器が使えない場合には，加熱時間の初めの 30 分間，5 分ごとに手で振り混ぜる．冷後，その質量を精密に量り，減量が 26 mg 未満及び内容物の漏れがないとき，混合物の上層を試料溶液とする．別にアジピン酸 60 〜 100 mg，内標準溶液 2.0 mL 及びヨウ化水素酸 2.0 mL を分解瓶にとり，直ちに密栓し，その質量を精密に量り，マイクロシリンジを用いセプタムを通して定量用ヨードメタン 45 µL を加え，再びその質量を精密に量る．分解瓶を振り混ぜた後，内容物の上層を標準溶液とする．試料溶液及び標準溶液 1 〜 2 µL につき，次の条件でガスクロマトグラフィー〈2.02〉により試験を行い，内標準物質のピーク面積に対するヨードメタンのピーク面積の比 Q_T 及び Q_S を求める．

メトキシ基（CH$_3$O）の量（％）＝ $M_S/M \times Q_T/Q_S \times 21.86$

M_S：定量用ヨードメタンの秤取量（mg）
M：乾燥物に換算した本品の秤取量（mg）
21.86：メトキシ基の式量／ヨードメタンの分子量 × 100

内標準溶液　n-オクタンのo-キシレン溶液（3 → 100）
試験条件
　　検出器：熱伝導度型検出器又は水素炎イオン化検出器
　　カラム：内径 0.53 mm，長さ 30 m のフューズドシリカ管の内面にガスクロマ
　　　　トグラフィー用ジメチルポリシロキサンを厚さ 3 μm で被覆する．なお，必
　　　　要ならば，ガードカラムを使用する．
　　カラム温度：50℃を 3 分間保持した後，毎分 10℃で 100℃まで昇温し，次に
　　　　毎分 35℃で 250℃まで昇温する．その後，250℃を 8 分間保持する．
　　注入口温度：250℃
　　検出器温度：280℃
　　キャリヤーガス：ヘリウム
　　流量：毎分 4.3 mL（内標準物質の保持時間約 10 分）
　　スプリット比：1：40
システム適合性
　　システムの性能：標準溶液 1 〜 2 μL につき，上記の条件で操作するとき，ヨ
　　　　ードメタン，内標準物質の順に流出し，その分離度は 5 以上である．
　　システムの再現性：標準溶液 1 〜 2 μL につき，上記の条件で試験を 6 回繰り
　　　　返すとき，内標準物質のピーク面積に対するヨードメタンのピーク面積の比
　　　　の相対標準偏差は 2.0 ％以下である．

　医薬品各条の部　モノステアリン酸アルミニウムの条純度試験の項ヒ素の目を削
る．

　医薬品各条の部　ヨウ化ナトリウムの条純度試験の項ヒ素の目を削る．

　医薬品各条の部　ロキソプロフェンナトリウム水和物の条性状の項及び純度試験の項（3）の目を次のように改める．

ロキソプロフェンナトリウム水和物

性　状　本品は白色〜帯黄白色の結晶又は結晶性の粉末である．

　本品は水又はメタノールに極めて溶けやすく，エタノール（99.5）に溶けやすく，ジエチルエーテルにほとんど溶けない．

　本品の水溶液（1 → 20）は旋光性を示さない．

　本品 1.0 g を新たに煮沸して冷却した水 20 mL に溶かした液の pH は 6.5 〜 8.5 である．

純度試験

（3）　類縁物質　本品 1.0 g をエタノール（99.5）10 mL に溶かし，試料溶液とする．この液 1 mL を正確に量り，エタノール（99.5）を加えて正確に 200 mL とし，標準溶液とする．これらの液につき，薄層クロマトグラフィー〈2.03〉により試験を行う．試料溶液及び標準溶液 10 µL ずつを薄層クロマトグラフィー用シリカゲル（蛍光剤入り）を用いて調製した薄層板にスポットする．次にペンタン／酢酸エチル／酢酸（100）混液（10：9：1）を展開溶媒として約 15 cm 展開した後，薄層板を風乾する．これに紫外線（主波長 254 nm）を照射するとき，試料溶液から得た主スポット以外のスポットは，標準溶液から得たスポットより濃くない．

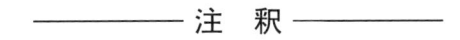

　注　釈

医薬品各条の部　ロラゼパムの条の次に次の二条を加える.

ロ ル ノ キ シ カ ム

Lornoxicam

C$_{13}$H$_{10}$ClN$_3$O$_4$S$_2$：371.82

6-Chloro-4-hydroxy-2-methyl-*N*-(pyridin-2-yl)-2*H*-thieno[2,3-*e*][1,2]
thiazine-3-carboxamide 1,1-dioxide

[70374-39-9]

　本品を乾燥したものは定量するとき，ロルノキシカム（C$_{13}$H$_{10}$ClN$_3$O$_4$S$_2$）98.0～
102.0％を含む.

性　状　本品は黄色の結晶性の粉末である.

　本品はアセトニトリルに極めて溶けにくく，水，メタノール又はエタノール
（99.5）にほとんど溶けない.

　融点：約207℃（分解）.

　本品は結晶多形が認められる.

確認試験

（1）　本品5mgを塩酸のメタノール溶液（9→10000）1000mLに溶かした液につ
き，紫外可視吸光度測定法〈2.24〉により吸収スペクトルを測定し，本品のスペク
トルと本品の参照スペクトル又はロルノキシカム標準品について同様に操作して得
られたスペクトルを比較するとき，両者のスペクトルは同一波長のところに同様の
強度の吸収を認める.

（2）　本品を乾燥し，赤外吸収スペクトル測定法〈2.25〉の臭化カリウム錠剤法に
より試験を行い，本品のスペクトルと本品の参照スペクトル又は乾燥したロルノキ
シカム標準品のスペクトルを比較するとき，両者のスペクトルは同一波数のところ
に同様の強度の吸収を認める.　もし，これらのスペクトルに差を認めるときは，本
品0.2gにメタノール2mLを加え，55～60℃で1時間かき混ぜる.　室温までかき
混ぜながら冷却した後，結晶をろ取し，120℃で2時間乾燥したものにつき，同様

に試験を行う.

純度試験　類縁物質　本品 20 mg をアセトニトリル/メタノール混液（1：1）100 mL に溶かし，試料溶液とする．この液 2 mL を正確に量り，アセトニトリル/メタノール混液（1：1）を加えて正確に 20 mL とする．更にこの液 1 mL を正確に量り，アセトニトリル/メタノール混液（1：1）を加えて正確に 20 mL とし，標準溶液とする．試料溶液及び標準溶液 10 μL ずつを正確にとり，次の条件で液体クロマトグラフィー〈*2.01*〉により試験を行う．それぞれの液の各々のピーク面積を自動積分法により測定するとき，試料溶液のロルノキシカムに対する相対保持時間約 0.3 の類縁物質 A のピーク面積は，標準溶液のロルノキシカムのピーク面積より大きくなく，試料溶液のロルノキシカムに対する相対保持時間約 0.8 の類縁物質 B のピーク面積は，標準溶液のロルノキシカムのピーク面積の 2/25 より大きくなく，試料溶液のロルノキシカムに対する相対保持時間約 1.1 の類縁物質 C のピーク面積は，標準溶液のロルノキシカムのピーク面積の 19/50 より大きくなく，試料溶液のロルノキシカムに対する相対保持時間約 1.4 の類縁物質 D のピーク面積は，標準溶液のロルノキシカムのピーク面積の 3/10 より大きくなく，ロルノキシカム及び上記以外のピーク面積は，標準溶液のロルノキシカムのピーク面積の 1/5 より大きくない．また，ロルノキシカム及び上記以外のピークの合計面積は，標準溶液のロルノキシカムのピーク面積より大きくない．ただし，類縁物質 B，類縁物質 C 及び類縁物質 D のピーク面積は自動積分法で求めた面積にそれぞれ感度係数 0.4，1.9 及び 1.5 を乗じた値とする.

試験条件

　検出器：紫外吸光光度計（測定波長：295 nm）

　カラム：内径 4 mm，長さ 15 cm のステンレス管に 5 μm の液体クロマトグラフィー用オクタデシルシリル化シリカゲルを充塡する.

　カラム温度：40℃付近の一定温度

　移動相A：ラウリル硫酸ナトリウム溶液（1→2500）/リン酸混液（1000：1）

　移動相B：ラウリル硫酸ナトリウムのメタノール溶液（1→2500）/リン酸混液（1000：1）

　移動相の送液：移動相 A 及び移動相 B の混合比を次のように変えて濃度勾配制御する.

注入後の時間 （分）	移動相 A （vol%）	移動相 B （vol%）
0 ～ 15	59	41
15 ～ 30	59 → 30	41 → 70
30 ～ 35	30	70

流量：毎分 1.0 mL（ロルノキシカムの保持時間約 20 分）

面積測定範囲：溶媒のピークの後から注入後 35 分まで

システム適合性

検出の確認：標準溶液 2 mL を正確に量り，アセトニトリル／メタノール混液（1：1）を加えて正確に 20 mL とする．この液 10 μL から得たロルノキシカムのピーク面積が，標準溶液のロルノキシカムのピーク面積の 7 ～ 13% になることを確認する．

システムの性能：試料溶液 2 mL をとり，2-アミノピリジンのアセトニトリル／メタノール混液（1：1）溶液（1 → 12500）1 mL を加え，更にアセトニトリル／メタノール混液（1：1）を加えて 20 mL とする．この液 1 mL をとり，アセトニトリル／メタノール混液（1：1）を加え 20 mL とする．この液 10 μL につき，上記の条件で操作するとき，2-アミノピリジン，ロルノキシカムの順に溶出し，その分離度は 3 以上である．

システムの再現性：標準溶液 10 μL につき，上記の条件で試験を 6 回繰り返すとき，ロルノキシカムのピーク面積の相対標準偏差は 2.0% 以下である．

乾燥減量〈*2.41*〉　0.5% 以下（1 g，105℃，4 時間）．

強熱残分〈*2.44*〉　0.1% 以下（1 g）．

定 量 法　本品及びロルノキシカム標準品を乾燥し，その約 20 mg ずつを精密に量り，それぞれに内標準溶液 1 mL ずつを正確に加えた後，アセトニトリルを加えて溶かして 100 mL とし，試料溶液及び標準溶液とする．試料溶液及び標準溶液 5 μL につき，次の条件で液体クロマトグラフィー〈*2.01*〉により試験を行い，内標準物質のピーク面積に対するロルノキシカムのピーク面積の比 Q_T 及び Q_S を求める．

$$\text{ロルノキシカム}（C_{13}H_{10}ClN_3O_4S_2）\text{の量（mg）} = M_S \times Q_T / Q_S$$

M_S：ロルノキシカム標準品の秤取量（mg）

内標準溶液　ジフェニルアミンのアセトニトリル溶液（1 → 160）

試験条件

検出器：紫外吸光光度計（測定波長：295 nm）

カラム：内径 4.6 mm，長さ 10 cm のステンレス管に 3 μm の液体クロマトグ

ラフィー用オクタデシルシリル化シリカゲルを充塡する.

カラム温度：50℃付近の一定温度

移動相：メタノール / ラウリル硫酸ナトリウム溶液（2 → 175）/ リン酸混液
（650：350：1）

流量：ロルノキシカムの保持時間が約3分になるように調整する.

システム適合性

システムの性能：標準溶液5 μLにつき，上記の条件で操作するとき，ロルノ
キシカム，内標準物質の順に溶出し，その分離度は8以上である.

システムの再現性：標準溶液5 μLにつき，上記の条件で試験を6回繰り返す
とき，内標準物質のピーク面積に対するロルノキシカムのピーク面積の比の
相対標準偏差は1.0％以下である.

貯　法　容器　密閉容器.

その他

類縁物質A：

4-Hydroxy-2-methyl-*N*-(pyridin-2-yl)-2*H*-thieno[2,3-*e*][1,2]thiazine-3-
carboxamide 1,1-dioxide

類縁物質B：

Pyridin-2-amine

類縁物質C：

Methyl 6-chloro-4-hydroxy-2*H*-thieno[2,3-*e*][1,2]thiazine-3-carboxylate
1,1-dioxide

類縁物質 D：

Methyl 6-chloro-4-hydroxy-2-methyl-2*H*-thieno[2,3-*e*][1,2]thiazine-3-carboxylate 1,1-dioxide

──────── 注　釈 ────────

🔲 劇

[本 質]　1149 非ステロイド性消炎・鎮痛剤

[適 用]　関節リウマチ，変形性関節症，腰痛症，頸肩腕症候群，肩関節周囲炎の消炎・鎮痛の目的で，1 回 4 mg を 1 日 3 回，経口投与する．ただし，1 日 18 mg を最高用量とする．また，手術後，外傷後および抜歯後の消炎・鎮痛の目的で別途用法用量が設定されている．

[服薬指導]　(1) 妊娠後期の女性には投与禁忌のため，妊娠週数を確認する．(2) 吸湿性があるため，PTP シートの状態で保存するよう指導する．

[製 剤]　錠剤 劇

ロ ル ノ キ シ カ ム 錠

Lornoxicam Tablets

　本品は定量するとき，表示量の 95.0 ～ 105.0 ％に対応するロルノキシカム（$C_{13}H_{10}ClN_3O_4S_2$：371.82）を含む．

製　法　本品は「ロルノキシカム」をとり，錠剤の製法により製する．

確認試験　本品を粉末とし,「ロルノキシカム」4 mg に対応する量をとり, 塩酸のメタノール溶液 (9 → 10000) 70 mL を加えて超音波処理し, 塩酸のメタノール溶液 (9 → 10000) を加えて 100 mL とする. この液を遠心分離し, 上澄液 5 mL をとり, 塩酸のメタノール溶液 (9 → 10000) を加えて 20 mL とした液につき, 塩酸のメタノール溶液 (9 → 10000) を対照とし, 紫外可視吸光度測定法〈*2.24*〉により吸収スペクトルを測定するとき, 波長 359 〜 363 nm に吸収の極大を示す.

純度試験　類縁物質　「ロルノキシカム」4 mg に対応する個数をとり, 移動相 20 mL を正確に加えて超音波処理を行う. この液を遠心分離し, 上澄液を試料溶液とする. 別にロルノキシカム標準品を 105℃で 4 時間乾燥し, その約 40 mg を精密に量り, アセトニトリルに溶かし, 正確に 200 mL とする. この液 1 mL を正確に量り, 移動相を加えて正確に 100 mL とし, 標準溶液とする. 試料溶液及び標準溶液 10 μL ずつを正確にとり, 次の条件で液体クロマトグラフィー〈*2.01*〉により試験を行う. それぞれの液の各々のピーク面積を自動積分法により測定し, 次式により類縁物質の量を計算するとき, ロルノキシカムに対する相対保持時間約 0.13 の類縁物質 B は 2.0％以下, 相対保持時間約 0.15 の類縁物質 TA は 1.2％以下, 相対保持時間約 0.21 の類縁物質 TB は 2.0％以下, 相対保持時間約 0.25 の類縁物質 TC は 3.0％以下, 相対保持時間約 0.36 の類縁物質 TD は 2.0％以下であり, ロルノキシカム, ロルノキシカムに対する相対保持時間約 0.4 の類縁物質 A 及び上記の類縁物質以外は 2.0％以下である. また, 類縁物質の合計量を求めるとき, 5.0％以下である. ただし, 類縁物質 TA 及び類縁物質 TC のピーク面積は自動積分法で求めた面積に感度係数 0.6 及び 1.5 を乗じた値とする.

$$類縁物質の量（\%） = M_S \times A_T / A_S \times 1 / 40$$

M_S：ロルノキシカム標準品の秤取量（mg）
A_T：試料溶液の個々の類縁物質のピーク面積
A_S：標準溶液のロルノキシカムのピーク面積

試験条件
　検出器：紫外吸光光度計（測定波長：280 nm）
　カラム：内径 4 mm, 長さ 15 cm のステンレス管に 5 μm の液体クロマトグラフィー用オクタデシルシリル化シリカゲルを充填する.
　カラム温度：50℃付近の一定温度
　移動相：臭化テトラ *n*-ブチルアンモニウム 4.2 g, リン酸水素二ナトリウム十二水和物 4.6 g 及びリン酸二水素カリウム 4.4 g を水 1300 mL に溶かした液に液体クロマトグラフィー用アセトニトリル 700 mL を加える.
　流量：ロルノキシカムの保持時間が約 20 分になるように調整する.

面積測定範囲：溶媒のピークの後からロルノキシカムの保持時間の約1.5倍の範囲

システム適合性

システムの性能：標準溶液10 μLにつき，上記の条件で操作するとき，ロルノキシカムのピークの理論段数及びシンメトリー係数は，それぞれ10000段以上，1.5以下である．

システムの再現性：標準溶液10 μLにつき，上記の条件で試験を6回繰り返すとき，ロルノキシカムのピーク面積の相対標準偏差は2.0％以下である．

乾燥減量〈*2.41*〉 2.0％以下（減圧，酸化リン（V），24時間）．ただし，「ロルノキシカム」24 mgに対応する個数をとり，速やかに粉末とし，試験を行う．

製剤均一性〈*6.02*〉 次の方法により含量均一性試験を行うとき，適合する．

本品1個をとり，水 V/10 mLを加えて超音波処理を行う．次にアセトニトリル／メタノール混液（1：1）$3V$/5 mLを加え，超音波処理した後，1 mL中にロルノキシカム（$C_{13}H_{10}ClN_3O_4S_2$）約80 μgを含む液となるようにアセトニトリル／メタノール混液（1：1）を加えて正確に V mLとし，遠心分離する．上澄液10 mLを正確に量り，内標準溶液1 mLを正確に加えた後，移動相を加えて20 mLとし，試料溶液とする．別にロルノキシカム標準品を105℃で4時間乾燥し，その約40 mgを精密に量り，アセトニトリル／メタノール混液（1：1）に溶かし，正確に200 mLとする．この液20 mLを正確に量り，水5 mLを加え，アセトニトリル／メタノール混液（1：1）を加えて正確に50 mLとする．この液10 mLを正確に量り，内標準溶液1 mLを正確に加えた後，移動相を加えて20 mLとし，標準溶液とする．試料溶液及び標準溶液10 μLにつき，次の条件で液体クロマトグラフィー〈*2.01*〉により試験を行い，内標準物質のピーク面積に対するロルノキシカムのピーク面積の比 Q_T 及び Q_S を求める．

ロルノキシカム（$C_{13}H_{10}ClN_3O_4S_2$）の量（mg）
$$= M_S \times Q_T \diagup Q_S \times V \diagup 500$$

M_S：ロルノキシカム標準品の秤取量（mg）

内標準溶液 ジフェニルアミンの移動相溶液（1 → 4000）

試験条件

定量法の試験条件を準用する．

システム適合性

システムの性能：標準溶液10 μLにつき，上記の条件で操作するとき，ロルノキシカム，内標準物質の順に溶出し，その分離度は6以上である．

システムの再現性：標準溶液10 μLにつき，上記の条件で試験を6回繰り返

すとき，内標準物質のピーク面積に対するロルノキシカムのピーク面積の比の相対標準偏差は 1.5% 以下である．

溶 出 性〈*6.10*〉　試験液に水 900 mL を用い，パドル法により，毎分 75 回転で試験を行うとき，本品の 10 分間の溶出率は 80% 以上である．

　試料溶液の調製は 1 時間以内に行う．本品 1 個をとり，試験を開始し，規定された時間に溶出液 20 mL 以上をとり，孔径 0.45 μm 以下のメンブランフィルターでろ過する．初めのろ液 10 mL 以上を除き，次のろ液 V mL を正確に量り，1 mL 中にロルノキシカム（$C_{13}H_{10}ClN_3O_4S_2$）約 1.1 μg を含む液となるように移動相を加えて V′ mL とし，試料溶液とする．別にロルノキシカム標準品を 105℃ で 4 時間乾燥し，その約 40 mg を精密に量り，アセトニトリルに溶かし，正確に 200 mL とする．この液 2 mL を正確に量り，移動相を加えて正確に 100 mL とする．この液 5 mL を正確に量り，移動相を加えて 20 mL とし，標準溶液とする．試料溶液及び標準溶液 100 μL ずつを正確にとり，次の条件で液体クロマトグラフィー〈*2.01*〉により試験を行い，それぞれの液のロルノキシカムのピーク面積 A_T 及び A_S を測定する．

ロルノキシカム（$C_{13}H_{10}ClN_3O_4S_2$）の表示量に対する溶出率（%）
$$= M_S \times A_T / A_S \times V' / V \times 1 / C \times 9 / 4$$

M_S：ロルノキシカム標準品の秤取量（mg）
C：1 錠中のロルノキシカム（$C_{13}H_{10}ClN_3O_4S_2$）の表示量（mg）

試験条件
　定量法の試験条件を準用する．
システム適合性
　システムの性能：標準溶液 100 μL につき，上記の条件で操作するとき，ロルノキシカムのピークの理論段数及びシンメトリー係数は，それぞれ 1500 段以上，2.0 以下である．
　システムの再現性：標準溶液 100 μL につき，上記の条件で試験を 6 回繰り返すとき，ロルノキシカムのピーク面積の相対標準偏差は 1.5% 以下である．

定 量 法　本品 15 個をとり，水 V/10 mL を加えて超音波処理を行う．次にアセトニトリル / メタノール混液（1：1）7V/10 mL を加えて，超音波処理した後，アセトニトリル / メタノール混液（1：1）を加えて 1 mL 中にロルノキシカム（$C_{13}H_{10}ClN_3O_4S_2$）約 0.12 mg を含む液となるように正確に V mL とし，遠心分離する．上澄液 5 mL を正確に量り，内標準溶液 1 mL を正確に加えた後，移動相を加えて 20 mL とし，試料溶液とする．別にロルノキシカム標準品を 105℃ で 4 時間乾燥し，その約 60 mg を精密に量り，アセトニトリル / メタノール混液（1：1）

に溶かし，正確に 200 mL とする．この液 20 mL を正確に量り，水 5 mL を加え，アセトニトリル／メタノール混液（1：1）を加えて正確に 50 mL とする．この液 5 mL を正確に量り，内標準溶液 1 mL を正確に加えた後，移動相を加えて 20 mL とし，標準溶液とする．試料溶液及び標準溶液 10 μL につき，次の条件で液体クロマトグラフィー〈2.01〉により試験を行い，内標準物質のピーク面積に対するロルノキシカムのピーク面積の比 Q_T 及び Q_S を求める．

本品 1 個中のロルノキシカム（$C_{13}H_{10}ClN_3O_4S_2$）の量（mg）
$$= M_S \times Q_T / Q_S \times V / 7500$$

M_S：ロルノキシカム標準品の秤取量（mg）

内標準溶液　ジフェニルアミンの移動相溶液（1 → 5000）

試験条件

検出器：紫外吸光光度計（測定波長：295 nm）

カラム：内径 4 mm，長さ 15 cm のステンレス管に 5 μm の液体クロマトグラフィー用オクタデシルシリル化シリカゲルを充塡する．

カラム温度：50℃付近の一定温度

移動相：メタノール／ラウリル硫酸ナトリウム溶液（1 → 90）／リン酸混液（550：450：1）

流量：ロルノキシカムの保持時間が約 4 分になるように調整する．

システム適合性

システムの性能：標準溶液 10 μL につき，上記の条件で操作するとき，ロルノキシカム，内標準物質の順に溶出し，その分離度は 6 以上である．

システムの再現性：標準溶液 10 μL につき，上記の条件で試験を 6 回繰り返すとき，内標準物質のピーク面積に対するロルノキシカムのピーク面積の比の相対標準偏差は 1.5％以下である．

貯　法　容器　気密容器．

その他

類縁物質 A 及び B は，「ロルノキシカム」のその他を準用する．

類縁物質 TA：

(Pyridin-2-yl)oxamic acid

類縁物質 TB：

5-Chloro-3-sulfinothiophene-2-carboxylic acid

（構造式：Cl—チオフェン環に SO₂H と CO₂H が結合）

類縁物質 TC：

5-Chloro-3-sulfothiophene-2-carboxylic acid

（構造式：Cl—チオフェン環に SO₃H と CO₂H が結合）

類縁物質 TD：

5-Chloro-3-(*N*-methylsulfamoyl)thiophene-2-carboxylic acid

（構造式：Cl—チオフェン環に SO₂NHCH₃ と CO₂H が結合）

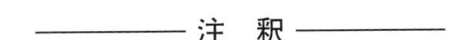

———— 注　釈 ————

（→　ロルノキシカム）

医薬品各条（生薬等）改正事項

医薬品各条の部　アマチャの条生薬の性状の項を次のように改める．

ア　マ　チャ

生薬の性状　本品は，通例，しわがよって縮み，暗緑色〜暗黄緑色を呈する．水に浸してしわを伸ばすと，ひ針形〜鋭頭卵形で，長さ5〜15 cm，幅2〜10 cm，辺縁に鋸歯があり，基部はややくさび状である．向軸面及び背軸面に粗毛があり，特に葉脈上に多い．細脈は辺縁に達しないで上方に向かって曲がり，互いに連絡する．葉柄は短く葉身の1/5に達しない．

　本品は僅かににおいがあり，特異な甘味がある．

医薬品各条の部　インチンコウの条生薬の性状の項を次のように改める．

イ　ン　チ　ン　コ　ウ

生薬の性状　本品は卵形〜球形の長さ1.5〜2 mm，径約2 mmの頭花を主とし，その柄と糸状の葉からなる．頭花の外面は淡緑色〜淡黄褐色，柄の外面は緑褐色〜暗褐色，葉の外面は緑色〜緑褐色を呈する．頭花をルーペ視するとき，総苞片は3〜4列に覆瓦状に並び，外片は卵形で，先端は鈍形，内片は楕円形で外片より長く，長さ1.5 mm，内片の中央部は竜骨状となり，周辺部は広く薄膜質となる．小花は管状花で，頭花の周辺部のものは雌性花，中央部は両性花である．そう果は倒卵形で，長さ0.8 mmである．質は軽い．

　本品は特異な弱いにおいがあり，味はやや辛く，僅かに麻痺性である．

日本薬局方の医薬品の適否は，その医薬品各条の規定，通則，生薬総則，製剤総則及び一般試験法の規定によって判定する．（通則5参照）

医薬品各条の部　インヨウカクの条生薬の性状の項を次のように改める．

イ ン ヨ ウ カ ク

生薬の性状　本品は茎及び 1 ～ 3 回三出複葉からなる．小葉は卵形～広卵形又は卵状ひ針形，長さ 3 ～ 20 cm，幅 2 ～ 8 cm で，小葉柄は長さ 1.5 ～ 7 cm である．先端は鋭くとがり，辺縁には長さ 0.1 ～ 0.2 cm の刺毛がある．基部は心臓形～深心臓形で，三小葉の側葉は非対称である．向軸面は緑色～緑褐色でときに艶があり，背軸面は淡緑色～淡灰緑褐色を呈し，しばしば有毛で，葉脈が顕著である．質は紙質か又は革質である．葉柄及び茎は円柱形で淡黄褐色～帯紫淡緑褐色を呈し，折りやすい．

本品は僅かににおいがあり，味は僅かに苦い．

本品の葉の横切片を鏡検〈5.01〉するとき，主脈部には 3 ～ 6 個の維管束があり，葉肉部は向軸側表皮，1 細胞層の柵状組織，海綿状組織，背軸側表皮からなる．葉縁部は円形～楕円形で厚壁組織で埋まる．表皮には多細胞毛がある．葉柄には 8 ～ 20 個，小葉柄には 6 ～ 15 個の維管束が認められる．本品の茎の横切片を鏡検〈5.01〉するとき，下皮は 1 ～数細胞層で，皮層の厚壁細胞層は 4 ～ 10 細胞層である．維管束は 13 ～ 30 個あり，楕円形～倒卵形である．

医薬品各条の部　ウヤクの条生薬の性状の項を次のように改める．

ウ ヤ ク

生薬の性状　本品は紡錘形又はところどころくびれた連珠状を呈し，長さ 10 ～ 15 cm，径 1 ～ 2.5 cm である．外面は黄褐色～褐色を呈し，僅かに細根の跡がある．横切面の皮部は褐色，木部は淡黄褐色を呈し，褐色の同心性の輪及び放射状の線がある．質は緻密で堅い．

本品は樟脳様のにおいがあり，味は苦い．

本品の横切片を鏡検〈5.01〉するとき，二次皮層が残存するものでは，最外層は数細胞層のコルク層で，コルク細胞の一部はコルク石細胞である．二次皮層には油細胞及び繊維を認めることがある．二次皮層が剝離したものでは，最外層は形成層又は二次木部である．木部は道管及び木部繊維と，放射組織が交互に配列する．二次皮層及び木部の柔細胞中に単粒及び 2 ～ 4 個の複粒のでんぷん粒を含み，単粒の径は 1 ～ 15 μm である．また，シュウ酸カルシウムの結晶は認めないか，又は認めることがあっても，極めて僅かである．

医薬品各条の部　ウワウルシの条生薬の性状の項を次のように改める.

ウ ワ ウ ル シ

生薬の性状　本品は倒卵形～へら形を呈し，長さ 1 ～ 3 cm，幅 0.5 ～ 1.5 cm，向軸面は黄緑色～暗緑色，背軸面は淡黄緑色である．全縁で先端は鈍形又は円形でときにはくぼみ，基部はくさび形で，葉柄は極めて短い．葉身は厚く，向軸面に特異な網状脈が認められる．折りやすい．

　本品は弱いにおいがあり，味は僅かに苦く，収れん性である．

　本品の横切片を鏡検〈5.01〉するとき，向軸側及び背軸側表皮は厚いクチクラを有し，柵状組織と海綿状組織の柔細胞の形は類似する．維管束中には 1 細胞列からなる放射組織が扇骨状に 2 ～ 7 条走り，維管束部の向軸側及び背軸側の細胞中には，まばらにシュウ酸カルシウムの多角形の単晶及び集晶を含む．他の葉肉組織中には結晶を認めない．

医薬品各条の部　オウセイの条確認試験の項及び純度試験の項を次のように改める.

オ ウ セ イ

確認試験

(1)　本品の粗切 0.5 g に無水酢酸 2 mL を加えて水浴上で 2 分間加温した後，ろ過する．ろ液 1 mL に硫酸 0.5 mL を穏やかに加えるとき，境界面は赤褐色を呈する．

(2)　本品の粗切 1.0 g に希塩酸 10 mL を加えて 2 分間穏やかに煮沸した後，ろ過し，ろ液に水酸化ナトリウム試液を加えて中和する．この液 3 mL にフェーリング試液 1 mL を加えて加温するとき，赤色の沈殿を生じる．

純度試験

(1)　重金属〈1.07〉　本品の粗切 3.0 g をとり，第 3 法により操作し，試験を行う．比較液には鉛標準液 3.0 mL を加える（10 ppm 以下）．

(2)　ヒ素〈1.11〉　本品の粗切 1.0 g をとり，第 4 法により検液を調製し，試験を行う．ただし，標準色の調製にはヒ素標準液 5.0 mL を用いる（5 ppm 以下）．

医薬品各条の部　ガイヨウの条生薬の性状の項を次のように改める.

ガ イ ヨ ウ

生薬の性状　本品は縮んだ葉及びその破片からなり，しばしば細い茎を含む．葉の向軸面は暗緑色を呈し，背軸面は灰白色の綿毛を密生する．水に浸してしわを伸ばすと，形の整った葉身は長さ 4 ～ 15 cm，幅 4 ～ 12 cm，1 ～ 2 回羽状中裂又は羽状深裂する．裂片は 2 ～ 4 対で，長楕円状ひ針形又は長楕円形で，先端は鋭尖形，ときに鈍形，辺縁は不揃いに切れ込むか全縁である．小型の葉は 3 中裂又は全縁で，ひ針形を呈する．

　本品は特異なにおいがあり，味はやや苦い．

　本品の横切片を鏡検 〈5.01〉 するとき，主脈部の向軸側及び背軸側表皮の内側には数細胞層の厚角組織がある．主脈部の中央部には維管束があり，師部と木部に接して繊維束が認められることがある．葉肉部は向軸側表皮，柵状組織，海綿状組織，背軸側表皮からなり，葉肉部の表皮には長柔毛，T 字状毛，腺毛が認められる．表皮細胞はタンニン様物質を含み，柔細胞は油状物質，タンニン様物質などを含む．

医薬品各条の部　カッコウの条生薬の性状の項を次のように改める.

カ ッ コ ウ

生薬の性状　本品は茎及びこれに対生した葉からなる．葉はしわがよって縮み，水に浸してしわを伸ばすと，卵形～卵状長楕円形を呈し，長さ 2.5 ～ 10 cm，幅 2.5 ～ 7 cm，辺縁に鈍鋸歯があり，基部は広いくさび形で葉柄を付ける．葉の向軸面は暗褐色，背軸面は灰褐色を呈し，両面に密に毛がある．茎は方柱形，中実で，表面は灰緑色を呈し，灰白色～黄白色の毛があり，髄は大きく，類白色で海綿状を呈する．ルーペ視するとき，毛，腺毛及び腺りんを認める．

　本品は特異なにおいがあり，味は僅かに苦い．

　本品の葉柄の横切片を鏡検 〈5.01〉 するとき，向軸面中央は大きく突出し，その表皮の内側に厚角細胞が認められる．中央部の維管束は 2 群に分かれる．葉身主脈部の横切片を鏡検 〈5.01〉 するとき，主脈の向軸面は大きく突出し，その表皮の内側に厚角細胞が認められる．中央部には扇状に配列した維管束がある．茎の横切片を鏡検 〈5.01〉 するとき，表皮の内側に数細胞層の厚角組織が認められる．ときに表皮下にコルク層が発達することがある．皮層の内側には並立維管束が環状に配列し，師部の外側に師部繊維群が認められる．皮層の柔細胞中に油滴が，髄の柔細

胞中にシュウ酸カルシウムの針晶，単晶又は柱状晶が認められる．

医薬品各条の部　カッコンの条生薬の性状の項を次のように改める．

カ ッ コ ン

生薬の性状　本品は，通例，一辺約 0.5 cm の不正六面体に切断したもの，又は長さ 20 〜 30 cm，幅 5 〜 10 cm，厚さ約 1 cm の板状に縦割したもので，外面は淡灰黄色〜灰白色を呈する．横切面には形成層の特殊な発育による同心性の輪層又はその一部が認められる．ルーペ視するとき，師部は淡灰黄色，木部は多数の道管が小点として認められ，放射組織はやや陥没する．縦切面には繊維性の木部と柔組織とが交互に縦紋を形成する．本品は縦に割れやすく，折面は極めて繊維性である．

　本品はほとんどにおいがなく，味は僅かに甘く，後にやや苦い．

　本品の横切片を鏡検〈5.01〉するとき，師部には結晶細胞を伴う繊維束が，木部には道管及び木部繊維がよく発達し，柔組織には多数のでんぷん粒が認められる．でんぷん粒は多面体の単粒，まれに 2 〜 3 個からなる複粒で，径 2 〜 18 μm，多くは 8 〜 12 μm，中央にへそ又は欠裂を認め，層紋がある．縦切片を鏡検〈5.01〉するとき，師部繊維の周囲の結晶細胞は列をなす．

医薬品各条の部　キクカの条生薬の性状の項を次のように改める．

キ ク カ

生薬の性状

1) *Chrysanthemum indicum* に由来　本品は径 3 〜 10 mm の頭花で，しばしば柄を伴う．総苞は 3 〜 5 列の総苞片からなり，外片は線形〜ひ針形，内片は狭卵形〜卵形を呈し，外面は黄褐色〜褐色を呈する．舌状花は一列で，黄色〜淡黄褐色，管状花は多数で淡黄褐色を呈する．質は軽く，砕きやすい．

　本品は特異なにおいがあり，味は僅かに苦い．

2) *Chrysanthemum morifolium* に由来　本品は径 15 〜 40 mm の頭花で，しばしば柄を伴う．総苞は 3 〜 4 列の総苞片からなり，外片は線形〜ひ針形，内片は狭卵形〜卵形を呈し，外面は緑褐色〜褐色を呈する．舌状花は多数で，類白色〜黄色，管状花は少数で淡黄褐色を呈し，ときに退化して欠くことがある．質は軽く，砕きやすい．

　本品は特異なにおいがあり，味は僅かに苦い．

医薬品各条の部　クコシの条確認試験の項を次のように改める.

ク　コ　シ

確認試験　本品の粗切 1.0 g に酢酸エチル 5 mL を加えて 15 分間振り混ぜた後，ろ過し，ろ液を試料溶液とする．この液につき，薄層クロマトグラフィー〈*2.03*〉により試験を行う．試料溶液 20 μL を薄層クロマトグラフィー用シリカゲルを用いて調製した薄層板にスポットする．次にヘキサン / 酢酸エチル混液（10：1）を展開溶媒として約 7 cm 展開した後，薄層板を風乾するとき，R_f 値 0.6 付近に黄色の主スポットを認める.

医薬品各条の部　ゲンチアナの条確認試験の項（1）の目を次のように改める.

ゲ　ン　チ　ア　ナ

確認試験

（1）　本品の粉末 0.1 g をスライドガラス上にとり，内径，高さ各 10 mm のガラスリングをのせ，更にスライドガラスで覆い，注意して徐々に加熱するとき，上のスライドガラスに淡黄色の結晶が昇華する．この結晶は水又はエタノール（95）に溶けないが，水酸化カリウム試液に溶ける.

医薬品各条の部　ゲンチアナ末の条確認試験の項（1）の目を次のように改める.

ゲ　ン　チ　ア　ナ　末

確認試験

（1）　本品 0.1 g をスライドガラス上にとり，内径，高さ各 10 mm のガラスリングをのせ，更にスライドガラスで覆い，注意して徐々に加熱するとき，上のスライドガラスに淡黄色の結晶が昇華する．この結晶は水又はエタノール（95）に溶けないが，水酸化カリウム試液に溶ける.

　医薬品各条の部　牛車腎気丸エキスの条定量法の項（3）の目を次のように改める．

牛 車 腎 気 丸 エ キ ス

定 量 法

（3）　総アルカロイド（ベンゾイルメサコニン塩酸塩及び 14-アニソイルアコニン塩酸塩，又はベンゾイルメサコニン塩酸塩及びベンゾイルヒパコニン塩酸塩）　乾燥エキス約 1 g（軟エキスは乾燥物として約 1 g に対応する量）を精密に量り，ジエチルエーテル 20 mL を加えて振り混ぜた後，0.1 mol/L 塩酸試液 3.0 mL を加えて 10 分間振り混ぜ，遠心分離し，ジエチルエーテル層を除いた後，ジエチルエーテル 20 mL を加えて同様に操作し，ジエチルエーテル層を除く．水層にアンモニア試液 1.0 mL 及びジエチルエーテル 20 mL を加えて 30 分間振り混ぜた後，遠心分離し，ジエチルエーテル層を分取する．水層にアンモニア試液 1.0 mL 及びジエチルエーテル 20 mL を加えて同様に操作し，これを 2 回繰り返す．全抽出液を合わせ，低圧（真空）で溶媒を留去した後，残留物をブシ用リン酸塩緩衝液 / アセトニトリル混液（1：1）に溶かして正確に 10 mL とし，この液を遠心分離し，上澄液を試料溶液とする．別に定量用安息香酸約 10 mg を精密に量り，ブシ用リン酸塩緩衝液 / アセトニトリル混液（1：1）に溶かし，正確に 100 mL とする．この液 10 mL を正確に量り，ブシ用リン酸塩緩衝液 / アセトニトリル混液（1：1）を加えて正確に 100 mL とし，標準溶液とする．試料溶液及び標準溶液 20 μL ずつを正確にとり，次の条件で液体クロマトグラフィー〈*2.01*〉により試験を行う．試料溶液のベンゾイルメサコニン，ベンゾイルヒパコニン及び 14-アニソイルアコニンのピーク面積 A_M，A_H 及び A_A 並びに標準溶液の安息香酸のピーク面積 A_S を測定する．

$$ベンゾイルメサコニン塩酸塩の量（mg）= M_S \times A_M / A_S \times 1/100 \times 4.19$$
$$ベンゾイルヒパコニン塩酸塩の量（mg）= M_S \times A_H / A_S \times 1/100 \times 4.06$$
$$14\text{-}アニソイルアコニン塩酸塩の量（mg）= M_S \times A_A / A_S \times 1/100 \times 3.69$$

M_S：qNMR で含量換算した定量用安息香酸の秤取量（mg）

　試験条件
　　検出器：紫外吸光光度計（測定波長：ベンゾイルヒパコニン，ベンゾイルメサコニン及び安息香酸は 231 nm，14-アニソイルアコニンは 254 nm）
　　カラム：内径 4.6 mm，長さ 15 cm のステンレス管に 5 μm の液体クロマトグラフィー用オクタデシルシリル化シリカゲルを充塡する．

カラム温度：40℃付近の一定温度

移動相：ブシ用リン酸塩緩衝液／テトラヒドロフラン混液（183：17）

流量：毎分 1.0 mL

システム適合性

システムの性能：分離確認用ブシモノエステルアルカロイド混合標準試液 20 μL につき，上記の条件で操作するとき，ベンゾイルメサコニン，ベンゾイルヒパコニン，14-アニソイルアコニンの順に溶出し，ベンゾイルメサコニンのピークの理論段数及びシンメトリー係数は，それぞれ 5000 段以上，1.5 以下である．

システムの再現性：標準溶液 20 μL につき，上記の条件で試験を 6 回繰り返すとき，安息香酸のピーク面積の相対標準偏差は 1.5％以下である．

医薬品各条の部　ゴミシの条確認試験の項を次のように改める．

ゴ　ミ　シ

確認試験　本品の粗切 1.0 g にメタノール 10 mL を加えて水浴上で 3 分間振り混ぜながら加温し，冷後，ろ過し，ろ液を試料溶液とする．別に薄層クロマトグラフィー用シザンドリン 1 mg をメタノール 1 mL に溶かし，標準溶液とする．これらの液につき，薄層クロマトグラフィー〈2.03〉により試験を行う．試料溶液及び標準溶液 5 μL ずつを薄層クロマトグラフィー用シリカゲル（蛍光剤入り）を用いて調製した薄層板にスポットする．次に酢酸エチル／ヘキサン／酢酸（100）混液（10：10：1）を展開溶媒として約 7 cm 展開した後，薄層板を風乾する．これに紫外線（主波長 254 nm）を照射するとき，試料溶液から得た数個のスポットのうち 1 個のスポットは，標準溶液から得たスポットと色調及び R_f 値が等しい．

医薬品各条の部　サンシュユの条純度試験の項（2）の目を次のように改める．

サ　ン　シ　ュ　ユ

純度試験

（2）　総 BHC の量及び総 DDT の量〈5.01〉　各々 0.2 ppm 以下（分析用試料は細切とする）．

医薬品各条の部　ジオウの条確認試験の項及び純度試験の項を次のように改める．

ジ　オ　ウ

確認試験

1)　乾ジオウ　本品の粗切 0.5 g に水 5 mL を加えて振り混ぜた後，メタノール 20 mL を加えて 10 分間振り混ぜ，遠心分離し，上澄液を試料溶液とする．別に薄層クロマトグラフィー用スタキオース 2 mg を水 / メタノール混液（1：1）1 mL に溶かして標準溶液とする．これらの液につき，薄層クロマトグラフィー〈*2.03*〉により試験を行う．試料溶液及び標準溶液 2 μL ずつを薄層クロマトグラフィー用シリカゲルを用いて調製した薄層板にスポットする．次に 2-プロパノール / 水 / メタノール混液（3：2：2）を展開溶媒として約 7 cm 展開した後，薄層板を風乾する．これに 1,3-ナフタレンジオール試液を均等に噴霧し，105℃で 5 分間加熱するとき，試料溶液から得た数個のスポットのうち 1 個のスポットは，標準溶液から得たスポットと色調及び R_f 値が等しい．また，これを更に 5 分間以上加熱するとき，上記のスポットのすぐ下に青色のスポットを認めないか，認めても僅かである．

2)　熟ジオウ　本品の粗切 0.5 g に水 5 mL を加えて振り混ぜた後，メタノール 20 mL を加えて 10 分間振り混ぜ，遠心分離し，上澄液を試料溶液とする．別に薄層クロマトグラフィー用果糖 2 mg を水 / メタノール混液（1：1）1 mL に溶かして標準溶液（1）とする．また，薄層クロマトグラフィー用マンニノトリオース 3 mg を水 / メタノール混液（1：1）1 mL に溶かして標準溶液（2）とする．これらの液につき，薄層クロマトグラフィー〈*2.03*〉により試験を行う．試料溶液，標準溶液（1）及び標準溶液（2）2 μL ずつを薄層クロマトグラフィー用シリカゲルを用いて調製した薄層板にスポットする．次に 2-プロパノール / 水 / メタノール混液（3：2：2）を展開溶媒として約 7 cm 展開した後，薄層板を風乾する．これに 1,3-ナフタレンジオール試液を均等に噴霧し，105℃で 10 分間加熱するとき，試料溶液から得た主スポットは，標準溶液（1）から得たスポットと色調及び R_f 値が等しい．また，試料溶液から得た数個のスポットのうち 1 個のスポットは，標準溶液（2）から得た青色のスポットと色調及び R_f 値が等しい．

純度試験

（1）　重金属〈*1.07*〉　本品の粗切 3.0 g をとり，第 3 法により操作し，試験を行う．比較液には鉛標準液 3.0 mL を加える（10 ppm 以下）．

（2）　ヒ素〈*1.11*〉　本品の粗切 1.0 g をとり，第 4 法により検液を調製し，試験を行う．ただし，標準色の調製にはヒ素標準液 5.0 mL を用いる（5 ppm 以下）．

医薬品各条の部 ショウズクの条日本名別名の項を次のように改める.

シ ョ ウ ズ ク

小 豆 蔲

小 豆 蔲

医薬品各条の部 シンイの条の次に次の一条を加える.

辛 夷 清 肺 湯 エ キ ス

Shin'iseihaito Extract

本品は定量するとき，製法の項に規定した分量で製したエキス当たり，マンギフェリン 5 〜 20 mg，バイカリン（$C_{21}H_{18}O_{11}$：446.36）80 〜 240 mg，ゲニポシド 23 〜 69 mg（サンシシ 1.5 g の処方），45 〜 135 mg（サンシシ 3 g の処方）を含む.

製 法

	1)	2)
シンイ	3 g	2 g
チモ	3 g	3 g
ビャクゴウ	3 g	3 g
オウゴン	3 g	3 g
サンシシ	1.5 g	3 g
バクモンドウ	6 g	5 g
セッコウ	6 g	5 g
ショウマ	1.5 g	1 g
ビワヨウ	1 g	2 g

1) 又は 2) の処方に従い生薬をとり，エキス剤の製法により乾燥エキスとする.

性 状 本品は帯赤黄色〜黄赤色の粉末で，僅かににおいがあり，味はやや苦く，僅かに酸味があり，僅かに甘い.

確認試験

(1)　本品 1.0 g に水 10 mL を加えて振り混ぜた後，ジエチルエーテル 25 mL を加えて振り混ぜる．ジエチルエーテル層を分取し，低圧（真空）で溶媒を留去した後，残留物にジエチルエーテル 2 mL を加えて試料溶液とする．別にシンイの粉末 1 g にメタノール 10 mL を加えて振り混ぜた後，遠心分離し，上澄液を標準溶液とする．これらの液につき，薄層クロマトグラフィー〈2.03〉により試験を行う．試料溶液 5 µL 及び標準溶液 10 µL を薄層クロマトグラフィー用シリカゲルを用いて調製した薄層板にスポットする．次に酢酸エチル／ヘキサン混液（3：1）を展開溶媒として約 7 cm 展開した後，薄層板を風乾する．これに希硫酸を均等に噴霧し，105℃で 5 分間加熱するとき，試料溶液から得た数個のスポットのうち 1 個のスポットは，標準溶液から得た暗赤褐色～褐色のスポット（R_f 値 0.4 付近）と色調及び R_f 値が等しい（シンイ）．

(2)　本品 2.0 g に水酸化ナトリウム試液 10 mL を加えて振り混ぜた後，1-ブタノール 5 mL を加えて振り混ぜ，遠心分離し，1-ブタノール層を試料溶液とする．別にチモの粉末 1 g に水 10 mL を加えて振り混ぜた後，1-ブタノール 10 mL を加えて振り混ぜ，遠心分離し，1-ブタノール層を標準溶液とする．これらの液につき，薄層クロマトグラフィー〈2.03〉により試験を行う．試料溶液 5 µL 及び標準溶液 1 µL を薄層クロマトグラフィー用シリカゲルを用いて調製した薄層板にスポットする．次に酢酸エチル／1-プロパノール／水／酢酸（100）混液（7：5：4：1）を展開溶媒として約 7 cm 展開した後，薄層板を風乾する．これに噴霧用 4-ジメチルアミノベンズアルデヒド試液を均等に噴霧し，105℃で 2 分間加熱した後，放冷するとき，試料溶液から得た数個のスポットのうち 1 個のスポットは，標準溶液から得た黄みの赤色～暗赤色のスポット（R_f 値 0.3 付近）と色調及び R_f 値が等しい（チモ）．

(3)　本品 1.0 g に水 10 mL を加えて振り混ぜた後，ジエチルエーテル 25 mL を加えて振り混ぜる．ジエチルエーテル層を分取し，低圧（真空）で溶媒を留去した後，残留物にジエチルエーテル 2 mL を加えて試料溶液とする．別に薄層クロマトグラフィー用オウゴニン 1 mg をメタノール 1 mL に溶かし，標準溶液とする．これらの液につき，薄層クロマトグラフィー〈2.03〉により試験を行う．試料溶液 20 µL 及び標準溶液 2 µL を薄層クロマトグラフィー用シリカゲルを用いて調製した薄層板にスポットする．次にヘキサン／アセトン混液（7：5）を展開溶媒として約 7 cm 展開した後，薄層板を風乾する．これに塩化鉄（Ⅲ）・メタノール試液を均等に噴霧するとき，試料溶液から得た数個のスポットのうち 1 個のスポットは，標準溶液から得た黄褐色～灰褐色のスポットと色調及び R_f 値が等しい（オウゴン）．

(4)　本品 1.0 g に水 10 mL を加えて振り混ぜた後，1-ブタノール 10 mL を加えて振り混ぜ，遠心分離し，1-ブタノール層を試料溶液とする．別に薄層クロマトグ

ラフィー用ゲニポシド1mgをメタノール1mLに溶かし，標準溶液とする．これらの液につき，薄層クロマトグラフィー〈*2.03*〉により試験を行う．試料溶液10μL及び標準溶液5μLを薄層クロマトグラフィー用シリカゲルを用いて調製した薄層板にスポットする．次に酢酸エチル／メタノール／アンモニア水（28）混液（6：3：2）を展開溶媒として約7cm展開した後，薄層板を風乾する．これに4-メトキシベンズアルデヒド・硫酸試液を均等に噴霧し，105℃で1分間加熱するとき，試料溶液から得た数個のスポットのうち1個のスポットは，標準溶液から得た赤紫色～暗紫色のスポットと色調及びR_f値が等しい（サンシシ）．

(5) 本品2.0gをるつぼにとり，500～550℃で強熱し，灰化する．残留物に水60mLを加えて振り混ぜた後，遠心分離し，上澄液を試料溶液とする．試料溶液にシュウ酸アンモニウム試液を加えるとき，白色の沈殿を生じる．これに希酢酸を加えても溶けないが，希塩酸を追加するとき，溶ける（セッコウ）．

(6) 本品1.0gに水10mLを加えて振り混ぜた後，1-ブタノール10mLを加えて振り混ぜ，遠心分離し，1-ブタノール層を試料溶液とする．薄層クロマトグラフィー用（*E*)-イソフェルラ酸・（*E*)-フェルラ酸混合試液を標準溶液とする．これらの液につき，薄層クロマトグラフィー〈*2.03*〉により試験を行う．試料溶液10μL及び標準溶液2μLを薄層クロマトグラフィー用シリカゲルを用いて調製した薄層板にスポットする．次に酢酸エチル／アセトン／水混液（20：12：3）を展開溶媒として約7cm展開した後，薄層板を風乾する．これに硫酸を均等に噴霧し，105℃で5分間加熱した後，紫外線（主波長365nm）を照射するとき，試料溶液から得た数個のスポットのうち1個のスポットは，標準溶液から得た淡黄白色～黄緑色の蛍光を発するスポットと色調及びR_f値が等しい（ショウマ）．

純度試験

(1) 重金属〈*1.07*〉 本品1.0gをとり，エキス剤（4）に従い検液を調製し，試験を行う（30ppm以下）．

(2) ヒ素〈*1.11*〉 本品0.67gをとり，第3法により検液を調製し，試験を行う（3ppm以下）．

乾燥減量〈*2.41*〉 9.0%以下（1g，105℃，5時間）．

灰 分〈*5.01*〉 14.0%以下．

定 量 法

(1) マンギフェリン 本品約0.5gを精密に量り，薄めたメタノール（1→2）50mLを正確に加えて15分間振り混ぜた後，遠心分離し，上澄液を試料溶液とする．別に定量用マンギフェリン約10mgを精密に量り，薄めたメタノール（1→2）に溶かして正確に200mLとし，標準溶液とする．試料溶液及び標準溶液10μLずつを正確にとり，次の条件で液体クロマトグラフィー〈*2.01*〉により試験を行い，それぞれの液のマンギフェリンのピーク面積A_T及びA_Sを測定する．

マンギフェリンの量（mg）＝ $M_S \times A_T/A_S \times 1/4$

M_S：qNMR で含量換算した定量用マンギフェリンの秤取量（mg）

試験条件
　検出器：紫外吸光光度計（測定波長：367 nm）
　カラム：内径 4.6 mm，長さ 15 cm のステンレス管に 5 μm の液体クロマトグ
　　ラフィー用オクタデシルシリル化シリカゲルを充塡する．
　カラム温度：40℃付近の一定温度
　移動相：水／アセトニトリル／リン酸混液（1780：220：1）
　流量：毎分 1.0 mL
システム適合性
　システムの性能：標準溶液 10 μL につき，上記の条件で操作するとき，マンギ
　　フェリンのピークの理論段数及びシンメトリー係数は，それぞれ 5000 段以
　　上，1.5 以下である．
　システムの再現性：標準溶液 10 μL につき，上記の条件で試験を 6 回繰り返
　　すとき，マンギフェリンのピーク面積の相対標準偏差は 1.5％以下である．

(2)　バイカリン　本品約 0.1 g を精密に量り，薄めたメタノール（7 → 10）50 mL
を正確に加えて 15 分間振り混ぜた後，ろ過し，ろ液を試料溶液とする．別にバイ
カリン標準品（別途 10 mg につき，電量滴定法により水分〈*2.48*〉を測定してお
く）約 10 mg を精密に量り，メタノールに溶かし，正確に 100 mL とする．この液
5 mL を正確に量り，薄めたメタノール（7 → 10）を加えて正確に 10 mL とし，標
準溶液とする．試料溶液及び標準溶液 10 μL ずつを正確にとり，次の条件で液体ク
ロマトグラフィー〈*2.01*〉により試験を行い，それぞれの液のバイカリンのピーク
面積 A_T 及び A_S を測定する．

バイカリン（$C_{21}H_{18}O_{11}$）の量（mg）＝ $M_S \times A_T/A_S \times 1/4$

M_S：脱水物に換算したバイカリン標準品の秤取量（mg）

試験条件
　検出器：紫外吸光光度計（測定波長：277 nm）
　カラム：内径 4.6 mm，長さ 15 cm のステンレス管に 5 μm の液体クロマトグ
　　ラフィー用オクタデシルシリル化シリカゲルを充塡する．
　カラム温度：40℃付近の一定温度
　移動相：薄めたリン酸（1 → 200）／アセトニトリル混液（19：6）
　流量：毎分 1.0 mL

システム適合性

システムの性能：標準溶液 10 μL につき，上記の条件で操作するとき，バイカリンのピークの理論段数及びシンメトリー係数は，それぞれ 5000 段以上，1.5 以下である．

システムの再現性：標準溶液 10 μL につき，上記の条件で試験を 6 回繰り返すとき，バイカリンのピーク面積の相対標準偏差は 1.5％以下である．

(3)　ゲニポシド　本品約 0.5 g を精密に量り，薄めたメタノール（1→2）50 mL を正確に加えて 15 分間振り混ぜた後，遠心分離し，上澄液を試料溶液とする．別に定量用ゲニポシド約 10 mg を精密に量り，薄めたメタノール（1→2）に溶かして正確に 100 mL とし，標準溶液とする．試料溶液及び標準溶液 10 μL ずつを正確にとり，次の条件で液体クロマトグラフィー〈*2.01*〉により試験を行い，それぞれの液のゲニポシドのピーク面積 A_T 及び A_S を測定する．

$$ゲニポシドの量（mg）= M_S \times A_T / A_S \times 1／2$$

M_S：qNMR で含量換算した定量用ゲニポシドの秤取量（mg）

試験条件

検出器：紫外吸光光度計（測定波長：240 nm）

カラム：内径 4.6 mm，長さ 15 cm のステンレス管に 5 μm の液体クロマトグラフィー用オクタデシルシリル化シリカゲルを充塡する．

カラム温度：40℃付近の一定温度

移動相：水／アセトニトリル／リン酸混液（900：100：1）

流量：毎分 1.0 mL

システム適合性

システムの性能：標準溶液 10 μL につき，上記の条件で操作するとき，ゲニポシドのピークの理論段数及びシンメトリー係数は，それぞれ 5000 段以上，1.5 以下である．

システムの再現性：標準溶液 10 μL につき，上記の条件で試験を 6 回繰り返すとき，ゲニポシドのピーク面積の相対標準偏差は 1.5％以下である．

貯　法　容器　気密容器．

─────── 注　釈 ───────

本質　鼻炎薬

しばり　体力中等度以上で，濃い鼻汁が出て，ときに熱感を伴うもの．

適応症　鼻づまり，慢性鼻炎，蓄膿症

医薬品各条の部　シンギの条生薬の性状の項を次のように改める.

シ　ン　ギ

生薬の性状　本品はほぼ円柱形を呈し，長さ 20 〜 100 cm，径 0.5 〜 2.5 cm，外面は黄褐色〜赤褐色で，不規則な縦じわがあり，しばしば横長の皮目及び側根の跡がある．外皮は剝がれやすく，剝がれた跡は淡黄褐色〜淡赤褐色を呈する．質は柔軟で折りにくく，折面は繊維性で，粉質である．横切面は皮部が類白色，形成層付近はやや褐色を帯び，木部は淡黄褐色を呈し，放射組織が明瞭である．

　本品は僅かに特異なにおいがあり，味は僅かに甘い．

　本品の横切片を鏡検〈5.01〉するとき，コルク層は 6 〜 8 細胞層で，その内側に 2 〜 4 細胞層のやや厚壁化した柔細胞がある．二次皮層は放射組織が明瞭で，しばしば外側に裂隙が認められる．師部には師部繊維束が階段状に認められる．木部は放射組織が明瞭で，道管の周囲に木部繊維が認められる．師部繊維束及び木部繊維束の外辺にシュウ酸カルシウムの単晶を含む薄壁性の結晶細胞があり，単晶の径は 7 〜 20 μm である．柔組織中に認められるでんぷん粒は単粒及び 2 〜 8 個の複粒である．縦切片を鏡検〈5.01〉するとき，道管は網紋，階紋，有縁孔紋及びらせん紋道管で，師部繊維束及び木部繊維束の周囲の結晶細胞は列をなす．

医薬品各条の部　真武湯エキスの条定量法の項（3）の目を次のように改める.

真　武　湯　エ　キ　ス

定　量　法

（3）　総アルカロイド（ベンゾイルメサコニン塩酸塩及び 14-アニソイルアコニン塩酸塩，又はベンゾイルメサコニン塩酸塩及びベンゾイルヒパコニン塩酸塩）　本品約 1 g を精密に量り，ジエチルエーテル 20 mL を加えて振り混ぜた後，0.1 mol/L 塩酸試液 3.0 mL を加えて 10 分間振り混ぜ，遠心分離し，ジエチルエーテル層を除いた後，ジエチルエーテル 20 mL を加えて同様に操作し，ジエチルエーテル層を除く．水層にアンモニア試液 1.0 mL 及びジエチルエーテル 20 mL を加えて 30 分間振り混ぜた後，遠心分離し，ジエチルエーテル層を分取する．水層にアンモニア試液 1.0 mL 及びジエチルエーテル 20 mL を加えて同様に操作し，これを 2 回繰り返す．全抽出液を合わせ，低圧（真空）で溶媒を留去した後，残留物をブシ用リン酸塩緩衝液／アセトニトリル混液（1：1）に溶かして正確に 10 mL とし，この液を遠心分離し，上澄液を試料溶液とする．別に定量用安息香酸約 10 mg を精密に量り，ブシ用リン酸塩緩衝液／アセトニトリル混液（1：1）に溶かし，正確に

100 mL とする．この液 10 mL を正確に量り，ブシ用リン酸塩緩衝液／アセトニトリル混液（1：1）を加えて正確に 100 mL とし，標準溶液とする．試料溶液及び標準溶液 20 µL ずつを正確にとり，次の条件で液体クロマトグラフィー〈2.01〉により試験を行う．試料溶液のベンゾイルメサコニン，ベンゾイルヒパコニン及び 14-アニソイルアコニンのピーク面積 A_M，A_H 及び A_A 並びに標準溶液の安息香酸のピーク面積 A_S を測定する．

ベンゾイルメサコニン塩酸塩の量（mg）$= M_S \times A_M / A_S \times 1/100 \times 4.19$

ベンゾイルヒパコニン塩酸塩の量（mg）$= M_S \times A_H / A_S \times 1/100 \times 4.06$

14-アニソイルアコニン塩酸塩の量（mg）$= M_S \times A_A / A_S \times 1/100 \times 3.69$

M_S：qNMR で含量換算した定量用安息香酸の秤取量（mg）

試験条件
　　検出器：紫外吸光光度計（測定波長：ベンゾイルヒパコニン，ベンゾイルメサコニン及び安息香酸は 231 nm，14-アニソイルアコニンは 254 nm）
　　カラム：内径 4.6 mm，長さ 15 cm のステンレス管に 5 µm の液体クロマトグラフィー用オクタデシルシリル化シリカゲルを充填する．
　　カラム温度：40℃付近の一定温度
　　移動相：ブシ用リン酸塩緩衝液／テトラヒドロフラン混液（183：17）
　　流量：毎分 1.0 mL
システム適合性
　　システムの性能：分離確認用ブシモノエステルアルカロイド混合標準試液 20 µL につき，上記の条件で操作するとき，ベンゾイルメサコニン，ベンゾイルヒパコニン，14-アニソイルアコニンの順に溶出し，ベンゾイルメサコニンのピークの理論段数及びシンメトリー係数は，それぞれ 5000 段以上，1.5 以下である．
　　システムの再現性：標準溶液 20 µL につき，上記の条件で試験を 6 回繰り返すとき，安息香酸のピーク面積の相対標準偏差は 1.5％以下である．

医薬品各条の部　センナの条生薬の性状の項を次のように改める．

セ ン ナ

生薬の性状　本品はひ針形～狭ひ針形を呈し，長さ 1.5 ～ 5 cm，幅 0.5 ～ 1.5 cm，淡灰黄色～淡灰黄緑色である．全縁で先端はとがり，基部は非相称，小葉柄は短

い．ルーペ視するとき，葉脈は浮き出て，一次側脈は辺縁に沿って上昇し，直上の側脈に合一する．背軸面は僅かに毛がある．

　本品は弱いにおいがあり，味は苦い．

　本品の横切片を鏡検〈5.01〉するとき，向軸側及び背軸側表皮は厚いクチクラを有し，多数の気孔及び厚壁で表面に粒状突起のある単細胞毛がある．表皮細胞はしばしば葉面に平行な隔壁によって2層に分かれ，内層に粘液を含む．葉肉部では，向軸側及び背軸側表皮下に1細胞層の柵状組織，その間に3〜4細胞層の海綿状組織があり，それぞれの組織はシュウ酸カルシウムの集晶を含む．葉脈部では，維管束に隣接してシュウ酸カルシウムの単晶を含む結晶細胞が認められる．縦切片を鏡検〈5.01〉するとき，維管束の周囲の結晶細胞は列をなす．

医薬品各条の部　ソボクの条確認試験の項を次のように改める．

ソ　ボ　ク

確認試験　本品の細切1gにメタノール10mLを加えて5分間振り混ぜた後，ろ過し，ろ液を試料溶液とする．この液につき，薄層クロマトグラフィー〈2.03〉により試験を行う．試料溶液5μLを薄層クロマトグラフィー用シリカゲルを用いて調製した薄層板にスポットする．次に酢酸エチル／水／ギ酸/2-プロパノール混液（20：1：1：1）を展開溶媒として約7cm展開した後，薄層板を風乾する．これに炭酸ナトリウム試液を均等に噴霧し，薄層板を風乾するとき，R_f値0.7付近に赤紫色のスポットを認める．

医薬品各条の部　ソヨウの条生薬の性状の項を次のように改める．

ソ　ヨ　ウ

生薬の性状　本品は，通例，しわがよって縮んだ葉からなり，しばしば細い茎を含む．葉は向軸面及び背軸面とも帯褐紫色，又は向軸面は灰緑色〜帯褐緑色で背軸面は帯褐紫色を呈する．水に浸してしわを伸ばすと，葉身は広卵形〜倒心臓形で，長さ5〜12cm，幅5〜8cm，先端はややとがり，辺縁に鋸歯があり，基部は広いくさび状を呈する．葉柄は長さ3〜5cmである．茎及び葉柄の横切面は方形である．葉をルーペ視するとき，向軸面及び背軸面に毛を認め，毛は葉脈上に多く，他はまばらである．背軸面には細かい腺毛を認める．

　本品は特異なにおいがあり，味は僅かに苦い．

医薬品各条の部　ダイオウの条確認試験の項を次のように改める.

ダ イ オ ウ

確認試験　本品の粉末 1.0 g に水 10 mL を加えて振り混ぜた後，ジエチルエーテル 10 mL を加えて 10 分間振り混ぜ，遠心分離し，ジエチルエーテル層を試料溶液とする．別に薄層クロマトグラフィー用レイン 1 mg をアセトン 10 mL に溶かし，標準溶液とする．これらの液につき，薄層クロマトグラフィー〈2.03〉により試験を行う．試料溶液及び標準溶液 5 μL ずつを薄層クロマトグラフィー用シリカゲルを用いて調製した薄層板にスポットする．次に酢酸エチル/メタノール/水混液（20：3：2）を展開溶媒として約 7 cm 展開した後，薄層板を風乾するとき，試料溶液から得た数個のスポットのうち 1 個のスポットは，標準溶液から得たスポットと色調及び R_f 値が等しい．また，このスポットは，炭酸ナトリウム試液を均等に噴霧するとき，赤色を呈する．

医薬品各条の部　ダイオウ末の条確認試験の項を次のように改める.

ダ イ オ ウ 末

確認試験　本品 1.0 g に水 10 mL を加えて振り混ぜた後，ジエチルエーテル 10 mL を加えて 10 分間振り混ぜ，遠心分離し，ジエチルエーテル層を試料溶液とする．別に薄層クロマトグラフィー用レイン 1 mg をアセトン 10 mL に溶かし，標準溶液とする．これらの液につき，薄層クロマトグラフィー〈2.03〉により試験を行う．試料溶液及び標準溶液 5 μL ずつを薄層クロマトグラフィー用シリカゲルを用いて調製した薄層板にスポットする．次に酢酸エチル/メタノール/水混液（20：3：2）を展開溶媒として約 7 cm 展開した後，薄層板を風乾するとき，試料溶液から得た数個のスポットのうち 1 個のスポットは，標準溶液から得たスポットと色調及び R_f 値が等しい．また，このスポットは，炭酸ナトリウム試液を均等に噴霧するとき，赤色を呈する．

医薬品各条の部　タイソウの条純度試験の項（2）の目を次のように改める.

タ　イ　ソ　ウ

純度試験

（2）　総 BHC の量及び総 DDT の量〈5.01〉　各々 0.2 ppm 以下（分析用試料は細切とする）.

医薬品各条の部　タンジンの条生薬の性状の項を次のように改める.

タ　ン　ジ　ン

生薬の性状　本品はほぼ円柱形で，長さ 5 〜 25 cm，径 0.3 〜 1.5 cm，やや湾曲し，しばしば側根を付ける. 外面は赤褐色，暗赤褐色又は黒褐色で，不規則な粗い縦じわがある. 質は堅く折りやすい. 折面は緻密であるか又は粗く裂隙があり，皮部は灰黄白色又は赤褐色，木部は淡黄白色又は黒褐色を呈する.

　本品は僅かににおいがあり，味は初め甘く，後に僅かに苦く渋い.

　本品の横切片を鏡検〈5.01〉するとき，最外層は通常コルク層で，まれにその外側に柔組織又は内皮がある. 二次皮層中に厚壁細胞が数個散在するか又は認められない. 形成層は明瞭である. 二次木部の道管は放射状に配列し，しばしば中心部に向かって合一する. 道管周囲に木部繊維が認められる. 一次木部は 2 〜 3 部分に分かれる. 縦切片を鏡検〈5.01〉するとき，二次木部の道管は主に孔紋及び網紋道管である.

医薬品各条の部　チョウトウコウの条定量法の項を次のように改める.

チ　ョ　ウ　ト　ウ　コ　ウ

定 量 法　本品の中末約 0.2 g を精密に量り，共栓遠心沈殿管にとり，メタノール /希酢酸混液（7：3）30 mL を加えて 30 分間振り混ぜた後，遠心分離し，上澄液を分取する. 残留物にメタノール / 希酢酸混液（7：3）10 mL を加えて更に 2 回，同様に操作する. 全抽出液を合わせ，メタノール / 希酢酸混液（7：3）を加えて正確に 50 mL とし，試料溶液とする. 別に定量用リンコフィリン約 5 mg を精密に量り，メタノール / 希酢酸混液（7：3）に溶かして正確に 100 mL とする. この液 1 mL を正確に量り，メタノール / 希酢酸混液（7：3）を加えて正確に 10 mL と

し，標準溶液（1）とする．別にヒルスチン 1 mg をメタノール／希酢酸混液（7：3）100 mL に溶かし，標準溶液（2）とする．試料溶液，標準溶液（1）及び標準溶液（2）20 μL ずつを正確にとり，次の条件で液体クロマトグラフィー〈2.01〉により試験を行う．試料溶液のリンコフィリン及びヒルスチンのピーク面積 A_{Ta} 及び A_{Tb} 並びに標準溶液（1）のリンコフィリンのピーク面積 A_S を測定する．

総アルカロイド（リンコフィリン及びヒルスチン）の量（mg）
$$= M_S \times (A_{Ta} + 1.23 A_{Tb}) / A_S \times 1 / 20$$

M_S：定量用リンコフィリンの秤取量（mg）

試験条件
　検出器：紫外吸光光度計（測定波長：245 nm）
　カラム：内径 4.6 mm，長さ 25 cm のステンレス管に 5 μm の液体クロマトグラフィー用オクタデシルシリル化シリカゲルを充塡する．
　カラム温度：40℃付近の一定温度
　移動相：酢酸アンモニウム 3.85 g を水 200 mL に溶かし，酢酸（100）10 mL を加え，水を加えて 1000 mL とする．この液にアセトニトリル 350 mL を加える．
　流量：リンコフィリンの保持時間が約 17 分になるように調整する．
システム適合性
　システムの性能：定量用リンコフィリン 5 mg をメタノール／希酢酸混液（7：3）100 mL に溶かす．この液 5 mL にアンモニア水（28）1 mL を加えて 50℃で 2 時間加熱，又は還流冷却器を付けて 10 分間加熱する．冷後，反応液 1 mL を量り，メタノール／希酢酸混液（7：3）を加えて 5 mL とする．この液 20 μL につき，上記の条件で操作するとき，リンコフィリン以外にイソリンコフィリンのピークを認め，リンコフィリンとイソリンコフィリンの分離度は 1.5 以上である．
　システムの再現性：標準溶液（1）20 μL につき，上記の条件で試験を 6 回繰り返すとき，リンコフィリンのピーク面積の相対標準偏差は 1.5％以下である．

医薬品各条の部　チンピの条定量法の項を次のように改める.

チ　ン　ピ

定 量 法　本品の粉末約 0.1 g を精密に量り，メタノール 30 mL を加え，還流冷却器を付けて 15 分間加熱し，冷後，遠心分離し，上澄液を分取する．残留物にメタノール 20 mL を加えて同様に操作する．全抽出液を合わせ，メタノールを加えて正確に 50 mL とする．この液 5 mL を正確に量り，薄めたメタノール（1 → 2）を加えて正確に 10 mL とし，試料溶液とする．別に定量用ヘスペリジンをデシケーター（シリカゲル）で 24 時間以上乾燥し，その約 10 mg を精密に量り，メタノールに溶かして正確に 100 mL とする．この液 5 mL を正確に量り，薄めたメタノール（1 → 2）を加えて正確に 10 mL とし，標準溶液とする．試料溶液及び標準溶液 10 μL ずつを正確にとり，次の条件で液体クロマトグラフィー〈*2.01*〉により試験を行い，それぞれの液のヘスペリジンのピーク面積 A_T 及び A_S を測定する.

$$ヘスペリジンの量（mg）= M_S \times A_T / A_S \times 1/2$$

M_S：定量用ヘスペリジンの秤取量（mg）

試験条件
　　検出器：紫外吸光光度計（測定波長：285 nm）
　　カラム：内径 4.6 mm，長さ 15 cm のステンレス管に 5 μm の液体クロマトグラフィー用オクタデシルシリル化シリカゲルを充填する.
　　カラム温度：40℃付近の一定温度
　　移動相：水 / アセトニトリル / 酢酸（100）混液（82：18：1）
　　流量：毎分 1.0 mL（ヘスペリジンの保持時間約 15 分）
システム適合性
　　システムの性能：定量用ヘスペリジン及び薄層クロマトグラフィー用ナリンギン 1 mg ずつをメタノール 10 mL に溶かし，水を加えて 20 mL とする．この液 10 μL につき，上記の条件で操作するとき，ナリンギン，ヘスペリジンの順に溶出し，その分離度は 1.5 以上である.
　　システムの再現性：標準溶液 10 μL につき，上記の条件で試験を 6 回繰り返すとき，ヘスペリジンのピーク面積の相対標準偏差は 1.5％以下である.

医薬品各条の部　テンモンドウの条純度試験の項を次のように改める.

テ ン モ ン ド ウ

純度試験
(1)　重金属〈*1.07*〉　本品の粗切 3.0 g をとり，第 3 法により操作し，試験を行う．比較液には鉛標準液 3.0 mL を加える（10 ppm 以下）.
(2)　ヒ素〈*1.11*〉　本品の粗切 1.0 g をとり，第 4 法により検液を調製し，試験を行う．ただし，標準色の調製にはヒ素標準液 5.0 mL を用いる（5 ppm 以下）.

　医薬品各条の部　当帰芍薬散エキスの条定量法の項（1）及び（3）の目を次のように改める.

当 帰 芍 薬 散 エ キ ス

定 量 法
(1)　(*E*)-フェルラ酸　本操作は光を避け，遮光した容器を用いて行う．乾燥エキス約 0.5 g（軟エキスは乾燥物として約 0.5 g に対応する量）を精密に量り，薄めたメタノール（1 → 2）50 mL を正確に加えて 15 分間振り混ぜた後，ろ過し，ろ液を試料溶液とする．別に定量用(*E*)-フェルラ酸約 10 mg を精密に量り，薄めたメタノール（1 → 2）に溶かして正確に 100 mL とする．この液 2 mL を正確に量り，薄めたメタノール（1 → 2）を加えて正確に 50 mL とし，標準溶液とする．試料溶液及び標準溶液 10 μL ずつを正確にとり，次の条件で液体クロマトグラフィー〈*2.01*〉により試験を行い，それぞれの液の (*E*)-フェルラ酸のピーク面積 A_T 及び A_S を測定する.

$$(E)\text{-フェルラ酸の量（mg）} = M_S \times A_T / A_S \times 1/50$$

M_S：qNMR で含量換算した定量用(*E*)-フェルラ酸の秤取量（mg）

試験条件
検出器：紫外吸光光度計（測定波長：320 nm）
カラム：内径 4.6 mm，長さ 15 cm のステンレス管に 5 μm の液体クロマトグラフィー用オクタデシルシリル化シリカゲルを充填する.
カラム温度：40℃付近の一定温度
移動相：リン酸二水素ナトリウム二水和物 7.8 g を水 1000 mL に溶かし，リン

酸 2 mL を加える．この液 850 mL にアセトニトリル 150 mL を加える．

流量：毎分 1.0 mL（(*E*)-フェルラ酸の保持時間約 10 分）

システム適合性

システムの性能：標準溶液 10 μL につき，上記の条件で操作するとき，(*E*)-フェルラ酸のピークの理論段数及びシンメトリー係数は，それぞれ 5000 段以上，1.5 以下である．

システムの再現性：標準溶液 10 μL につき，上記の条件で試験を 6 回繰り返すとき，(*E*)-フェルラ酸のピーク面積の相対標準偏差は 1.5％以下である．

(3)　アトラクチレノリド III　乾燥エキス約 0.5 g（軟エキスは乾燥物として約 0.5 g に対応する量）を精密に量り，薄めたメタノール（1 → 2）50 mL を正確に加えて 15 分間振り混ぜた後，ろ過し，ろ液を試料溶液とする．別に定量用アトラクチレノリド III 約 10 mg を精密に量り，メタノールに溶かし，正確に 100 mL とする．この液 5 mL を正確に量り，薄めたメタノール（1 → 2）を加えて正確に 100 mL とし，標準溶液とする．試料溶液及び標準溶液 10 μL ずつを正確にとり，次の条件で液体クロマトグラフィー〈*2.01*〉により試験を行い，それぞれの液のアトラクチレノリド III のピーク面積 A_T 及び A_S を測定する．

$$アトラクチレノリド III の量（mg）= M_S \times A_T / A_S \times 1 / 40$$

M_S：定量用アトラクチレノリド III の秤取量（mg）

試験条件

検出器：紫外吸光光度計（測定波長：210 nm）

カラム：内径 4.6 mm，長さ 15 cm のステンレス管に 5 μm の液体クロマトグラフィー用オクタデシルシリル化シリカゲルを充塡する．

カラム温度：40℃付近の一定温度

移動相：水 / アセトニトリル / リン酸混液（550：450：1）

流量：毎分 1.0 mL（アトラクチレノリド III の保持時間約 10 分）

システム適合性

システムの性能：標準溶液 10 μL につき，上記の条件で操作するとき，アトラクチレノリド III のピークの理論段数及びシンメトリー係数は，それぞれ 5000 段以上，1.5 以下である．

システムの再現性：標準溶液 10 μL につき，上記の条件で試験を 6 回繰り返すとき，アトラクチレノリド III のピーク面積の相対標準偏差は 1.5％以下である．

医薬品各条の部　トウジンの条確認試験の項及び純度試験の項を次のように改める．

ト　ウ　ジ　ン

確認試験　本品の粗切 2.0 g に水 50 mL を加えて水浴中で 1 時間加熱する．冷後，ろ過し，ろ液を酢酸エチル 20 mL ずつで 2 回洗浄する．水層を分取し，水飽和 1-ブタノール 30 mL ずつを用い 2 回抽出する．水飽和 1-ブタノール層を合わせ，水浴中で低圧（真空）で溶媒を留去する．残留物にメタノール 1 mL を加えて試料溶液とする．この液につき，薄層クロマトグラフィー〈*2.03*〉により試験を行う．試料溶液 5 μL を薄層クロマトグラフィー用シリカゲルを用いて調製した薄層板にスポットする．次に 1-プロパノール / 水 / 酢酸エチル混液（6：5：2）を展開溶媒として約 10 cm 展開した後，薄層板を風乾する．これにナフトレゾルシン・リン酸試液を均等に噴霧し，105℃で 10 分間加熱するとき，R_f 値 0.5 付近に橙色～赤紫色のスポットを認める．

純度試験

(1)　重金属〈*1.07*〉　本品の粗切 3.0 g をとり，第 3 法により操作し，試験を行う．比較液には鉛標準液 3.0 mL を加える（10 ppm 以下）．

(2)　ヒ素〈*1.11*〉　本品の粗切 1.0 g をとり，第 4 法により検液を調製し，試験を行う．ただし，標準色の調製にはヒ素標準液 5.0 mL を用いる（5 ppm 以下）．

医薬品各条の部　ニクズクの条日本名別名の項を次のように改める．

ニ　ク　ズ　ク

肉　豆　蔲

肉　豆　蔲

医薬品各条の部　ニンドウの条生薬の性状の項を次のように改める．

ニ　ン　ド　ウ

生薬の性状　本品は茎及びこれに対生した葉からなる．葉は短い葉柄を付け，楕円形で全縁，長さ 3 ～ 7 cm，幅 1 ～ 3 cm，向軸面は緑褐色，背軸面は淡灰緑色を呈

し，ルーペ視するとき，両面に軟毛をまばらに認める．茎は径 1 ～ 4 mm，外面は灰黄褐色～帯紫褐色で，横切面は円形，中空である．

　本品はほとんどにおいがなく，味は収れん性で，後僅かに苦い．

　本品の葉の横切片を鏡検〈5.01〉するとき，最外層は向軸側，背軸側とも表皮からなり，表皮には単細胞性の非腺毛と多細胞性の腺毛が認められる．主脈部では，表皮の内側数細胞層は厚角組織からなり，中央部には維管束がある．葉肉部では向軸側表皮に接して柵状組織があり，背軸側表皮に接して海綿状組織がある．腺毛には褐色の分泌物が含まれ，柔細胞中にはシュウ酸カルシウムの集晶を含み，でんぷん粒が認められることがある．

医薬品各条の部　バクモンドウの条生薬の性状の項の次に次を加える．

バ　ク　モ　ン　ド　ウ

確認試験　本品の中切 5 g に水 15 mL 及び酢酸エチル 25 mL を加えて 10 分間振り混ぜた後，遠心分離し，酢酸エチル層を分取する．この液 10 mL をとり，低圧（真空）で溶媒を留去した後，残留物をアセトン 0.5 mL に溶かし，試料溶液とする．別に薄層クロマトグラフィー用メチルオフィオポゴナノン A 1 mg をメタノール 1 mL に溶かし，標準溶液とする．これらの液につき，薄層クロマトグラフィー〈2.03〉により試験を行う．試料溶液 20 μL 及び標準溶液 10 μL を薄層クロマトグラフィー用シリカゲルを用いて調製した薄層板にスポットする．次にヘキサン／酢酸エチル／酢酸 (100) 混液 (30：10：1) を展開溶媒として約 7 cm 展開した後，薄層板を風乾する．これに塩化鉄 (Ⅲ)・メタノール試液を均等に噴霧するとき，試料溶液から得た数個のスポットのうち 1 個のスポットは，標準溶液から得たスポットと色調及び R_f 値が等しい．

　同条純度試験の項を次のように改める．

純度試験

(1)　重金属〈1.07〉　本品の中切 3.0 g をとり，第 3 法により操作し，試験を行う．比較液には鉛標準液 3.0 mL を加える（10 ppm 以下）．

(2)　ヒ素〈1.11〉　本品の中切 1.0 g をとり，第 4 法により検液を調製し，試験を行う．ただし，標準色の調製にはヒ素標準液 5.0 mL を用いる（5 ppm 以下）．

医薬品各条の部 八味地黄丸エキスの条定量法の項（3）の目を次のように改める．

八 味 地 黄 丸 エ キ ス

定 量 法

（3） 総アルカロイド（ベンゾイルメサコニン塩酸塩及び 14-アニソイルアコニン塩酸塩，又はベンゾイルメサコニン塩酸塩及びベンゾイルヒパコニン塩酸塩） 乾燥エキス約 1 g（軟エキスは乾燥物として約 1 g に対応する量）を精密に量り，ジエチルエーテル 20 mL を加えて振り混ぜた後，0.1 mol/L 塩酸試液 3.0 mL を加えて 10 分間振り混ぜ，遠心分離し，ジエチルエーテル層を除いた後，ジエチルエーテル 20 mL を加えて同様に操作し，ジエチルエーテル層を除く．水層にアンモニア試液 1.0 mL 及びジエチルエーテル 20 mL を加えて 30 分間振り混ぜた後，遠心分離し，ジエチルエーテル層を分取する．水層にアンモニア試液 1.0 mL 及びジエチルエーテル 20 mL を加えて同様に操作し，これを 2 回繰り返す．全抽出液を合わせ，低圧（真空）で溶媒を留去した後，残留物をブシ用リン酸塩緩衝液／アセトニトリル混液（1：1）に溶かして正確に 10 mL とし，この液を遠心分離し，上澄液を試料溶液とする．別に定量用安息香酸約 10 mg を精密に量り，ブシ用リン酸塩緩衝液／アセトニトリル混液（1：1）に溶かし，正確に 100 mL とする．この液 10 mL を正確に量り，ブシ用リン酸塩緩衝液／アセトニトリル混液（1：1）を加えて正確に 100 mL とし，標準溶液とする．試料溶液及び標準溶液 20 μL ずつを正確にとり，次の条件で液体クロマトグラフィー〈*2.01*〉により試験を行う．試料溶液のベンゾイルメサコニン，ベンゾイルヒパコニン及び 14-アニソイルアコニンのピーク面積 A_M，A_H 及び A_A 並びに標準溶液の安息香酸のピーク面積 A_S を測定する．

$$\text{ベンゾイルメサコニン塩酸塩の量（mg）} = M_S \times A_M / A_S \times 1/100 \times 4.19$$
$$\text{ベンゾイルヒパコニン塩酸塩の量（mg）} = M_S \times A_H / A_S \times 1/100 \times 4.06$$
$$\text{14-アニソイルアコニン塩酸塩の量（mg）} = M_S \times A_A / A_S \times 1/100 \times 3.69$$

M_S：qNMR で含量換算した定量用安息香酸の秤取量（mg）

試験条件
検出器：紫外吸光光度計（測定波長：ベンゾイルヒパコニン，ベンゾイルメサコニン及び安息香酸は 231 nm，14-アニソイルアコニンは 254 nm）
カラム：内径 4.6 mm，長さ 15 cm のステンレス管に 5 μm の液体クロマトグラフィー用オクタデシルシリル化シリカゲルを充塡する．

カラム温度：40℃付近の一定温度

移動相：ブシ用リン酸塩緩衝液／テトラヒドロフラン混液（183：17）

流量：毎分 1.0 mL

システム適合性

システムの性能：分離確認用ブシモノエステルアルカロイド混合標準試液
20 µL につき，上記の条件で操作するとき，ベンゾイルメサコニン，ベンゾ
イルヒパコニン，14-アニソイルアコニンの順に溶出し，ベンゾイルメサコ
ニンのピークの理論段数及びシンメトリー係数は，それぞれ 5000 段以上，
1.5 以下である．

システムの再現性：標準溶液 20 µL につき，上記の条件で試験を 6 回繰り返
すとき，安息香酸のピーク面積の相対標準偏差は 1.5％以下である．

医薬品各条の部　ハッカの条生薬の性状の項を次のように改める．

ハ　ッ　カ

生薬の性状　本品は茎及びこれに対生した葉からなり，茎は方柱形で淡褐色～赤紫色
を呈し，細毛がある．水に浸してしわを伸ばすと，葉は卵円形～長楕円形で，両端
はとがり，長さ 2 ～ 8 cm，幅 1 ～ 2.5 cm，辺縁に不ぞろいの鋸歯があり，向軸面
は淡褐黄色～淡緑黄色，背軸面は淡緑色～淡緑黄色を呈する．

葉柄は長さ 0.3 ～ 1 cm である．ルーペ視するとき，毛，腺毛及び腺りんを認め
る．

本品は特異な芳香があり，口に含むと清涼感がある．

医薬品各条の部　ビワヨウの条生薬の性状の項を次のように改める．

ビ　ワ　ヨ　ウ

生薬の性状　本品は長楕円形～広ひ針形で，長さ 12 ～ 30 cm，幅 4 ～ 9 cm，先端は
とがり，基部はくさび形で，短い葉柄を付け，辺縁には粗い鋸歯がある．ときに，
短径 0.5 ～ 1 cm，長径数 cm の短冊状に切裁されている．向軸面は緑色～緑褐色を
呈し，背軸面は淡緑褐色で，淡褐色の綿毛を残存する．葉脈部は淡黄褐色を呈し，
背軸面に突出している．

本品は僅かににおいがあり，味はほとんどない．

本品の横切片を鏡検〈5.01〉するとき，向軸側及び背軸側表皮は厚いクチクラを

有し，柵状組織はおおむね 4 ～ 5 細胞層で，ところどころに葉緑体を欠く大型の細胞を認める．主脈部では並立維管束は木部側の基本組織の湾入によって一部切断されたほぼ環状を呈し，師部に接する繊維群を認める．葉肉部の組織中にはシュウ酸カルシウムの単晶及び集晶を認める．綿毛は単細胞性で湾曲し，太さ約 25 μm，長さ 1.5 mm に達する．

医薬品各条の部　ブシの条生薬の性状の項を次のように改める．

ブ　　シ

生薬の性状

1)　ブシ 1　本品は径 10 mm 以下の不整な多角形に破砕されている．外面は暗灰褐色～黒褐色を呈する．質は堅く，切面は平らで，淡褐色～暗褐色を呈し，通常角質で光沢がある．

本品は弱い特異なにおいがある．

本品の切片を鏡検〈5.01〉するとき，道管は孔紋，階紋，網紋又はらせん紋道管である．柔細胞中のでんぷん粒は通例糊化しているが，ときにでんぷん粒が認められるものもある．でんぷん粒は円形若しくは楕円形で径 2 ～ 25 μm，単粒又は 2 ～ 10 数個の複粒として認められる．でんぷん粒のへそは明らかである．

2)　ブシ 2　本品はほぼ倒円錐形で，長さ 15 ～ 30 mm，径 12 ～ 16 mm，又は縦ときに横に切断され，長さ 20 ～ 60 mm，幅 15 ～ 40 mm，厚さ 0.2 ～ 0.7 mm，又は径 12 mm 以下の不整な多角形に破砕されている．外面は淡褐色～暗褐色又は黄褐色を呈する．擬上皮を除いたものでは，外面が黄白色～黄褐色である．質は堅く，通例，しわはなく，切面は平らで，淡褐色～暗褐色又は黄白色～淡黄褐色を呈し，通常角質，半透明で光沢がある．

本品は弱い特異なにおいがある．

本品の横切片を鏡検〈5.01〉するとき，外側から擬上皮，一次皮層，内皮，二次皮層，形成層，木部が認められる．擬上皮を除いたものでは，擬上皮に加えて，一次皮層及び内皮の一部を欠くものがある．一次皮層には楕円形～楕円状四角形で，短径 30 ～ 75 μm，長径 60 ～ 150 μm の厚壁細胞がある．内皮は接線方向に長い 1 細胞層の細胞からなっている．形成層輪は星形又は不整の多角形～円形であり，木部の道管群は V 字形を呈する．

二次皮層及び髄中に独立した形成層輪が認められるものもある．柔細胞中のでんぷん粒は糊化している．縦切片を鏡検〈5.01〉するとき，道管は孔紋，階紋，網紋又はらせん紋道管である．

3)　ブシ 3　本品は径 5 mm 以下の不整な多角形に破砕されている．外面は灰褐色

を呈する．質は堅く，切面は平らで，淡灰褐色～灰白色を呈し，光沢がない．

本品は弱い特異なにおいがある．

本品の切片を鏡検〈5.01〉するとき，道管は孔紋，階紋，網紋又はらせん紋道管である．柔細胞中のでんぷん粒は円形若しくは楕円形で径2～25μm，単粒又は2～10数個の複粒として認められる．でんぷん粒のへそは明らかである．

──────── 注　釈 ────────

劇：注射剤以外の製剤であって，1個中アコニチンとして0.01mg以下を含有するものを除く．

医薬品各条の部　ベラドンナエキスの条性状の項を次のように改める．

ベ ラ ド ン ナ エ キ ス

性　状　本品は暗褐色で，特異なにおいがある．

──────── 注　釈 ────────

劇：ベラドンナ総アルカロイドとして0.02％以下で，1容器中0.35mg以下の外用剤を除く．

医薬品各条の部　防已黄耆湯エキスの条定量法の項（1）の目を次のように改める．

防 已 黄 耆 湯 エ キ ス

定 量 法

（1）　シノメニン　乾燥エキス約0.5g（軟エキスは乾燥物として約0.5gに対応する量）を精密に量り，ジエチルエーテル20mLを加えて振り混ぜた後，0.1mol/L塩酸試液5.0mLを加えて10分間振り混ぜ，遠心分離し，ジエチルエーテル層を除く．水層にジエチルエーテル20mLを加えて同様に操作する．水層に薄めた水酸化ナトリウム試液（1→10）5.0mL及びメタノール10mLを加えて15分間振り混ぜた後，遠心分離し，上澄液を分取する．残留物に薄めたメタノール（1→2）20mLを加えて15分間振り混ぜた後，遠心分離し，上澄液を分取する．先の上澄液と合わせ，薄めたメタノール（1→2）を加えて正確に50mLとし，試料溶液とする．別に定量用シノメニン約5mgを精密に量り，薄めたメタノール（1→2）

に溶かして正確に100 mLとし，標準溶液とする．試料溶液及び標準溶液10 μLずつを正確にとり，次の条件で液体クロマトグラフィー〈2.01〉により試験を行い，それぞれの液のシノメニンのピーク面積A_T及びA_Sを測定する．

$$シノメニンの量（mg）= M_S × A_T/A_S × 1/2$$

M_S：qNMRで含量換算した定量用シノメニンの秤取量（mg）

試験条件
　検出器：紫外吸光光度計（測定波長：254 nm）
　カラム：内径4.6 mm，長さ15 cmのステンレス管に5 μmの液体クロマトグラフィー用オクタデシルシリル化シリカゲルを充塡する．
　カラム温度：30℃付近の一定温度
　移動相：ラウリル硫酸ナトリウム3 gにアセトニトリル350 mLを加えて振り混ぜた後，水650 mL及びリン酸1 mLを加えて溶かす．
　流量：毎分1.0 mL（シノメニンの保持時間約18分）
システム適合性
　システムの性能：試料溶液，シノメニン標準溶液及び定量法（2）のグリチルリチン酸標準溶液10 μLにつき，上記の条件で操作するとき，試料溶液にシノメニン及びグリチルリチン酸のピークを認め，グリチルリチン酸，シノメニンの順に溶出し，その分離度は4.5以上である．また，グリチルリチン酸のピーク以外にシノメニンのピークの前後に明瞭なピークを認め，シノメニンとそれぞれのピークとの分離度は1.5以上である．
　システムの再現性：標準溶液10 μLにつき，上記の条件で試験を6回繰り返すとき，シノメニンのピーク面積の相対標準偏差は1.5％以下である．

医薬品各条の部　ボクソクの条生薬の性状の項を次のように改める．

ボ ク ソ ク

生薬の性状　本品は板状又は半管状の皮片で，厚さ5〜15 mm，外面は灰褐色〜暗褐色を呈し，内面は褐色〜淡褐色を呈する．外面は厚い周皮を付け，縦に粗い裂け目があり，内面には縦の隆起線がある．横切面は褐色〜淡褐色を呈し，ところどころに石細胞群による白色の細点を認める．
　本品はにおい及び味はほとんどない．
　本品の横切片を鏡検〈5.01〉するとき，コルク層にはコルク石細胞が散在し，二

次皮層には師部繊維群がほぼ階段状に並び，大きな石細胞群が不規則に配列する．柔組織中にシュウ酸カルシウムの集晶が散在する．石細胞や師部繊維に隣接してシュウ酸カルシウムの単晶を含む結晶細胞が認められる．縦切片を鏡検〈5.01〉するとき，繊維細胞に接する結晶細胞は列をなす．

医薬品各条の部　ホミカエキスの条性状の項を次のように改める．

ホ ミ カ エ キ ス

性　状　本品は黄褐色～褐色の粉末で，弱いにおいがある．

———— 注　釈 ————

劇

医薬品各条の部　ホミカエキス散の条性状の項を次のように改める．

ホ ミ カ エ キ ス 散

性　状　本品は黄褐色～灰褐色の粉末で，僅かに弱いにおいがある．

———— 注　釈 ————

劇

医薬品各条の部　ホミカチンキの条性状の項を次のように改める．

ホ ミ カ チ ン キ

性　状　本品は黄褐色の液である．

比　重　d^{20}_{20}：約 0.90

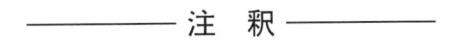

———— 注　釈 ————

劇

医薬品各条の部 マクリの条確認試験の項を次のように改める.

マ ク リ

確認試験 本品の粗切2gに希エタノール10 mLを加えて15分間振り混ぜた後, ろ過し, ろ液を試料溶液とする. 別にカイニン酸5 mgを希エタノール10 mLに溶かし, 標準溶液とする. これらの液につき, 薄層クロマトグラフィー〈2.03〉により試験を行う. 試料溶液及び標準溶液5 μLずつを薄層クロマトグラフィー用シリカゲルを用いて調製した薄層板にスポットする. 次にギ酸エチル/水/ギ酸混液(5：1：1)を展開溶媒として約7 cm展開した後, 薄層板を風乾する. これに噴霧用ニンヒドリン・エタノール試液を均等に噴霧し, 105℃で5分間加熱するとき, 試料溶液から得た数個のスポットのうち1個のスポットは, 標準溶液から得たスポットと色調及び R_f 値が等しい.

医薬品各条の部 モクツウの条生薬の性状の項を次のように改める.

モ ク ツ ウ

生薬の性状 本品は円形又は楕円形の切片で厚さ0.2～0.3 cm, 径1～3 cmである. 切面の皮部は暗灰褐色を呈し, 木部は淡褐色の道管部と灰白色の放射組織とが交互に放射状に配列する. 髄は淡灰黄色で, 明らかである. 側面は灰褐色で, 円形又は横に長い楕円形の皮目がある.

本品はほとんどにおいがなく, 味は僅かにえぐい.

本品の横切片を鏡検〈5.01〉するとき, 主として結晶細胞を伴う繊維束と石細胞群とからなる輪層が師部の外辺を弧状に囲んでいる. 二次皮層の放射組織は単晶を含む厚壁細胞からなる. 形成層付近は明らかで, 髄周辺の細胞は極めて厚壁である. 木部放射組織及び髄周辺の柔細胞にはシュウ酸カルシウムの単晶及びでんぷん粒を含む. でんぷん粒の径は8 μm以下である. 縦切片を鏡検〈5.01〉するとき, 繊維束の周囲の結晶細胞は列をなす.

医薬品各条の部 ヤクモソウの条生薬の性状の項を次のように改める.

ヤ ク モ ソ ウ

生薬の性状 本品は茎, 葉及び花からなり, 通例, 横切したものである. 茎は方柱形

で，径 0.2 ～ 3 cm，黄緑色～緑褐色を呈し，白色の短毛を密生する．髄は白色で切面中央部の多くを占める．質は軽い．葉は対生し，有柄で 3 全裂～ 3 深裂し，裂片は羽状に裂け，終裂片は線状ひ針形で先端は鋭形，又は鋭尖形，向軸面は淡緑色を呈し，背軸面は白色の短毛を密生し，灰緑色を呈する．花は輪生し，がくは筒状で上端は針状に 5 裂し，淡緑色～淡緑褐色，花冠は唇形で淡赤紫色～淡褐色を呈する．

　本品は僅かににおいがあり，味は僅かに苦く，収れん性である．

　本品の茎の横切片を鏡検 〈*5.01*〉 するとき，四稜を認め，*Leonurus sibiricus* の稜は一部がこぶ状に突出する．表皮には，1 ～ 3 細胞からなる非腺毛，頭部が 1 ～ 4 細胞からなる腺毛及び 8 細胞からなる腺りんが認められる．稜部では表皮下に厚角組織が発達し，木部繊維の発達が著しい．皮層は数細胞層の柔細胞からなる．維管束は並立維管束で，ほぼ環状に配列する．師部の外側には師部繊維を認める．皮層及び髄の柔細胞中にシュウ酸カルシウムの針晶又は板状晶が認められる．

医薬品各条の部　ヨクイニンの条確認試験の項を次のように改める．

ヨ ク イ ニ ン

確認試験　本品を横切し，薄めたヨウ素試液（1 → 10）に 5 秒間浸漬した後，取り出し，余分な試液を拭き取り，切面を観察するとき，内乳は暗赤褐色を呈する．

医薬品各条の部　ヨクイニン末の条確認試験の項及び純度試験の項を次のように改める．

ヨ ク イ ニ ン 末

確認試験　本品の少量をスライドガラス上にとり，薄めたヨウ素試液（1 → 10）を滴下して鏡検 〈*5.01*〉 するとき，通例，径 10 ～ 20 μm，ほぼ等径性で鈍多角形の単粒及び複粒のでんぷん粒は帯赤褐色を呈し，脂肪油，アリューロン粒と共存して柔細胞中に含まれる小球形のでんぷん粒は青紫色を呈する．

純度試験　異物　本品を鏡検 〈*5.01*〉 するとき，ケイ酸化した細胞壁を持つ組織の破片，石細胞その他厚壁木化した細胞，網紋道管，階紋道管，孔紋道管，繊維及び毛の破片を認めない．また，薄めたヨウ素試液（1 → 10）で青紫色を呈する径 20 μm を超える大型でんぷん粒は認めないか，又は認めることがあっても僅かである．

医薬品各条の部　抑肝散加陳皮半夏エキスの条基原の項を次のように改める.

抑 肝 散 加 陳 皮 半 夏 エ キ ス

　本品は定量するとき，製法の項に規定した分量で製したエキス当たり，サイコサポニン b_2 0.6 〜 2.4 mg，グリチルリチン酸（$C_{42}H_{62}O_{16}$：822.93）10 〜 30 mg，ヘスペリジン 18 〜 72 mg 及び総アルカロイド（リンコフィリン及びヒルスチン）0.15 mg 以上を含む.

同条定量法の項（3）の目の次に次を加える.

定 量 法

（4）　総アルカロイド（リンコフィリン及びヒルスチン）　乾燥エキス約 1 g（軟エキスは乾燥物として約 1 g に対応する量）を精密に量り，ジエチルエーテル 20 mL を加えて振り混ぜた後，1 mol/L 塩酸試液 3 mL 及び水 7 mL を加えて 10 分間振り混ぜ，遠心分離し，ジエチルエーテル層を除く. 水層にジエチルエーテル 20 mL を加えて同様に操作する. 水層に水酸化ナトリウム試液 10 mL 及びジエチルエーテル 20 mL を加えて 10 分間振り混ぜた後，遠心分離し，ジエチルエーテル層を分取する. 水層にジエチルエーテル 20 mL を加えて同様に操作し，これを 2 回繰り返す. 全抽出液を合わせ，40℃以下，低圧（真空）で溶媒を留去した後，残留物を移動相に溶かして正確に 10 mL とし，試料溶液とする. 別に定量用リンコフィリン及び定量用ヒルスチン約 5 mg ずつを精密に量り，メタノール／希酢酸混液（7：3）に溶かし，正確に 100 mL とする. この液 10 mL を正確に量り，メタノール／希酢酸混液（7：3）を加えて正確に 50 mL とし，標準溶液とする. 試料溶液及び標準溶液 10 μL ずつを正確にとり，次の条件で液体クロマトグラフィー〈2.01〉により試験を行い，それぞれの液のリンコフィリン及びヒルスチンのピーク面積 A_{TR} 及び A_{TH} 並びに A_{SR} 及び A_{SH} を測定する.

$$総アルカロイド（リンコフィリン及びヒルスチン）の量（mg）$$
$$= (M_{SR} \times A_{TR}/A_{SR} + M_{SH} \times A_{TH}/A_{SH}) \times 1/50$$

　　M_{SR}：定量用リンコフィリンの秤取量（mg）
　　M_{SH}：定量用ヒルスチンの秤取量（mg）

　試験条件
　　検出器：紫外吸光光度計（測定波長：245 nm）
　　カラム：内径 4.6 mm，長さ 15 cm のステンレス管に 5 μm の液体クロマトグ

ラフィー用オクタデシルシリル化シリカゲルを充塡する.

カラム温度：40℃付近の一定温度

移動相：ラウリル硫酸ナトリウム 1 g にメタノール 600 mL を加えて振り混ぜた後，水 400 mL 及び酢酸（100）5 mL を加えて溶かす.

流量：毎分 1.0 mL

システム適合性

システムの性能：標準溶液 10 μL につき，上記の条件で操作するとき，リンコフィリン及びヒルスチンのピークの理論段数及びシンメトリー係数は，それぞれ 5000 段以上，1.5 以下である.

システムの再現性：標準溶液 10 μL につき，上記の条件で試験を 6 回繰り返すとき，リンコフィリン及びヒルスチンのピーク面積の相対標準偏差はそれぞれ 1.5 ％以下である.

医薬品各条の部　レンニクの条生薬の性状の項を次のように改める.

レ　ン　ニ　ク

生薬の性状　本品は卵形体〜楕円体で，一端には乳頭状の突起があり，その周辺はへこんでいる．長さ 1.0 〜 1.7 cm，幅 0.5 〜 1.2 cm，外面は淡赤褐色〜淡黄褐色を呈し，突起部は暗赤褐色を呈する．内果皮は艶がなく，剝離しにくい．内部は黄白色の子葉からなり，中央部にある胚は緑色である.

　本品はほとんどにおいがなく，味は僅かに甘く，やや油様で，胚は極めて苦い.

　本品中央部の横切片を鏡検〈5.01〉するとき，内果皮は柔組織からなり，ときに脱落して見られないことがある．種皮は表皮と圧縮された柔細胞からなる柔組織で形成され，柔組織中に維管束が散在する．種皮の内側には子葉が見られる．残存する内果皮中にはシュウ酸カルシウムの集晶及びタンニン様物質を，種皮の柔細胞中にはタンニン様物質を，子葉の柔組織中にはでんぷん粒を含む.

医薬品各条の部　ロートエキスの条性状の項を次のように改める.

ロ ー ト エ キ ス

性　状　本品は褐色〜暗褐色で，特異なにおいがある．本品は水に僅かに混濁して溶ける.

─────── 注　釈 ───────

劇

医薬品各条の部　ロートエキス散の条性状の項を次のように改める.

ロ ー ト エ キ ス 散

性　状　本品は帯褐黄色〜灰黄褐色の粉末で，僅かに弱いにおいがある.

─────── 注　釈 ───────

劇

医薬品各条の部　ロートエキス・アネスタミン散の条性状の項を次のように改める.

ロートエキス・アネスタミン散

性　状　本品は僅かに褐色を帯びた白色の粉末である.

─────── 注　釈 ───────

劇

医薬品各条の部　ロートエキス・カーボン散の条性状の項を次のように改める.

ロートエキス・カーボン散

性　状　本品は黒色の飛散しやすい粉末である.

─────── 注　釈 ───────

劇

医薬品各条の部　複方ロートエキス・ジアスターゼ散の条性状の項を次のように改める．

複方ロートエキス・ジアスターゼ散

性　状　本品は淡黄色の粉末である．

――――― 注　釈 ―――――

劇

医薬品各条の部　ローヤルゼリーの条定量法の項を次のように改める．

ローヤルゼリー

定 量 法　本品の乾燥物 0.2 g に対応する量を精密に量り，メタノール 20 mL を加え，30 分間超音波処理して分散させた後，メタノールを加えて正確に 50 mL とする．この液を遠心分離し，上澄液 2 mL を正確に量り，内標準溶液 2 mL を正確に加え，水 25 mL 及びメタノールを加えて 50 mL とし，試料溶液とする．別に定量用 10-ヒドロキシ-2-(E)-デセン酸約 10 mg を精密に量り，メタノールに溶かし，正確に 100 mL とする．この液 3 mL を正確に量り，内標準溶液 2 mL を正確に加え，水 25 mL 及びメタノールを加えて 50 mL とし，標準溶液とする．試料溶液及び標準溶液 10 μL ずつを正確にとり，次の条件で液体クロマトグラフィー〈*2.01*〉により試験を行い，内標準物質のピーク面積に対する 10-ヒドロキシ-2-(E)-デセン酸のピーク面積の比 Q_T 及び Q_S を求める．

$$10\text{-ヒドロキシ-2-}(E)\text{-デセン酸の量（mg）} = M_S \times Q_T / Q_S \times 3/4$$

M_S：qNMR で含量換算した定量用 10-ヒドロキシ-2-(E)-デセン酸の秤取量（mg）

内標準溶液　パラオキシ安息香酸プロピルのメタノール溶液（1 → 5000）
試験条件
　　検出器：紫外吸光光度計（測定波長：215 nm）
　　カラム：内径 4.6 mm，長さ 15 cm のステンレス管に 5 μm の液体クロマトグラフィー用オクタデシルシリル化シリカゲルを充塡する．
　　カラム温度：50℃付近の一定温度
　　移動相：水／液体クロマトグラフィー用メタノール／リン酸混液（550：450：

1)

流量：10-ヒドロキシ-2-(*E*)-デセン酸の保持時間が約 10 分になるように調整する．

システム適合性

システムの性能：標準溶液 10 μL につき，上記の条件で操作するとき，10-ヒドロキシ-2-(*E*)-デセン酸，内標準物質の順に溶出し，その分離度は 6 以上である．

システムの再現性：標準溶液 10 μL につき，上記の条件で試験を 6 回繰り返すとき，内標準物質のピーク面積に対する 10-ヒドロキシ-2-(*E*)-デセン酸のピーク面積の比の相対標準偏差は 1.0％以下である．

参照紫外可視吸収スペクトル

参照紫外可視吸収スペクトル　改正事項

参照紫外可視吸収スペクトルの部に次の五条を加える.

アリピプラゾール

オキサリプラチン

トルバプタン

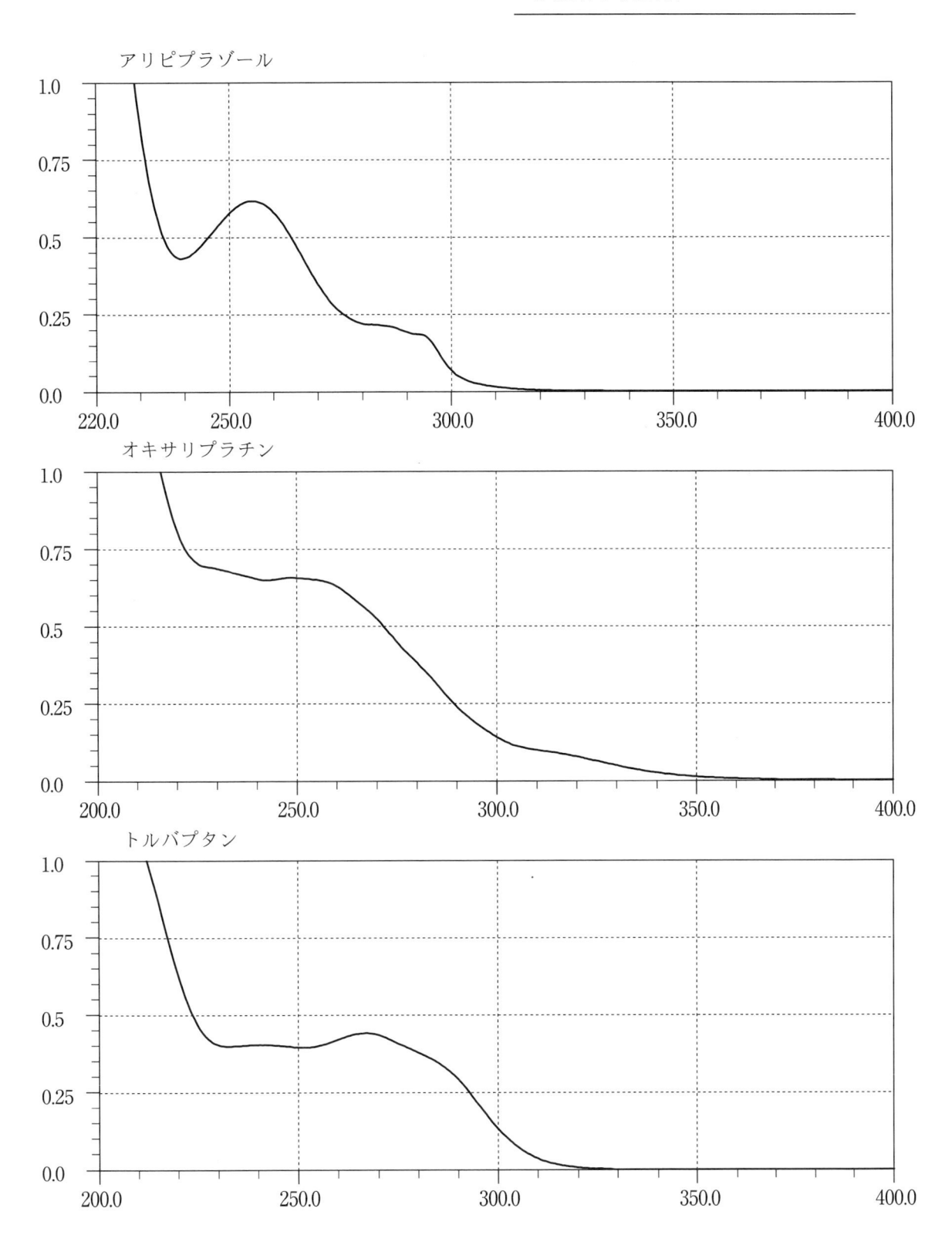

フェブキソスタット

ロルノキシカム

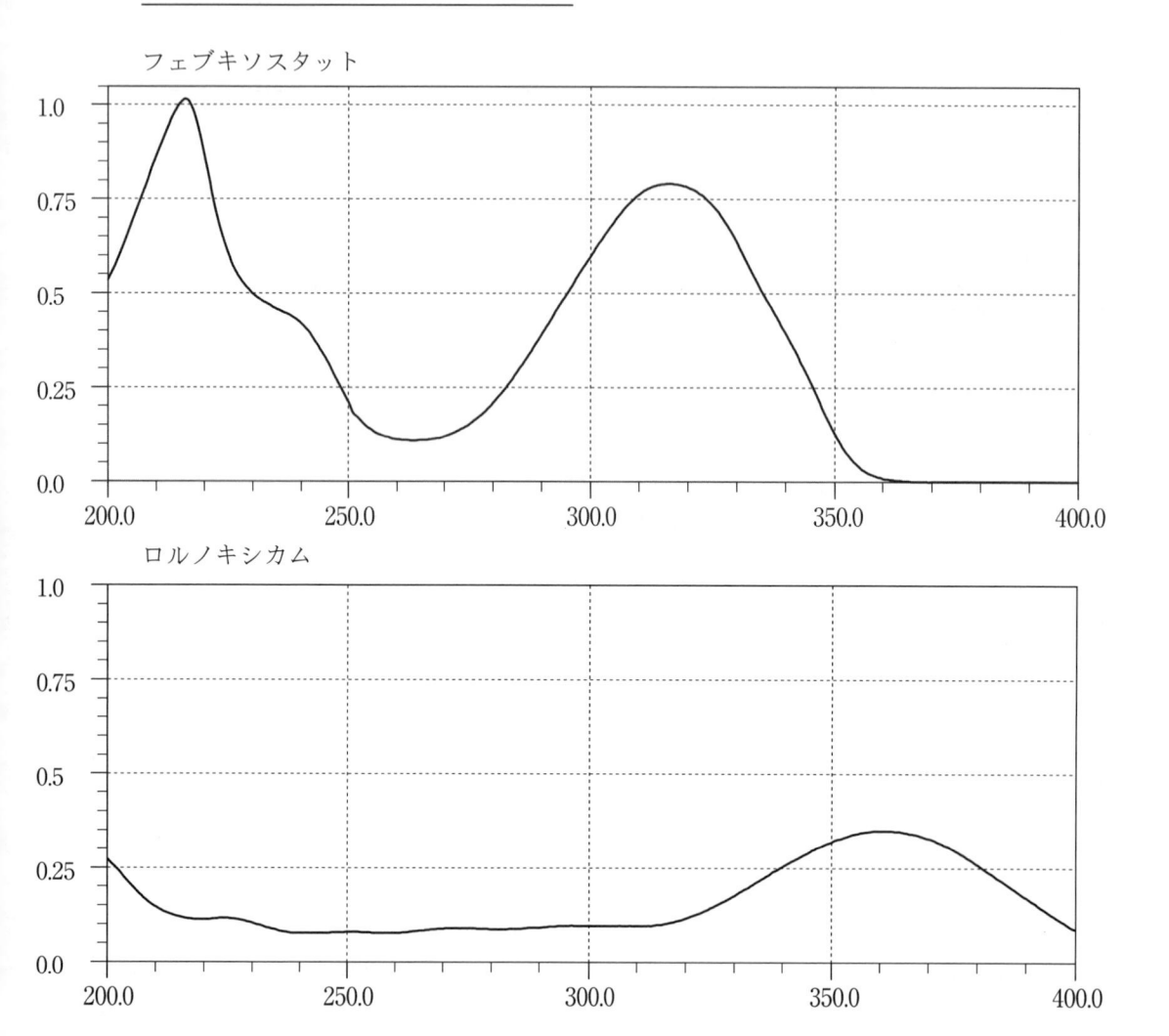

参照赤外吸収スペクトル

参照赤外吸収スペクトル　改正事項

参照赤外吸収スペクトル　クリンダマイシンリン酸エステルの条を削り，同部に次の七条を加える．

アリピプラゾール

エデト酸ナトリウム水和物

オキサリプラチン

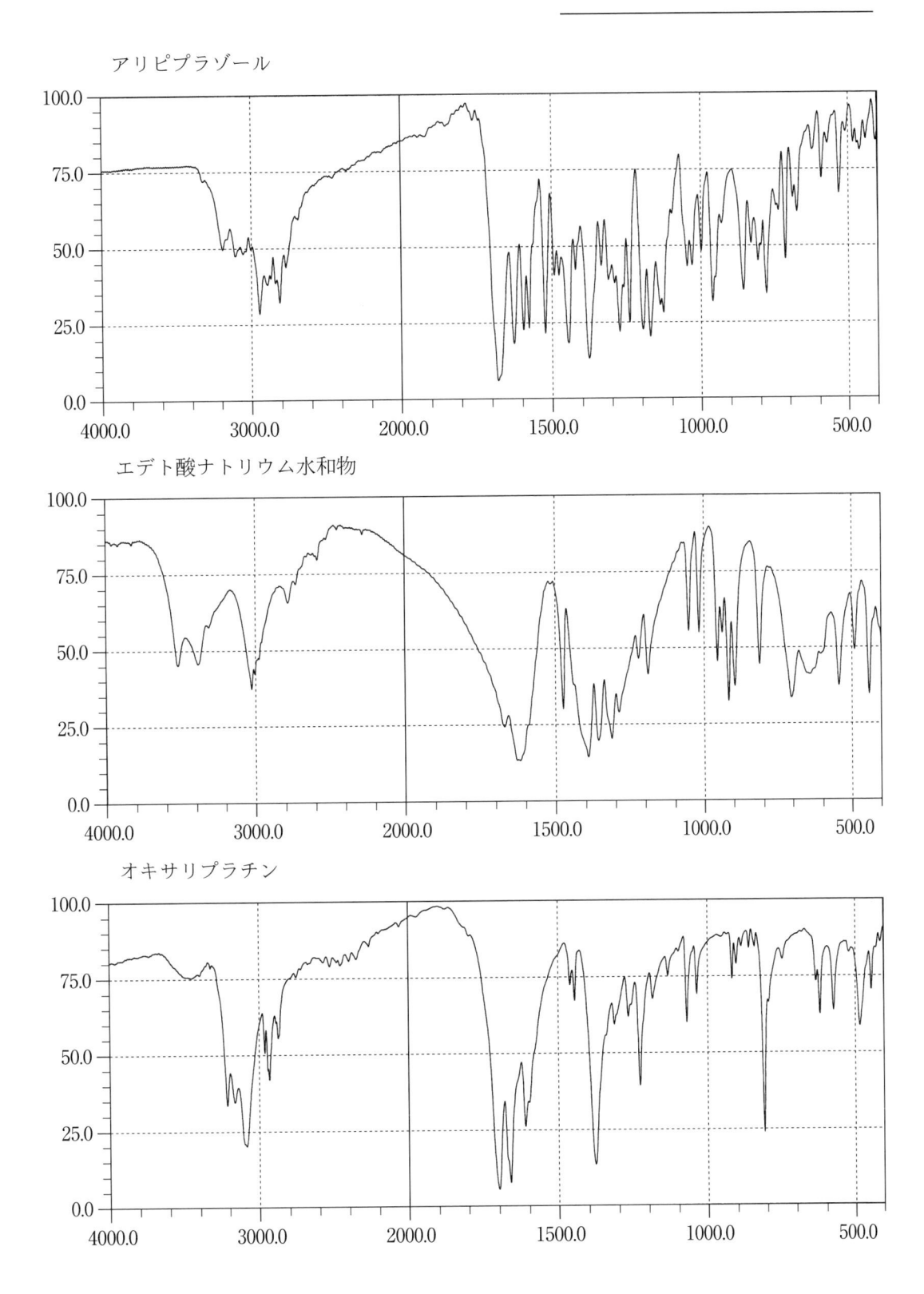

シクロホスファミド水和物

トルバプタン

フェブキソスタット

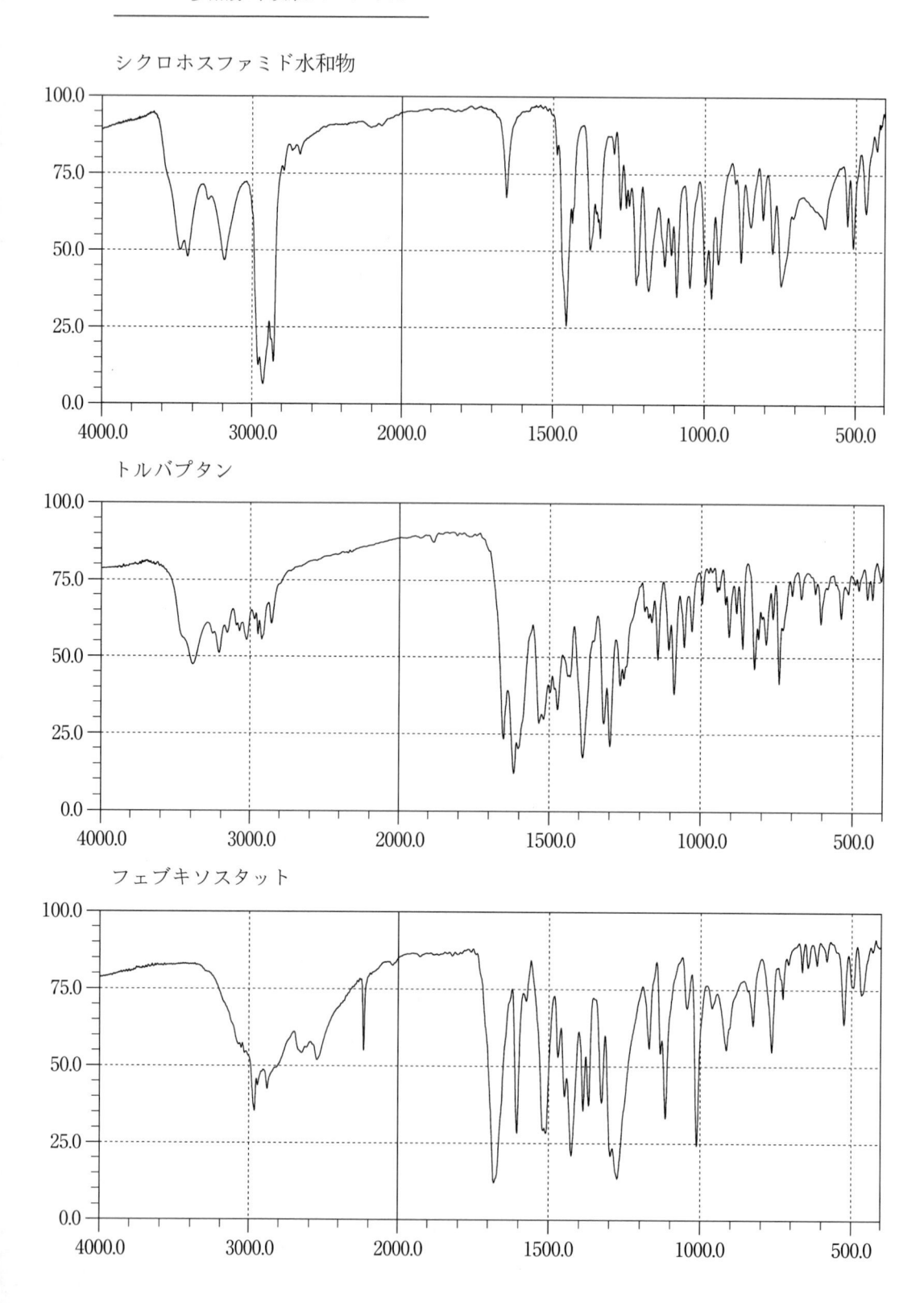

ロルノキシカム

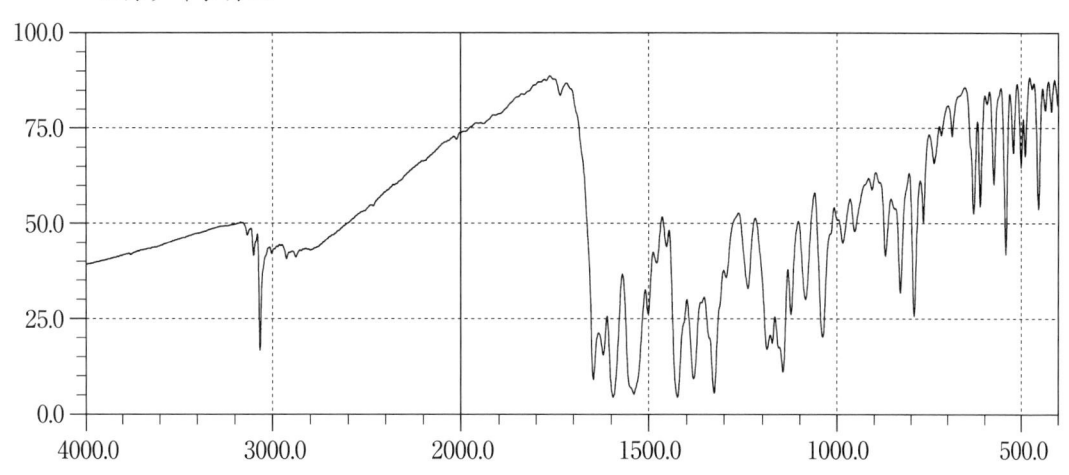

参考情報

参 考 情 報

　参考情報は，医薬品の品質確保の上で必要な参考事項及び参考となる試験法を記載し，日本薬局方に付したものである．したがって，医薬品，医療機器等の品質，有効性及び安全性の確保等に関する法律に基づく承認の際に規定された場合を除き，医薬品の適否の判断を示すものではないが，日本薬局方を補足する重要情報として位置付けられている．参考情報を日本薬局方と一体として運用することにより，日本薬局方の質的向上や利用者の利便性の向上に資することができる．

　参考情報はその内容により以下のカテゴリーに分類し，それぞれに固有の番号を付している．固有番号は三つのブロックで構成され，左ブロックはカテゴリー番号，中央ブロックはカテゴリー内での番号を示す．右ブロックの数字は，左から2桁で直近改正（改正のない場合は新規作成）時の日局を示し，3桁目は大改正を0，第一追補を1，第二追補を2，一部改正を3とする．参考情報間で引用を行う場合は，該当する参考情報の番号を〈　〉を付して示す．

　　　G0.　医薬品品質に関する基本的事項
　　　G1.　理化学試験関連
　　　G2.　物性関連
　　　G3.　生物薬品関連
　　　G4.　微生物関連
　　　G5.　生薬関連
　　　G6.　製剤関連
　　　G7.　容器・包装関連
　　　G8.　標準品関連
　　　G9.　医薬品添加剤関連
　　　GZ.　その他

　本改正の要旨は次のとおりである．
1.　新たに作成したものは次のとおりである．
　（1）　原子間力顕微鏡によるナノ粒子のサイズ及び形態解析法〈*G1-9-182*〉
　（2）　日本薬局方における秤量の考え方〈*G1-6-182*〉

(3)　はかり（天秤）の校正，点検と分銅〈*G1-7-182*〉

(4)　はかり（天秤）の設置環境，基本的な取扱い方法と秤量時の留意点〈*G1-8-182*〉

(5)　フローサイトメトリー〈*G3-16-182*〉

(6)　フローイメージング法によるバイオテクノロジー応用医薬品（バイオ医薬品）原薬／製剤中の不溶性微粒子の評価法〈*G3-17-182*〉

2. 改正したものは次のとおりである.

(1)　固体又は粉体の密度〈*G2-1-182*〉

(2)　粉体の流動性〈*G2-3-182*〉

(3)　ペプチドマップ法〈*G3-3-182*〉

(4)　日本薬局方収載生薬の学名表記について〈*G5-1-182*〉

(5)　生薬及び生薬製剤の薄層クロマトグラフィー〈*G5-3-182*〉

3. 廃止したものは次のとおりである.

(1)　動的光散乱法による液体中の粒子径測定法〈*G2-4-161*〉

参考情報　改正事項

参考情報　G1．理化学試験関連　に原子間力顕微鏡によるナノ粒子のサイズ及び形態解析法，日本薬局方における秤量の考え方，はかり（天秤）の校正，点検と分銅，並びにはかり（天秤）の設置環境，基本的な取扱い方法と秤量時の留意点　を加える．

原子間力顕微鏡によるナノ粒子のサイズ及び形態解析法
〈*G1-9-182*〉

　原子間力顕微鏡法（AFM：Atomic Force Microscopy）は，カンチレバーに装着されたナノメートルオーダーの曲率半径を持つ微小な探針（図1）と試料表面の原子間に働く力を検出することでナノ粒子の画像を取得し，そのサイズや形態，表面形状を解析する分析手法である．大気中及び液中で実施することが可能である．また，ナノ粒子の剛性などの力学的特性を測定することも可能である．AFMはナノテクノロジーを応用した医薬品の特性解析に利用されている．

1.　装置及び動作原理

1.1.　AFM 装置

　AFM は，半導体レーザー，AFM ヘッド（カンチレバーが装着される機器の構成部分），探針の付いたカンチレバー，試料ステージ，分割フォトダイオード受光部などから構成され，カンチレバーに照射するレーザーのアラインメントを適切に実施できるよう，光学顕微鏡及び荷電結合素子（Charge Coupled Device：CCD）カメラを搭載したものを用いる（図1）．この AFM システムは除振台に設置し，測定に影響を及ぼす振動を防止する．

1.2.　AFM 動作原理

　AFM の動作原理の一般的な概要は以下のとおりである（図1）．

1）半導体レーザーがカンチレバーの背面に照射され，反射されたレーザー光は分割フォトダイオード受光部で常にモニターされている．

2）カンチレバーが試料の表面近傍に近づくと，表面間力（引力又は斥力）により生じる曲げモーメントに応じてカンチレバーがたわむ．このたわみは分割フォトダイオード受光部におけるレーザー検出位置の上下変位として計測される．

3) カンチレバーのたわみが一定となるように，試料ステージ又は AFM ヘッドに付随しているピエゾ駆動装置によってカンチレバー－試料表面間の z 軸方向での距離を制御しながら，試料の x, y 方向に対してカンチレバーが走査される．

以上の 1)〜3) の動作原理に基づき，ピクセルごとに高さ情報が保存された AFM 画像が得られる．実際の画像取得では，測定対象のナノ粒子は平らな固体基板上に固定されており，粒子の高さは基板表面から測定された値になる．ナノ粒子のサイズ測定において，対象粒子が球状であると仮定すると，AFM で測定される高さは，粒子の直径に相当することになる．さらに校正用標準試料を利用することにより，AFM 画像における z 軸方向の高さ情報は高い真度と精度を有する．一方，AFM 画像の側方次元（x, y）情報は，校正の困難さや探針の形状による影響を考慮する必要がある．

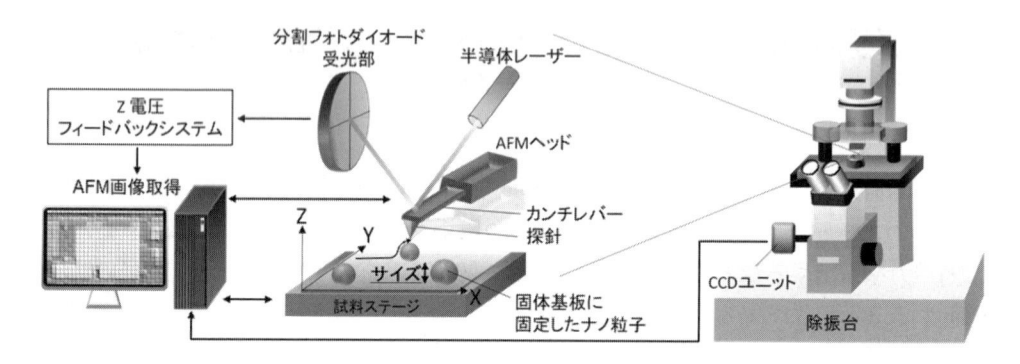

図1 代表的な原子間力顕微鏡システムと画像取得用 PC の概略図[1]

1.3. その他の装置

防音ボックス：外部音による振動の影響を避けるために，原子間力顕微鏡システムを収容する防音ボックスを利用する場合がある．

UV 照射洗浄装置：カンチレバーを洗浄する場合に利用できる．

温度制御装置：温度を一定に保つ必要がある試料測定に利用できる．

2. 測定

AFM によるナノ粒子のサイズ測定は，一般に以下の手順で実施される．

2.1. 測定試料の調製

測定対象のナノ粒子を適当な溶媒に適切な濃度となるように分散させた試料を調製する．溶媒・濃度はナノ粒子が安定に分散状態を保持するよう設定する．

2.2. ナノ粒子を固定するための基板の準備

AFM により画像を取得する上で，観察対象試料の固体基板への固定は必須である．観察対象試料の物理的化学的特性により適切な基板を選択することは，観測粒子数や形態など，最適な条件を検討する際の重要な要素である．

　高さ測定において安定したベースラインを確保するために，基板の表面粗さは測定対象の粒子に比較して十分に平らでなければならない．測定対象の粒子サイズの5%以下の表面粗さ（表面の凹凸について，中心線からの偏差の絶対値平均である算術平均粗さ）であることが望ましい．また，ナノ粒子を容易に固定するために基板表面の物性が比較的均一であることが重要である．

　一般に，安定に分散しているナノ粒子の表面は正又は負に帯電しており，それら粒子の固体基板への固定は，静電的相互作用によることが多い．例えば，負荷電のポリスチレン標準ナノ粒子は，正に帯電した固体基板表面へ容易に固定できる．粒子と基板間の表面間力がファンデルワールス相互作用や疎水性相互作用に依存する，固定する対象粒子が柔らかく基板との相互作用により変形・崩壊が生じるなど，特に相互作用が複雑になる場合には，固体基板の選択に多くの検討が必要になる．代表的な基板として，市販されている AFM 測定用の高品質マイカ（muscovite mica），金（111）蒸着マイカ，単結晶性シリコンなどが挙げられる．これらの基板は原子レベルで平坦であり，基板表面の荷電状態を制御するための表面処理が可能である．例えば，負に帯電したナノ粒子を固定する場合には，0.3 vol%の 3-アミノプロピルトリエトキシシラン（3-aminopropyltriethoxysilane，APTES）水溶液で正に帯電するように表面処理を行うことが可能である．その他，表面粗さが約 5 nm 以下の比較的平坦なカバーガラスが市販されており，測定対象の粒子サイズが約 100 nm 以上の場合には基板として用いることができる．使用する基板の表面粗さを把握するために，あらかじめ AFM により画像を取得しておくことが望ましい．

2.3.　ナノ粒子の固体基板への固定

　適切な基板にナノ粒子の液体試料を滴下し，粒子が基板に固定されるのに十分な時間，インキュベーションを行う．空気中で画像の取得を行う場合には，インキュベーション後に基板を超純水でリンスして塩などの余分な成分を除き乾燥させる．

2.4.　AFM 画像の取得

2.4.1.　測定モードの選択

　ナノ粒子は，静電的相互作用やファンデルワールス相互作用などの弱い分子間相互作用により基板に固定されている．そのため，AFM の測定モードによって側方次元にかかる力を最小限に抑えることが重要である．この要件に適した測定モードの一つに，インターミッテントコンタクトモード（ダイナミックモード，タッピングモード，ダイナミックフォースモード，振幅変調モードとも呼ばれる）が挙げられ，市販されているほとんどの AFM で利用可能である．一方，近年，カンチレバーを加振しない非共振の測定モード（フォースカーブマッピング）が，特に柔らかい試料の観察や力学的特性（硬さなど）の測定に用いられることもある．

　インターミッテントコンタクトモードでは，カンチレバーホルダーに取り付けられた小さなピエゾ素子によってカンチレバーを共振周波数付近の振動数で上下に振動させる．振動振幅は，探針－試料間距離に極めて敏感であり，探針が試料表面に接触す

ると，カンチレバーの運動エネルギーは試料側に散逸し，急激に振動振幅が小さくなる．この振動振幅が一定になるように探針−試料間距離をフィードバック制御しながら絶えず上下振動させて試料中の粒子表面を走査するために，側方次元にかかる力がほとんど生じないという利点がある．そのため，動きやすい試料，凹凸のある試料，柔らかな試料，表面への吸着がある試料などにも有効な測定モードである．ナノ粒子のサイズ測定は，空気中及び液中のいずれの環境でもインターミッテントコンタクトモードによって可能である．以降は，インターミッテントコンタクトモードによる画像取得方法を述べる．

2.4.2.　カンチレバーの選択

カンチレバー及びその先端に取り付けられている探針の特性及び形状は，AFM の感度と解像度を決定する重要な因子である．留意すべき点を以下に挙げる．

AFM で得られる画像には，探針形状と試料粒子形状の両者に由来する要因が含まれる．つまり，探針の形状は高さ測定に影響を与えないが，x, y 方向での形状表示に影響を与えるため，ナノ粒子の x, y 方向でのサイズ情報の扱いには注意が必要であり，探針形状によるアーチファクトを最小化するために，10 nm 以下の先端半径をもった探針の使用が推奨される．

安定したカンチレバーの励起振動は，インターミッテントコンタクトモードによる試料表面の画像化に重要な要素であり，探針−試料粒子間の付着力（例えば，毛管力，ファンデルワールス力，静電力）を克服することができる大きな剛性（高いバネ定数）をもつカンチレバーの使用が望ましい．一方で，カンチレバーの接触による力で粒子が変形する可能性があるため，測定対象粒子の剛性に比較して小さい剛性（低いバネ定数）のカンチレバーを用いることが望ましい．共振周波数の高いカンチレバーを使用すると，走査の感度が良くなり測定時間を短縮できるが，通常その剛性（バネ定数）は大きいために測定対象粒子へのダメージに留意が必要である．また，大気中観察及び液中観察で，カンチレバー剛性の使い分けが必要なことがある．これらの点を考慮して，カンチレバーの選択を行い，必要に応じてカンチレバーの最適化を行う．

2.4.3.　AFM 画像の取得

調製した試料を AFM の試料ステージにセットし，AFM 画像を取得する．AFM 画像は $x\,y$ 平面座標と垂直 z 座標の情報を持つ．画像の取得及び解析の際には，$x\,y$ 平面のデータポイント数，すなわちピクセル数を考慮する必要がある．例えば，一辺 200 ピクセルの 10 μm × 10 μm 画像を得た場合，1 ピクセル当たりのサイズは 50 nm × 50 nm となる．この設定条件では，50 nm 以下の粒子を識別することができない．したがって，測定対象の物質のサイズを考慮してスキャンサイズを設定する．測定の際，一般的には 1 粒子当たり 10 ピクセル以上となるようにスキャンサイズを設定することが望ましい．AFM による粒子の平均サイズと粒度分布の解析では，代表的な粒子を無作為に抽出していることを保証することが重要になる．一般的に，少なくと

も 100 個程度のナノ粒子のサイズを測定することや，また，単一の視野での測定の作為性を避けるために，視野を変えて画像を取得することが推奨される．画像取得中に画像の質が突然悪くなった場合には，カンチレバーが汚染されたり磨耗したりしていることが原因であることが多いので，カンチレバーを洗浄又は交換することを検討する．

　ナノ粒子を固定していない基板を用意し，同じ条件で AFM 画像の取得を行う．これにより，測定対象とするナノ粒子と誤って判断してしまう可能性のあるアーチファクト又は異物が，計測作業や基板そのものから混入していないことを保証することができる．

3.　画像解析とナノ粒子のサイズ（高さ）計測

　取得した AFM 画像は，AFM 機器メーカーにより提供されているソフトウェアを用いて，試料の設置や装置の熱ドリフトなどに由来する画像上の高さの傾きを補正した後，解析を行う（他の開発者による AFM 画像解析ソフトウェアも利用可能である）．ナノ粒子のサイズ測定において，必須となるデータ解析の操作について述べる．

3.1.　断面形状解析によるサイズ測定

　ソフトウェアの断面形状解析ツールを用いると，画像中の任意の部分に引いた線に沿った垂直方向の断面形状プロファイルを取得することができ，水平・垂直方向の距離の測定が可能である．断面形状プロファイルを取得すれば，ナノ粒子の高さだけでなく，ナノ粒子の凝集性も知ることができる．また，ナノ粒子周辺の基板部分における傾き補正の適切性に関する情報を得ることができる．画像中の各ナノ粒子について断面形状解析を行い，粒子の高さを測定する．高さ測定の基準点は，全データの最下点を基準に取る方法，走査方向に対して粒子形状の立ち上がりの際を基準点とする方法，測定者が任意に基準を設定する方法などがある．いずれを採用する場合でも同じ条件で一連の測定を行う．試料調製に伴うアーチファクトの影響を避けるために，明らかな異物粒子や粒子同士を区別できない大きな凝集物は粒子サイズの平均値を算出する際に除外する．

3.2.　自動粒子解析によるサイズ測定

　ソフトウェアを用いて粒子を自動で認識し，粒子サイズ測定を一括して短時間で行うことが可能である．粒子の認識は，ユーザーが設定する高さの閾値に基づき行われる．すなわち，設定値以上の高さを持つ粒子は解析に含まれ，設定値以下の高さの粒子は解析から除外される．また，明らかな異物の粒子や粒子同士を区別できない大きな凝集物はソフトウェア上で選択し解析対象から除外できる．以上の操作後，基板の高さを基準とした個々の粒子における最大高さが自動的に測定される．自動粒子解析を行う際には，解析対象となる画像の傾き補正が適切に行われた状態でなければ，結果に人為的な影響が出てしまうので注意する．自動粒子解析を行う際，結果が正しく出力されているかを断面形状解析による結果と照らし合わせて妥当性を確認しておくようにする．自動解析ソフトによるナノ粒子の平均高さは，断面形状解析による平均

高さよりも大きくなる傾向にある．なお，ソフトウェアには，画像中における粒子個々の占有面積から粒子サイズを解析するものもある．この場合，粒子サイズは面積相当直径として解析される．

3.3. 真球以外の形状を有するナノ粒子の解析

粒子サイズを評価するにあたり，粒子が基板に固定されたときに変形が起きる場合や，対象となる粒子の形状が球形でない場合には，高さとは別に，粒子解析ソフトを利用しながら他のパラメーターの追加解析を検討することも重要であろう．例えば，粒子が基板に固定されたときに変形が起きる場合には，基板への固定前後で体積が一定であると仮定し，体積相当直径がサイズ評価パラメーターとして利用できるであろう（図2A）．加えて，面積相当直径や，高さ／面積相当直径比によって対象粒子の変形した形状についての情報を得ることもできる（図2A）．また，対象粒子が楕円形状である場合には，粒子が楕円に相当すると仮定した場合の長径及び短径を測定することが可能であり，更に短径／長径比を用いることで粒子の扁平率から形状について評価することもできる（図2B）．側方（$x\ y$）次元の情報が入り込む粒子が球形でない場合の解析においては，カンチレバーの先端曲率の影響を大きく受けるため，校正用格子を用いたカンチレバー先端形状の評価などを行い，十分注意する．

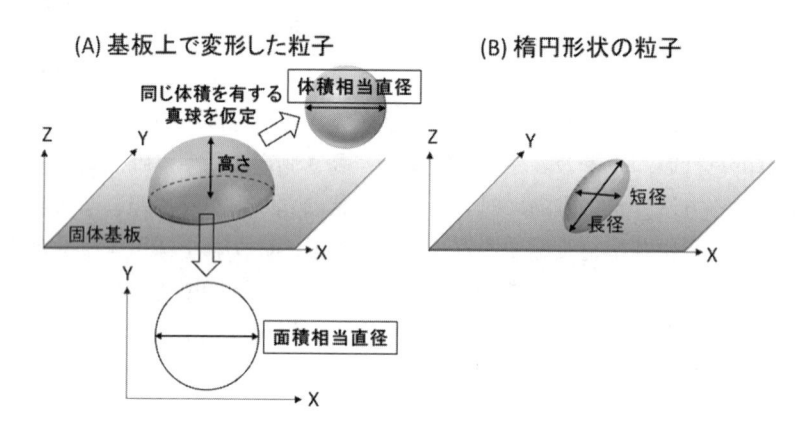

図2 基板上で変形した粒子（A）及び（B）における形状評価[1]

3.4. サイズデータの報告

測定されたナノ粒子のサイズ（高さ）分布と，その平均値及び標準偏差を報告する．測定に関わる因子はナノ粒子のサイズ測定結果に影響を与えるため，ナノ粒子の固定化方法，カンチレバー，測定モード，測定環境が空気中か液中か，測定したナノ粒子の個数及びサイズの解析方法に関する情報を記載すべきである．

4. AFM の性能確認

AFM では，カンチレバーの z 位置を，ピエゾ素子の伸縮によって距離制御している．その伸縮は印加した電圧に対して非線形性やヒステリシスなどの性質を有してい

る．従来の AFM では，ピエゾ素子に印加した電圧から高さ z を求めている．しかし，上記の性質のために，高さが保証された実際の試料を測って検量線などを作成し「高さ補正」をする必要がある．例えば，測定するナノ粒子の高さに近いステップ高さの校正用格子を選択し，鋭い探針を使って少なくとも三つの異なる場所で測定したステップ高さの平均値を，校正用格子で保証されている高さの値と比較する．

　測定された平均値が保証された値と大きく異なる場合，製造業者などによるピエゾ駆動装置の z 変位の再校正について検討する必要がある．

　一方，近年の AFM でピエゾ素子に測長センサーを付随させた装置では，ピエゾ素子がどれだけ伸縮したかを精密に測ることができるため，高さ z は常に測定されている．つまり，常に高さ補正・変位補正を続けている制御方法を有する装置も存在する．

参考資料

1）加藤くみ子ら，医薬品医療機器レギュラトリーサイエンス，50，634-640（2019）.
2）ASTM E2859-11：2017, Standard Guide for Size Measurement of Nanoparticles using Atomic Force microscopy.

日本薬局方における秤量の考え方 〈*G1-6-182*〉

　日本薬局方一般試験法「計量器・用器〈*9.62*〉」のはかり（天秤）及び分銅の項において，日本薬局方におけるはかり（天秤）及び分銅は，国際単位系（SI）へのトレーサビリティが確保された校正を実施しておくことが要求されている．

　計量計測におけるトレーサビリティとは，「個々の校正が，測定不確かさに寄与する，文書化された切れ目のない校正の連鎖を通して，測定結果を計量参照に関連付けることができる測定結果の性質」[1] と定義されている．計量計測トレーサビリティの源として最も上位のものは，メートル（長さ），キログラム（質量），秒（時間），アンペア（電流），ケルビン（熱力学的温度），カンデラ（光度），モル（物質量）の国際単位系（SI）基本単位であるが，はかり（天秤）の場合，質量に関してトレーサビリティが保証される校正が実施されていることが基本となる．トレーサビリティの要素には，a）切れ目のない比較の連鎖，b）測定不確かさ，c）文書化，d）技術能力，e）国際単位系（SI）への参照，f）校正があるが，本項では，この f）を要求している．また，日本薬局方で使用されるはかり（天秤）には，繰返し性（併行精度）の要件，正確さ（真度）の要件とともに，国際単位系（SI）へのトレーサビリティが確保された校正の実施が規定されており，これらを満たすことで，秤量結果が，国際単位系（SI）トレーサブルな結果になり得る．

　一方，日本薬局方における計量では，常に国際単位系（SI）トレーサブルな結果を

求めているわけではない．これは，日本薬局方に使用する標準品，標準物質のほとんどが，国際単位系（SI）トレーサブルでないマスバランス法による計量により値付けされていることから明らかである．日本薬局方における分析は，決められた規則に従って実行し，規格（値）を満たすかどうか判断するために実施するものである．

すなわち，医薬品各条での定量規格が99.0％以上とされていれば，医薬品各条に定められた定量法に従って分析するとき，有効数字を考慮して，その分析値が98.95％以上であれば，日本薬局方に適合となることから，有効数字4桁目まで正確に秤量可能であることが重要となる．通常，10 µg の桁まで表示されるセミミクロ化学はかり（セミミクロ化学天秤）では，上記の規則に従って校正されていたとしても，読取限度桁では，130％以上の誤差（±13 µg 以上の誤差）があることが知られている[2]．したがって，そのセミミクロ化学はかり（セミミクロ化学天秤）が，例えば定量法の実施時に，試料や標準品などを約0.1 g 秤量する際，風袋も合わせて50.65432 g と表示したとすると，100 µg の桁である3は，ほぼ正確であると考えられることから，十分に定量法に使用する試料や標準品などの秤量に使用可能となる．日本薬局方における多くの定量法では，必要とする有効数字は最大4桁であるが，例えば0.10％の水分含量や4.0％の乾燥減量であれば，算出に必要とする有効数字は3桁，0.1％の強熱残分であれば2桁となる．そのため，分析を実施する際に使用するはかり（天秤）は，これらの有効数字を満たすものを使用することが必要となる．言い換えれば，日本薬局方においては，目的に応じた考え方（fit for purpose）に沿って計量を実施することが重要となる．したがって，確認試験や純度試験としての呈色反応に使用する0.2 g の医薬品を秤量する際には，使用するはかり（天秤）の有効数字は2桁あれば十分である．一方で，ウルトラミクロ化学はかり（ウルトラミクロ化学天秤）を使用して定量NMRで純度規定を行う試薬について5 mg 程度秤量する場合，風袋も合わせて例えば25.2345 mg と表示したとすると，1 µg の桁である4は，ほぼ正確であると考えられる．純度の算出に使用する有効数字は3桁であることから，風袋の重さが20 mg 程度であったとしても，試薬の秤量値としては4桁目がほぼ正確となり，十分使用可能となる．また，もし，ミクロ化学はかり（ミクロ化学天秤）しか保有していない場合でも，試薬を10 mg 以上秤量すれば，有効数字4桁目までほぼ正確であると考えられる．

他方，秤量する際には，どのような誤差が生じているかの理解が重要となる．適切に校正されたはかり（天秤）では，秤量時の誤差を生じる要因として，感度変化，繰返し性，直線性，偏置などがある．感度変化は，その場所に加わる重力加速度の変化や温度ドリフトなどにより生じる．はかり（天秤）を移設した場合には，その場所に加わる重力加速度が異なるため，感度調整が必要な場合がある．特に，電子式はかり（天秤）は，電磁力と自由落下の加速度（重力）との釣り合いで補正され，質量が表示されるため，移設する前の場所で感度調整されたはかり（天秤）は，移設先の環境が違うと，実際とは異なった質量を表示する．また，環境の変化によっても表示値は

変化するため，はかり（天秤）の内部分銅や，外部分銅を用いて感度調整を行う必要がある．

　繰返し性は，同一試料をはかり（天秤）の計量皿へ複数回はかり取った際の表示値のまとまり度合いで，10 μg 以下の桁まで読み取れる高い表示分解能を有するはかり（天秤）の性能評価に必須な特性である．

　日本薬局方一般試験法「計量器・用器〈*9.62*〉」のはかり（天秤）及び分銅の項に示された繰返し性（併行精度）の要件により得られる結果から，そのはかり（天秤）のそのときの最小計量値が推定される．国際単位系（SI）トレーサブルな秤量とするためには，そのはかり（天秤）において，最小計量値より大きな質量のはかり取りを行うことが目安となる．

　最小計量値は，そのはかり（天秤）の設置環境（設置場所の振動の有無など），秤量時の温度変化などの影響を受けるため，経常的に最小計量値を記録しておくことは，正確な秤量にとって重要となる．なお，最小計量値とは，風袋を含めない，はかり（天秤）の精確さを確保するための秤量の下限を示す推定値であり，繰返し性（併行精度）の要件によって得られた標準偏差を用いて，最小はかり取り量の精密さを確保するために繰返し性（併行精度）が 0.10 ％以下であることを要求している．すなわち，国際単位系（SI）トレーサブルな秤量を行う場合，最小計量値以上のはかり取りを行う必要がある．はかり（天秤）における繰返し性（併行精度）に影響を与える可能性のある要因は次のとおりである．

1) 最小計量値は，はかり（天秤）の性能であり，この値は環境の変化や時間の経過とともに変化する可能性がある．
2) 測定者が異なれば，はかり取りの方法も異なる場合がある．つまり，測定者ごとに決定される最小計量値が異なる場合がある．
3) 有限回数の繰返しの標準偏差は，真の標準偏差の推定値であり，現実には特定できないことに留意する．
4) 最小計量値の決定は，既定の試験法に完全には合致しない場合がある．
5) 使用する風袋容器が環境によって質量に影響を与える場合には，最小計量値に影響を与える可能性がある．

　これらの要因から，多くの場合，最小計量値よりも大きな値ではかり取りを行う必要がある．つまり，はかり（天秤）を使用した現実的な最小はかり取り量は，最小計量値よりもある程度大きく設定すべきである．

　直線性誤差は，ゼロ点から最大秤量点までをほぼ等しく分割した各点における理想直線からの偏りの程度である．感度誤差は，直線性誤差も考慮したゼロ点からの直線の傾きの度合いであり，一般にゼロ点から最大秤量点に近づくほど誤差は相対的に大きくなり，環境変化に連動して顕著である．したがって，正確さ（真度）の要件では，許容される感度誤差を確認するため，はかり取りを行う範囲の上限付近，あるいははかり（天秤）の最大秤量値を若干下回る程度の質量の分銅を用いる．偏置誤差

は，はかり（天秤）の中心から，離れた場所に荷重を加えた際の表示値の変化の程度であり，試料や採取容器が特殊な形状でなければ，配慮する必要性は低い．通常の環境における正確さ（真度）の評価には，感度，直線性及び偏置の三つの誤差が含まれるが，誤差の伝播則（二乗和の平方根）により合否基準 0.10 ％は，次の式[2]を満たすことになる．

$$0.10\% \fallingdotseq \sqrt{\text{感度誤差}\,0.05\%^2 + \text{直線性誤差}\,0.05\%^2 + \text{偏置誤差}\,0.05\%^2}$$

　したがって，正確さ（真度）の要件では，1 回の分銅ののせ降ろしにより得られたはかり（天秤）の表示値と分銅の質量値の差として 0.05 ％以下を要求している．言い換えれば，感度誤差に 0.05 ％，直線性誤差に 0.05 ％を配分しているといえる．

　上記の誤差を考慮すると，はかり（天秤）の点検としては，少なくとも，はかり（天秤）の最大秤量値の 5 ％付近に対する精密さと，最大秤量値付近（又は使用範囲の最大値付近）に対する正確さ（真度）を確認する目的で，繰返し性（併行精度）の要件と，感度誤差（正確さ（真度））の要件を実施することが求められている．なお，繰返し性（併行精度）の確認には，質量変化のない分銅を使用し，正確さ（真度）の確認には国際単位系（SI）トレーサブルな校正証明書付きの分銅を使用する．正確さ（真度）の要件を満たさない場合には，そのはかり（天秤）について不確かさ[3]の値が得られるトレーサビリティが確保された校正を行う必要性が生じる．

参考資料

1) ISO/IEC Guide 99: 2007，国際計量計測用語－基本及び一般概念並びに関連用語（VIM）．

2) Reichmuth. A and Fritsch. K, Pharmaceutical Engineering 29（6），46-58（2009）．

3) ISO/IEC Guide 98-3: 2008，測定の不確かさ－第 3 部：測定における不確かさの表現の手引（GUM:1995）．

はかり（天秤）の校正，点検と分銅 〈*G1-7-182*〉

　使用するはかり（天秤）が要求される性能を満たすことを評価するための定期的な（機器導入据付時を含む）校正では，国際単位系（SI）へのトレーサビリティを確保することを目的として，質量の標準として使用する分銅と測定機器として用いるはかり（天秤）について，不確かさが付随した校正結果の取得が必要となる．校正結果の妥当性の確保のためには，校正が国際的技術ガイドライン（ISO/IEC 17025 など）に準じて行われていることが必要で，それに伴い適正に文書化された校正証明書を取

得することまでが推奨される.

　分銅は日本産業規格 (JIS B 7609)[1] に準拠して,はかり(天秤)の要求を満たす公称値や精度等級を有するものを選択する.合否判定基準によっては,点検用分銅の公称値のみを使用すれば十分な場合があるが,点検用分銅の公称値のみを使用する場合,分銅の表示量と精度等級で決定される最大許容誤差がはかり(天秤)の正確さ(真度)の合否判定基準の3分の1を超えてはならない.又は点検用分銅の協定質量値(温度20℃における分銅の密度を 8000 kg/m³,空気の密度を 1.2 kg/m³ とみなした場合の質量値)を考慮する場合,その校正の拡張不確かさは合否判定基準の3分の1を超えてはならない.点検に複数の分銅を使用する場合,分銅の校正の不確かさを総和する必要があり,その合計が合否判定基準の3分の1を超えてはならない.なお,偏置や繰返し性の点検では,校正された分銅の使用は任意であるが,点検中に分銅の質量が変化しないことを確実にすること.

　外部分銅を使用した点検は,はかり(天秤)が要求仕様を満たしていることを確実にする.はかり(天秤)の点検は個々の標準操作手順に基づいて行われ,点検の頻度及び間隔は,試験法や秤量に伴うリスクによって異なる.内部分銅を使用した自動又は手動で操作される感度誤差の調整は,外部分銅を使用した点検を部分的に置き換えることができる.

　以下の表にはかり(天秤)に関して,機器特性ごとの確認事項,求め方及び合否判定基準を示す.

特性	確認事項	求め方	合否判定基準
感度誤差	分銅の質量値と表示値の偏差	最大秤量値付近の分銅の質量値と表示値の差を分銅の質量値で除した値	0.05％以下
直線性誤差	仕様範囲全体における質量値と表示値の偏差	仕様範囲(ゼロ点から最大秤量点)の 3〜6 点に分割された各点の分銅の質量値と表示値の偏差の最大値	0.05％以下
偏置誤差	計量皿の中心から偏心した位置で秤量した際の質量値と表示値の偏差	中心へ分銅を置いた際の表示値と計量皿の四方へ分銅を置いた際の分銅の表示値の偏差の最大値.その際,分銅は最大秤量値の30％以上の質量値であること.	0.05％以下
繰返し性	同じ条件(手順,測定者,場所など)及び短時間で同一試料を繰返しはかり取った際の,表示値のまとまり度合い	100 mg 以上で,最大秤量値の5％程度の質量値である分銅を10回以上のせ降ろすことにより得られた表示値の標準偏差から計算する.	0.10％以下

　なお,取引証明に使用するはかり(天秤)のうち特定計量器の検定及び検査に使用

する基準分銅は，基準分銅の検査において，校正結果の値付け及び不確かさを含めた結果の評価を実施していない点で，国際単位系（SI）トレーサブルな分銅ではなく，局方で使用するはかり（天秤）の正確さ（真度）の確認には使用できない．

参考資料

1）国際勧告 OIML R111-1:2004；日本規格協会，JIS B 7609:2008，分銅

はかり（天秤）の設置環境，基本的な取扱い方法と秤量時の留意点 〈*G1-8-182*〉

はかり取る質量は通常，最小計量値より大きい質量を目安とし，はかり取りを行う前に，秤量に使用する器具類の準備及び整理整頓（清掃）を行い，はかり（天秤）の感度調整を行う．以下に，はかり（天秤）の設置環境，基本的な取扱い方法及び秤量時の留意点を記す．

1. はかり（天秤）の設置環境

はかり（天秤）は広すぎない部屋で，振動源，通風箇所，室内電灯の放射熱及び直射日光を受ける壁面を避けた，常時，周囲の環境が変化しない場所に設置することが望ましい．また，振動の影響が小さいとされる部屋の隅又は大きな柱の傍で使用することが理想的であり，はかり（天秤）が据付けされる計量台（除振台，防振台など）はそれ自身に十分な質量があり，計量台へ重量物などの負荷を加えても上下のひずみがなく堅ろうで，磁性及び帯電性に配慮されていることが望ましい．特に，読取り限度桁が 0.1 mg 以下のはかり（天秤）は，ヒトの感覚では感じることができない微振動の試料自身への伝搬や，微振動にはかり（天秤）の計量センサーが反応することで，表示値に不安定性を起こすため，設置又は移設する際には注意を払うことが必要となる．保全管理の面においても，はかり（天秤）の機器部品の劣化を避けるため，結露の要因となる急激な温度変化がない環境が必要となる．また，電子機器であるはかり（天秤）の設置環境は温度 5 ～ 40℃，かつ相対湿度 20 ～ 80％，静電気などの影響を考慮する場合は相対湿度 45％以上が望ましい．

2. はかり（天秤）の使用前の動作確認

はかり（天秤）を使用する前には，次に示す事項について確認を行う．

2.1. 予熱待機時間の確保

電源供給後，検出器の内部温度を安定化させるために予熱待機時間を確保する．予熱待機時間は，読取り限度桁が 10 mg 以上の場合は 30 分間以上，1 mg の場合は 1 時間以上，0.1 mg の場合は 2 時間以上，0.01 mg 以下の場合は半日以上を確保することが望ましい．

2.2. 据付状態の確認

はかり（天秤）に装備されている水平器の気泡が中心位置にあるなど，水平器にて

水平であることを確認する．水平調整の際には，はかり（天秤）が不安定でないかの確認及び計量台と接しているはかり（天秤）の足と設置面に隙間がないか目視確認することが望ましい．

2.3.　感度調整の実施

感度調整機能を備えた（調整用内部分銅が装備された）はかり（天秤）の場合，表示器のゼロ点及び最大秤量値付近について周辺温度の状態に応じて適切な感度調整を行うことが可能である．分解能が高いほど感度変化の影響は大きくなり，感度変化による測定誤差は，一般的にゼロ点から秤量する質量付近まで相対的に大きくなる．感度調整機能を備えていない機器については，最大秤量値付近の分銅を用いて，感度調整を手動で実施することが望ましい．

3.　清掃

目的物以外のはかり取りを避けるため，清掃を定期的に行う．はかり（天秤）の構造を理解し，簡易的に分解して清掃が可能な場合は，ガラスクリーナー，毛羽立ちのない布などを用いて各部をこまめに清掃し，計量皿及び計量室内は清浄な状態を保つ．

4.　計量結果に影響する外的要因の排除

計量結果に影響を及ぼす外的要因は，可能な限り排除する．吸湿，吸着，揮発又は蒸発しやすい試料の場合は，秤量値に偏りが生じないように試料の特性に応じた対策をとる必要がある．例えば，吸湿性のある試料を秤量する場合には，はかり（天秤）を恒温恒湿ボックス内に設置し，事前に試料を一定の温湿度条件になじませた後に秤量すると，再現性の良い秤量が可能となる．試料そのものの性質以外に計量結果に影響を与える外的要因について以下に記す．

4.1.　計量皿周辺と試料（採取容器を含む）間の温度差

試料の冷蔵保管，異なる温度の室外からの持ち込み，熱処理，体温による熱伝導などによって，計量皿周辺と試料間に温度差が生じる．試料及び採取容器が計量室内の温度よりも高い場合は，計量皿付近に上向きの微量な風（対流）が発生し，その現象が試料及び採取容器を押し上げる力となり表示値の減少又は不安定性を生じさせる．温度関係が逆の場合は，相対して逆の傾向が表れる．これらの現象は計量皿周辺に起こる物理的現象であるため，はかり（天秤）に風防が備えられていたとしても避けられない．したがって，はかり（天秤）の計量室内と試料，採取容器の温度が，可能な限り同等な条件ではかり取りを行う．

4.2.　空調などによる風

空調機から吹き出す風，計量室への人の出入り，及び測定者のはかり取り操作に伴って生じる空気の流れが計量皿に当たると，表示値が不安定になる．このような風の影響を抑えるには，風防を設けて，風が計量皿に直接当たらないようにする．あるいは，風が当たらないような場所に移設する．風が直接的にはかり（天秤）に吹き当たるような状態で開閉ドアを備えているはかり（天秤）を使用する際は，必要以上に開

閉ドアを大きく開けないことが重要である.

4.3. 静電気

摩擦によって帯電しやすい粉体などの試料及び採取容器を用いる場合,又は計量室内が相対湿度40％以下の低湿度状態である場合では,はかり（天秤）との電荷の力の作用によって表示値が上方又は下方に変動するため計量結果に影響を与える.このような静電気への対策として,計量室の湿度を45％以上に保つ,蓄積された静電気の消散を待つ,採取容器を帯電防止加工に変更するなどが挙げられる.これらの対策が取れない場合には,イオナイザーなどの帯電した電荷を中和させる,又は消散を促進する器具を用いて可能な限り除電を行った後に,測定を行うことを推奨する.ただし,除電の際,表示値の不安定性を起こす風を計量皿に直接吹きかけるような器具の使用は避ける.

参考情報 G2. 物性関連 固体又は粉体の密度 を次のように改める.

固体又は粉体の密度 〈*G2-1-182*〉

集合体としての固体又は粉体の密度は,粒子間及び粒子内部に存在する微細な空隙部分の体積の評価方法により,異なる定義がなされ,それぞれ異なる数値が与えられ,かつ実用上の意味も異なる.通常,固体又は粉体の密度は三つのレベルで定義される.

(1) 結晶密度 空隙のない均一系とみなされ,真密度とも称される.

(2) 粒子密度 開孔部のない空隙,又は気体により置換されない粒子内細孔も固体又は粉体の体積として評価される.

(3) かさ密度 粉体層内に形成される空隙部分も固体又は粉体の体積として評価されることから,みかけ密度とも称される.通常,疎充填時の粉体の密度は疎充填かさ密度,タップ充填時の密度はタップ充填かさ密度と定義される.

一般に,液体や気体の密度は温度と圧力のみに依存するが,固体又は粉体の密度は分子又は粒子の集合状態に依存する.したがって,固体又は粉体の密度は,当該物質の結晶構造,結晶化度によって変化することはもちろんであるが,試料が非晶質であるか,その一部が非晶質である場合,試料の調製法又は処理法によって変化する.したがって,二つの固体又は粉体が化学的には同一物質であっても,それらの固体構造が違えば,異なる密度を与える.固体又は粉体粒子の密度は,粉末状医薬品及び医薬品原料の重要な物理的特性であることから,日本薬局方では,粒子密度は「3.03 粉体の粒子密度測定法」,かさ密度は「3.01 かさ密度測定法」として,それぞれの密

度測定法を規定している．

　固体又は粉体の密度は，単位体積当たりの質量（kg/m^3）であり，通例，g/cm^3 で表す（1 g/cm^3 = 1000 kg/m^3）．

結晶密度（Crystal Density）

　ある物質の結晶密度とは，分子の充填配列（molecular packing arrangement）の基本部分（fundamental part）に属さない，全ての空隙を除いた単位体積当たりの平均質量である．これはその物質の特定の結晶構造に固有な特性であり，測定法に依存しない．結晶密度は，計算又は簡単な測定によって求めることができる．

A.　計算による結晶密度は，例えば，単結晶の X 線回折データ又は粉末 X 線回折データの指標化によって得られる結晶学的データ（単位格子の体積と組成）から与えられる．

B.　測定による結晶密度は，単結晶の質量と体積の測定により，その比（質量／体積）として与えられる．

粒子密度（Particle Density）

　粒子密度は，結晶密度に加えて粒子内の空隙（粒子内部の閉じた空隙及び開孔部はあるが気体が浸入できない空隙）も粒子体積の一部と評価して求められる密度である．すなわち，粒子密度は測定された体積に依存し，体積の評価は測定法に依存する．粒子密度の測定は，日本薬局方では「3.03　粉体の粒子密度測定法」として，ピクノメーター法を規定している．

　ピクノメーター法による密度は，気体置換型ピクノメーターを用いて，質量既知の粉体の体積を置換された気体の体積に等しいものと評価することにより求める．ピクノメーター法による密度の測定においては，気体の浸入が可能な開孔部のある空隙は粉体の体積とみなされないが，気体が浸入できない密閉状態にある空隙は粉体の体積の一部とみなされる．ヘリウムは拡散性が高く，開孔部のあるほとんどの空隙に浸入できるため，粒子密度測定用気体として推奨される．したがって，細かく粉砕された粉体のピクノメーター法による粒子密度は，一般には結晶密度とあまり違わない．このため，この方法による粒子密度は，非晶質又は部分的に結晶性である試料の真密度の最良の推定値とみなされ，製造工程中にある医薬品粉末の製造管理に広く役立てることができる．

かさ密度（Bulk Density）

　粉体のかさ密度は，粒子間の空隙も粉体体積の一部と評価して求められる．したがって，かさ密度は粉体の粒子密度と粉体層中での粒子の空間配列に依存する．

　また，粉体のかさ密度は粉体層の僅かな揺動によっても，その空間配列が変化するため，再現性よくかさ密度を測定することは極めて難しい．したがって，かさ密度の測定値を示す場合，測定条件と共に，どのように測定したかを明記することが重要である．

　日本薬局方では「3.01　かさ密度測定法」を規定している．

A.　疎充塡かさ密度は，ふるいを通してメスシリンダー中へ注入した質量既知の粉体の体積（疎充塡体積）を測定することにより求められる（定質量法）．別に日本薬局方では，一定容量（疎充塡体積）の粉体の質量を測定することにより，疎充塡かさ密度を求める方法（定容量法）も規定している．

B.　タップ充塡かさ密度は，粉体を入れたメスシリンダーを機械的にタップすることにより求められる．初期の疎充塡体積を測定した後，メスシリンダーを一定の測定条件（タップ速度及び落下高さ）で機械的に規定の回数タップし，連続する2回の測定間で体積変化が許容範囲内となるまで測定を繰り返す（定質量法）．別に日本薬局方では，タップ充塡された一定容量の粉体の質量を測定することにより，タップ充塡かさ密度を求める方法（定容量法）も規定している．

参考情報　G2.　物性関連　粉体の流動性　を次のように改める．

粉体の流動性 〈*G2-3-182*〉

本試験法は，三薬局方での調和合意に基づき規定した試験法である．

三薬局方の調和合意に関する情報については，独立行政法人医薬品医療機器総合機構のウェブサイトに掲載している．

医薬品では幅広く粉体が利用されることから，粉体の流動性を評価するための種々の方法が考案されてきた．製剤に関する文献中には，粉体の流動性に関する種々の測定値を製造特性と関係づけようとする多数の論文が出されている．このような種々の試験法が開発されているのは当然である．なぜならば，粉体の挙動は多面的であるので，これが粉体の流動性を評価しようとする努力を面倒にしているからである．本項では，医薬品に最も多く用いられる粉体の流動性の評価法について記述する．医薬品粉体の流動性を適切に評価できる単純で簡便な測定法はないが，本項では，幾つかの試験法の標準化を提案している．粉体の流動性評価に広く用いられている四つの試験項目及び測定法，すなわち，「1. 安息角」，「2. 圧縮度又は Hausner 比」，「3. オリフィスからの流出」，及び「4. せん断セル法」である．

一般に，いかなる粉体の流動性測定法であっても，実用的かつ有用であり，更に再現性があって感度が良く，意味のある結果が得られなければならない．これらいずれの手法を用いた測定でも，複数回の測定が望ましい．繰返しになるが，ある一つの流動性測定法では，製薬用途で遭遇する広範囲な流動性を適切に又は完全に評価できない．製剤研究者や技術者の必要性に応じて，種々の見地から粉体の流動性を評価する

ために，多数の標準化された試験法をうまく利用することが適切な評価につながる．

1.　安息角

　安息角は，粉体の流動性を評価するために幾つかの科学分野で用いられてきている．安息角は，粒子間摩擦，又は粒子間の運動に対する抵抗性に関係する特性値である．安息角の試験結果は，測定法に大きく依存する．本測定法では円錐形成時の粉体の分離・偏析や圧密又はエアレーションのために，実験上に困難を生じる．これらの難点があるにもかかわらず，本測定法は製薬工業において利用され続けており，製造面での諸問題を予測する際の価値を示す多数の例が文献中に見られる．

　安息角は，次項で述べる方法のいかんにかかわらず，形成される堆積体が円錐状であると仮定した際の水平面に対する三次元的角度である．

1.1.　安息角測定法

　多数の安息角測定法が提案されているが，静的安息角を測定するための最も一般的な方法は，二つの重要な実験的変数の扱いにより次のように分類される．

（ⅰ）粉体を流下させる漏斗の高さを基底板に対して固定しておくか，又は堆積体が形成されるにつれて漏斗の高さを変える．

（ⅱ）堆積体が形成される基底板の直径を一定とする（すなわち，堆積体の直径は既知である）か，又は堆積体の形成に応じて基底板の直径を変える．

　上記の基本的な測定法に加えて，以下のような変法も用いられている．

（ⅰ）排出安息角：一定の直径を持つ円板上にある過剰量の粉体を容器から排出させることによって測定する．円板上に形成された円錐から，排出安息角を測定する．

（ⅱ）動的安息角：片面が透明で平らな面を持つ円筒内に粉体を入れ，これを一定速度で回転させる．動的安息角は円筒内で流動している粉体層の斜面が水平面との間で形成する角度として測定される．内部運動摩擦角は粉体の最上層を流下する粒子と粗い表面仕上げとされている円筒と一緒に回転している粒子を分離している面によって定義される．

1.2.　安息角に関する流動性の程度

　安息角を用いて粉体の流動性を定性的に説明する際に多少の違いはあるが，Carr[1]による分類（表1）は有用である．処方設計において 40 〜 50° の安息角を持つ試料であっても良好な結果が得られることもあるが，安息角が 50° を超えると，製造に適さないことが多い．

表 1　流動性の程度と対応する安息角[1]

流動性の程度	安息角（°）
極めて良好	25 〜 30
良好	31 〜 35
やや良好（架橋防止対策不要）	36 〜 40
普通（架橋の限界点あり）	41 〜 45
やや不良（攪拌や振とうが必要）	46 〜 55
不良	56 〜 65
極めて不良	＞ 66

1.3.　測定に関して留意すべき点

　安息角は個々の粉体に固有な物性値ではない．すなわち，粉体の円錐を形成させるために用いた方法に大きく依存する．この点に関して，次のような重要な点が挙げられている．

（ⅰ）上方から落下してくる粉体の衝撃によって円錐の頂点がゆがむ．円錐を注意深く形成させることによって，衝撃によるゆがみは軽減される．

（ⅱ）円錐が形成される円板の性質が安息角に影響する．粉体層の上に円錐を形成させることができる"共通の基底部"を用いて円錐を形成させるとよい．これは，円錐を形成させる粉体層を保持するための外縁部を用いることによって可能となる．

1.4.　推奨される測定手順

　粉体層を保持するための保持縁を持つ，固定された円板上に安息角を形成させる．円板は振動しないようにする．対称性のある円錐を注意深く形成させるために，円錐の高さに応じて漏斗の高さを変えると良い．この場合，漏斗が動くので，振動しないように注意する．円錐の先端部に落下する粉体の衝撃を最小限にするために，漏斗脚部下端の高さは堆積体の頂点から約 2 〜 4 cm の位置に保つ．対称性のある円錐を首尾よく又は再現性よく形成させることができない場合には，本法は適切ではない．円錐の高さを測定することによって，次式から安息角 α を求める．

$$\tan \alpha = 高さ／(0.5 \times 円板の直径)$$

2.　圧縮度及び Hausner 比

　圧縮度とこれに密接に関係する Hausner 比は，粉体の粒子サイズや粒子形状，真密度，表面積，含水率，付着性などに影響されるため，粉体の流動特性を予測することができる．圧縮度及び Hausner 比は，粉体の疎充塡体積とタップ充塡体積から算出される．詳細はかさ密度測定法〈3.01〉を参照すること．

2.1.　圧縮度及び Hausner 比測定法

　圧縮度と Hausner 比の測定法はやや異なるが，基本的な手順は，同一の粉体試料について疎充塡体積 V_0 と，これ以上の体積変化が生じなくなるまで試料をタップし

た後の最終タップ充塡体積 V_f を測定することである．次式により圧縮度と Hausner 比を計算する．

圧縮度 $= (V_0 - V_f) / V_0 \times 100$

Hausner 比 $= V_0 / V_f$

圧縮度と Hausner 比は，疎充塡かさ密度（$\rho_{untapped}$）とタップ充塡かさ密度（ρ_{tapped}）の測定値を用いて，次式により求めることもできる．

圧縮度 $= (\rho_{tapped} - \rho_{untapped}) / \rho_{tapped} \times 100$

Hausner 比 $= \rho_{tapped} / \rho_{untapped}$

これらの変法として，タップ中に生じるかさ体積変化に代わって，圧密率が測定されることもある．圧縮度と Hausner 比について，広く報告されている流動性の程度を表2に示す．

表2　流動性の程度と対応する圧縮度及び Hausner 比

圧縮度（％）	流動性の程度	Hausner 比
$\leqq 10$	極めて良好	$1.00 \sim 1.11$
$11 \sim 15$	良好	$1.12 \sim 1.18$
$16 \sim 20$	やや良好	$1.19 \sim 1.25$
$21 \sim 25$	普通	$1.26 \sim 1.34$
$26 \sim 31$	やや不良	$1.35 \sim 1.45$
$32 \sim 37$	不良	$1.46 \sim 1.59$
> 38	極めて不良	> 1.60

圧縮度と Hausner 比は粉体に固有な特性値ではなく，用いた測定法に依存する．疎充塡体積 V_0，最終タップ充塡体積 V_f，疎充塡かさ密度 $\rho_{untapped}$，及びタップ充塡かさ密度 ρ_{tapped} の測定に影響するため考慮すべき重要な点は以下のとおりである．

（ⅰ）用いたメスシリンダーとホルダーの直径と質量

（ⅱ）タップ充塡かさ密度を得るための粉体のタップ回数

（ⅲ）タップの高さ

（ⅳ）試験に用いた粉体の質量

（ⅴ）タップ中のメスシリンダー内における粉体試料の回転

3.　オリフィスからの流出

粉体の流出は多くの因子に依存するが，そのうちの幾つかは粒子自体の特性に関係しており，また他の幾つかは測定法に関係する．粉体の流動度の測定には，（粉体がアーチングを生じ，それ以上流出することができなくなるオリフィス径である“アー

チング径"を評価することにより）オリフィスからの粉体の流出性とその流出速度を観測する方法が使用されてきた．ここで特に重要なことは，自由流動性のある粉体であっても脈動型の流動パターンが観察されるので，流出を連続的にモニターすることが有用であるということである．また，容器が空になる際も流出速度の変化が見られる．これまでにオリフィス径，粒子径及び粒子密度に対する流出速度に関係する幾つかの実験式が提案されている．粉体のアーチング径の評価は，粉体が凝集性を有する場合も自由流動性を有する場合も適用できるが，オリフィスからの流出速度の測定は，自由流動性を有する粉体にのみ適用可能である．

　オリフィスからの流出速度は，一般には多種類の容器（円筒状容器，ファネル，ホッパー）のいずれにおいても，これらから流出する試料の単位時間当たりの質量として測定される．流出速度の測定は間けつ的又は連続的に行うことができる．

3.1. オリフィスからの流出試験法

　オリフィスからの流出速度を測定する際に最も共通する問題点は，三つの重要な実験的変数に基づいて次のように分類できる．

（1）粉体を入れた容器の種類　一般的な容器は円筒状容器，ファネル又はホッパーである．

（2）用いたオリフィスの大きさと形状　オリフィス径とその形状は，粉体の流出速度を測定する際の重要な因子である．

（3）流出速度の測定法　流出速度は，ある種の記録装置が付属した電子天秤を用いて連続的に測定することができる．また，流出速度は，不連続な試料についても個別的に測定することができる（例えば，100 g の粉体がオリフィスを通過するのに要する 0.1 秒単位までの時間，又は 10 秒間にオリフィスを通過する 0.1 g 単位までの粉体の質量）．

3.2. オリフィスからの流出試験法の変法

　質量基準又はかさ体積基準のいずれの流出速度も測定することができる．質量基準速度の方が測定しやすいが，高密度の粉体では大きな測定値が得られる．錠剤機の臼中への粉体の充塡はかさ体積基準であるので，この場合にはかさ体積基準の流出速度を測定することが望ましい．容器から粉体が流出しやすくするためにバイブレーターを取り付けることもあるが，これは結果の解析を複雑にする．ロータリー式錠剤機の運転条件をより精密に再現するための振動式オリフィス装置が提案されている．粉体が流出する最小オリフィス径も確認することができる．

　流出速度は用いた測定法に極めて大きく依存するので，一般的な尺度はない．また文献の結果を比較することも困難である．

3.3. 測定に関して留意すべき点

　オリフィスからの流出は，個々の粉体に固有な物性値ではない．これは用いた方法に極めて大きく依存する．これらの方法に影響する，次のような幾つかの重要な点が指摘されている．

（ⅰ）オリフィス径と形状

（ⅱ）容器の材質（金属，ガラス，プラスチック）

（ⅲ）容器内での粉体層の直径と高さ

3.4. 推奨される測定手順

　オリフィスからの流出速度測定は，ある程度の流動性を持つ粉体のみに用いることができる．したがって，付着性粉体には用いることができない．粉体層の高さがオリフィス径より十分に大きければ，流出速度は実質的には粉体層の高さには関係しない．円筒状容器は流出にほとんど影響しないので，容器としてこれを用いる．この形状では容器の壁面に沿った粉体ではなく，粉体層内での粉体の運動による流速を測定していることになる．粉体層の高さが円筒状容器の直径の2倍未満の場合には，粉体の流出速度はしばしば増加する．オリフィスの形状は円形とし，円筒状容器は防振状態とする．円筒状容器の寸法に関する一般的な指標は次のとおりである．

（ⅰ）オリフィス径＞粒子径の6倍

（ⅱ）円筒状容器の直径＞オリフィス径の2倍

　容器としてホッパーを用いるのは適切であり，製造に際しての流出をよく表している．また，ファネル，特に軸管を持つものについては，流出速度は軸管と粉体間の摩擦と同様に，軸管の直径と長さによって決まるので，これを用いるのは得策ではない．円錐の先端を切断したものも良いが，流出は粉体－壁面間の摩擦係数に影響されるので，適切な材質を選択することが重要である．

　円筒状容器内のオリフィスについては，粉体層内での流動パターンをより確実にするために，口径を変えられるような機能を持つ平面状の底板を用いる．流出速度は間けつ的又は連続的に測定できる．電子天秤を用いた連続測定は，瞬間的な流出速度の変動をより効果的に検出することができる．

4. せん断セル法

　より基本的な原理に基づいた粉体の流動性研究やホッパーの設計を進めようとする際，粉体の流動性をより完全かつ正確に定義した評価ができる，種々の粉体せん断試験装置や方法が開発されている．せん断セル法は，医薬品粉体の研究において広範囲に用いられている．本法によれば，粉体層が横滑りし始める直前のせん断応力と垂直応力の関係を表す破壊包絡線，内部摩擦角，非限界降伏力，粉体の凝集，フローファンクションのような種々の関連するパラメーターを含む広範囲なパラメーターが得られる．また，本法では実験上のパラメーターをより正確に制御することができるので，流動特性は圧密荷重，時間，その他の環境条件の関数として測定することもできる．これらの方法を用いることにより，ホッパーや貯槽用容器の限界寸法を適切に求めることができる．

4.1. 測定法

　せん断セルの第一のタイプは，上下に二分割できる固定セルと可動セルとの境にせん断面を形成させる並進せん断セルに相当する．この方法では，所定の手順に従って

せん断セル内の粉体層を圧密した後，粉体層をせん断するのに要する力を測定する．並進せん断セルは円筒型又は矩形状の箱型である．

第二のタイプのせん断セルは，回転せん断セルに相当する．これには，円筒型のものと環状型のものがある．これらは，試料量が少なくて済むなど，並進せん断セルを上回る幾つかの利点がある．しかし，設計上，回転せん断セルの周囲に近い試料の方が，より内側にある試料より多くせん断されるので，粉体層が均一にせん断されないという欠点がある．

いずれのせん断セル法も利点と欠点を持っているが，詳細については本項では触れない．粉体の流動性を評価する他の方法については，文献中で多くの変法が述べられている．一般にせん断セル法の大きな利点は，実験的により制御しやすいことである．

4.2. 推奨される事項

多種類のせん断セル装置や試験法からは豊富なデータが得られ，粉体の流動性を評価するのに極めて効果的に利用することができる．これらはホッパーや貯槽用容器のような装置を設計する際にも有用である．本法では利用できる装置や実験操作は多種多様であるので，特に標準的な方法はない．せん断セル法を用いた流動性の評価の結果には，用いた装置と方法を全て記載しておく．

5. 参考資料

1) Carr, R.L., Chem. Eng. 72, 163-168 (1965).

参考情報　G2.　物性関連　動的光散乱法による液体中の粒子径測定法　を削る．

参考情報　G3.　生物薬品関連　ペプチドマップ法　を次のように改める．

ペプチドマップ法 〈*G3-3-182*〉

本試験法は，三薬局方での調和合意に基づき規定した試験法である．

三薬局方の調和合意に関する情報については，独立行政法人医薬品医療機器総合機構のウェブサイトに掲載している．

1. はじめに

タンパク質は，大きく複雑な構造を有しており，不適切な会合，分解又は翻訳後修飾により一次構造の不均一性を示す分子もある．タンパク質は分子量が大きく複雑であるため，一つの分析手法を用いてタンパク質のまま化学的に同定することは非常に困難である．試料タンパク質を，十分な質量分解能で同定可能なより小さな断片に切

断することにより，タンパク質の一次構造を決定することが可能である．この手順は，ペプチドマップ法として一般に知られているタンパク質同定技術の原理である．ペプチドマップ技術には，タンパク質中の特定のアミノ酸残基間のアミド結合を選択的に切断し，一連の予測されたペプチドを得るための酵素消化ステップが含まれる．ペプチド混合物のクロマトグラフィー分析法による分離，検出及び同定により，タンパク質の一次構造に関する情報を明らかにし，タンパク質の同定が可能である．ペプチドマップ法は，相対比較の手法である．つまり試料タンパク質より得られた結果は，同様に処理した標準品／標準物質の結果と比較して，試料タンパク質を同定する．この比較による同定では，試料タンパク質の一次構造が同様に処理した標準品／標準物質（参照タンパク質）の一次構造と一致することを確認する．

　本参考情報では詳細に記載していないが，ペプチドマップ法は一次構造の全体的な変化を検出することが可能であり，タンパク質の品質の決定のために広く応用されている．アミノ酸の誤取込みやジスルフィド結合のかけ違い，翻訳後修飾及び分解などに起因する試料タンパク質の純度は，定量的なペプチドマップ法を用いて決定することができる．スケールアップや製造工程変更時のペプチドマップ法による比較は，プロセスの恒常性に関する検討を裏付けることができる．さらに，ペプチドマップ法は，糖鎖付加や意図的修飾（例：PEG化）のような修飾の程度と特定のアミノ酸修飾部位を決定するのに用いることができる．本参考情報は，タンパク質医薬品の化学的な同定におけるペプチドマップ法の使用に焦点を当てており，特異性が分析法の主要な特性である．

2.　ペプチドマップ法を用いた確認試験の開発における留意事項

　確認試験の手順を開発する前に，同一施設で製造される他のタンパク質医薬品と試料タンパク質を区別するために要求される適用方法や特異性のレベルについて理解することが重要である．場合により，構造的に関連するタンパク質試料を区別するために複数の異なる手法が必要となる．それぞれのタンパク質は固有の特徴を有しているため，それをよく理解し，科学的にアプローチすることにより，十分な特異性を有するバリデートされた分析手順の開発が可能となる．分析に適した長さのペプチドを得るための前処理及び切断条件を選択するためには，試料タンパク質のアミノ酸配列を評価すべきである．目的によるが，開発段階ではタンパク質の変化に関する予備的知識がほとんどないことから，配列カバー率を十分に確保することが重要である．ペプチドマップ法の分析技術の開発において，次の事項を考慮すべきである．また，これらの要素を図1に示す．

3.　前処理

　原薬，製剤又は標準品／標準物質を分析する際，分析の妨害となる添加剤やキャリアタンパク質を含む場合は分離・精製が必要なことがある．残存する妨害物質は，酵素的切断の効率やペプチドマップの見た目に影響を与える場合がある．残存する物質や試料精製過程が最終的なペプチドマップに及ぼす影響は，開発過程において評価す

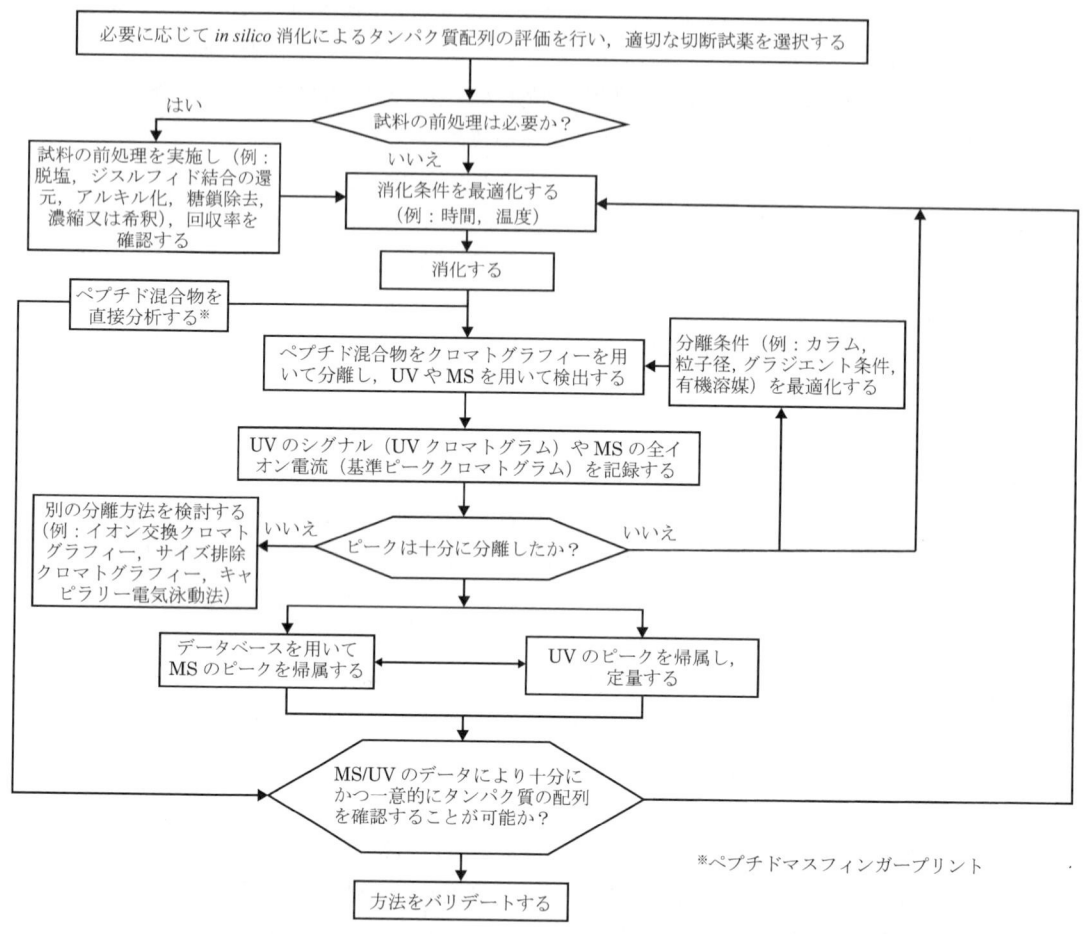

図1 ペプチドマップ法における分析手順と目標性能パラメーターの確定

る必要がある.

　タンパク質の三次構造により，切断酵素が全ての切断部位に完全に作用するのを妨げられることにより，配列カバー率が不十分となることがある．タンパク質のカオトロピック試薬（例：塩化グアニジニウム，尿素）及び界面活性剤（例：ドデシル硫酸ナトリウム）による処理は消化前にタンパク質の折りたたみをほどくために使用される．変性試薬は酵素活性に影響を及ぼしうるため，追加の精製（例：透析ろ過）や希釈操作が消化前に必要になる場合がある．酵素が切断部位に完全に作用できるように，消化前にジスルフィド結合の還元及びアルキル化が必要なこともある．しかし，システイン-システイン結合の情報はその際に失われてしまう．ジスルフィド結合の還元に一般的に使用される試薬には，ジチオスレイトール及びトリス（2-カルボキシエチル）ホスフィンのようなトリアルキルホスフィン化合物がある．還元されたシステインをアルキル化する試薬には，ヨードアセトアミド，ヨード酢酸及び4-ビニルピリジンがある．アルキル化試薬の使用によりペプチドへの付加体が生じる可能性

があり，影響を受けたペプチドはクロマトグラフィーの分離に影響を与え，分子量が変化する．

　ペプチドマップ法は相対比較の手法であるため，試料タンパク質に対して行われるいかなる精製や前処理ステップも，標準品／標準物質に対しても同様に実施する必要がある．残存する物質，精製手順，又はタンパク質の前処理が分析法の特異性及び精度に及ぼす影響は，開発段階で精査し，分析法バリデーションにおいて実施される頑健性の検討に組み入れることを考慮すべきである．

4. 消化

　切断技術の選択は，タンパク質により異なる．酵素的及び化学的手法において汎用される切断試薬とその特異性を表1に示す．必要な場合には，他の切断試薬を使用す

表1　切断試薬の例

種類	試薬	特異性
酵素的手法	トリプシン（EC 3.4.21.4）	アルギニン及びリシン残基のC末端側
	キモトリプシン（EC 3.4.21.1）	疎水性アミノ酸残基（例：ロイシン，メチオニン，アラニン，芳香族アミノ酸）のC末端側
	ペプシンA（ペプシン）（EC 3.4.23.1）	特異性の低い消化
	リシルエンドペプチダーゼ（Lys-Cエンドペプチダーゼ）（EC 3.4.21.50）	リシン残基のC末端側
	グルタミルエンドペプチダーゼ（Glu-CエンドプロテアーゼV8プロテアーゼ）（*S. aureus* V8株由来）（EC 3.4.21.19）	グルタミン酸及びアスパラギン酸残基のC末端側
	ペプチジル-Aspメタロエンドペプチダーゼ（Asp-Nエンドプロテアーゼ）（EC 3.4.24.33）	アスパラギン酸残基のN末端側
	クロストリパイン（Arg-Cエンドペプチダーゼ）（EC 3.4.22.8）	アルギニン残基のC末端側
化学的手法	臭化シアン	メチオニン残基のC末端側
	2-ニトロ-5-チオシアノ安息香酸	システイン残基のN末端側
	O-ヨードソ安息香酸	トリプトファン及びチロシン残基のC末端側
	希酸	アスパラギン酸及びプロリン残基
	3-ブロモ-3-メチル-2-（2-ニトロフェニルチオ-3*H*-インドール（BNPS-スカトール）	トリプトファン残基

ることや方法を組み合わせることもある.

　タンパク質消化の効率及び再現性に影響を与える因子には，pH，消化用緩衝液，温度，時間及びタンパク質に対する酵素／試薬の比率などが含まれる.

　最適な消化混合液のpHは，一般に酵素又は試薬により決定される. 選択されたpHでのアミノ酸の側鎖及びタンパク質の修飾を含むペプチドの化学的安定性を考慮しなければならない. 例えば，臭化シアンを切断試薬として用いる場合は，強酸性条件（例：pH 2，ギ酸）が必要である. 一方，トリプシンを切断試薬として用いる場合は，弱アルカリ性条件（pH 8）が適切である.

　適切な温度は，切断試薬により異なる. 例えば，ほとんどの酵素は25 〜 37℃の範囲内に最適な活性を持つ. 温度は，酵素の特異性をある程度決定することがある. このような場合，温度を調整することによりある種のタンパク質に対する消化条件を最適化することができる. 理想的には，脱アミドのような試料に関連する化学的副反応やタンパク質凝集を最小化し，一方で，切断試薬の活性を維持しつつ試料タンパク質の消化に対する感受性を最大化するように消化温度を設定する.

　消化の変動を避けるために，消化時間は意図した用途に十分であることを確認することが必要である. 不完全な消化によるペプチド断片が最小限となるような十分な消化を確保するために，消化の経時変化に関する簡単な検討を実施すべきである. 消化時間を分から日の単位で変化させ，単一反応溶液から一定量ずつとり適切に安定化し，分析を行うことで，タンパク質の完全な消化に必要な時間を決定する.

　実用的な時間内（例：2 〜 20時間）で望ましいレベルの消化が得られるように十分な切断試薬を用いるべきであるが，試薬がペプチドマップに影響を与えることを避けるため切断試薬の量は最小限にする. 酵素消化においては，タンパク質とプロテアーゼの質量比は20：1から200：1が一般的である. 切断試薬が不安定な場合，複数回に分けて切断試薬を添加することにより切断効率が改善されるかもしれない. 酵素は，固相支持体に結合させることで，相対的に多量のプロテアーゼを用いることができ，更に，酵素の自己消化物の混入及び酵素断片のペプチドマップへの影響を避けることができる. 化学的な切断試薬は，通常，大過剰で用いられ，消化終了時に除去する必要がある.

　消化中の試料タンパク質の最適な濃度は，経験的に決定される. タンパク質及び部分消化されたタンパク質の凝集が起こらないよう濃度は低くすべきであるが，続くクロマトグラフィー分離及び選択した検出法において，十分な検出感度で検出されなければならない. 試料の希釈又は遠心ろ過のような技術による試料の濃縮が必要な場合もある. 試料タンパク質に行われる希釈又は濃縮ステップは，タンパク質医薬品の標準品／標準物質にも同様に実施しなければならない. タンパク質の回収率はどんな濃縮ステップにおいても評価する必要があり，希釈又は濃縮の分析法の特異性及び精度に及ぼす影響は，開発段階で精査し，分析法バリデーションにおいて実施される頑健性の検討に組み入れることを考慮すべきである.

消化ステップにおいて，非特異的切断，脱アミド化，ジスルフィド結合の異性化，メチオニン残基の酸化，リシン残基のカルバモイル化又はペプチドの N 末端におけるグルタミンの脱アミド化により生じたピログルタミル基の形成のような副反応の結果，ペプチドマップが不明瞭になる可能性がある．自己消化は，タンパク質消化酵素が酵素自体を消化することにより生じた無関係なピークをもたらす．自己消化により生じたペプチドのピーク強度は，基質に対する酵素の比率及び使用した酵素の修飾と品質によって異なる．自己消化を避けるため，タンパク質消化酵素試液は，酵素活性を抑制する pH で調製するか，使用直前に調製する．自己消化を防ぐようにプロテアーゼを改変した修飾酵素が使用されることもある．酵素のリシン残基をメチル化又はアセチル化して自己消化部位の数を減少させた，市販のトリプシン試薬（しばしばプロテオミクスグレードと呼ばれる）も利用可能である．消化により生じたアーティファクトを同定するために，試料タンパク質以外の全ての試薬を用いたブランクの消化試料を用いて空試験を行う．

5.　分離

消化ステップにより得られたペプチド混合物のクロマトグラフィー分離は，その複雑さを解明し，データの適切な解釈が有意義で再現性のあるものとなるようにしなければならない．ペプチドマップの複雑さにより，最終的に，最適なクロマトグラフィー条件，カラム及び移動相の組み合わせが求められる．分析法の最適化実験は，最も質が高く再現性のあるクロマトグラムを得るために必要となる．試料タンパク質の分子量もまた，マップの複雑さと最適な分離に影響を及ぼす．

多くの技術（例：イオン交換高速液体クロマトグラフィー［HPLC］，疎水性相互作用 HPLC，及びキャピラリー電気泳動）はこれまでペプチドマップ分析におけるペプチド分離に用いられてきたが，本参考情報ではペプチドマップ法の分離ステップにおいて最も一般的に用いられている方法である逆相 HPLC（RP-HPLC）に重点を置く．

クロマトグラフィーにおけるカラムは，それぞれのタンパク質に応じて経験的に選択される．シリカ，ポリマー又はハイブリッド担体を基にした種々の孔径（8 ～ 100 nm）又は無細孔のカラムは，十分な分離を与えることが示されてきた．粒子径が 2 µm 未満のカラムが利用でき，一般的に 3 ～ 5 µm の粒子径のカラムよりも分離効率がよい．一般に，オクチル又はオクタデシルシリル基を結合させた固定相がペプチドには最適である．30 nm 又はそれより小さな細孔を持つオクタデシルシラン（C18）がペプチドマップの分離ステップで最もよく利用される結合相である．

ペプチドの RP-HPLC 分離に最も一般的な移動相は，有機溶媒としてアセトニトリルを含む水である．しかし，メタノール，2-プロパノール，又は 1-プロパノールなどの他の有機溶媒も用いることができる．移動相にプロパノールなどの溶媒を用いることは，疎水性の高いペプチドを多く含む試料の分離に有用である．しかし，親水性又は短いペプチドはカラムのボイド容量を示す時間に溶出する可能性があることに留

意する．酸，塩基，緩衝塩及びイオンペア試薬のような移動相の添加剤は，一般に，ペプチドの良好なクロマトグラフィー分離のために必要である．最も一般的な移動相の添加剤はトリフルオロ酢酸（TFA）であり，一般的には 0.05 ～ 0.2% の濃度で用いられる．添加剤としてリン酸の使用はあまり一般的ではないが，紫外（UV）検出器を用いる場合に有用である．揮発性の酸や塩は，質量分析計による検出との親和性を改善するために移動相に用いることができる．TFA はペプチドの分離の質に非常に良い影響を及ぼすが，質量分析計による検出の感度は，イオンサプレッション効果により悪影響を受ける．ギ酸，酢酸又はこれらを TFA と共に用いると，イオンサプレッションを抑制することにより質量分析計の感度を向上することができる．クロマトグラフィーカラムの温度調節は，良好な再現性を得るために必要である．逆相カラムにおいて分離は一般に温度の上昇と共に向上するため，カラム温度は，ペプチド分離の最適化やある種のペプチドの保持や溶出を改善するために用いられることがある．

6. 検出

RP-HPLC は，確認試験としてのペプチドマップ法で用いられる最も一般的な分離方法であり，最も一般的な検出方法は，214 nm での UV 光吸収である．タンパク質の消化により生じたペプチドは，より長波長（例：280 nm）の光を吸収する芳香族側鎖を持つアミノ酸を含まない場合があるので，タンパク質の配列カバー率を確保するには，移動相によるバックグラウンドを最小化するように注意し，214 nm（ペプチド結合が吸収する光の波長）での検出が不可欠である．また，その他の検出方法も適切である．

UV 検出の限界は，ペプチドの構造に関する情報が得られないことである．質量分析は，ペプチドが同時に溶出した場合の選択性に加えて，ペプチドの同定に役立つ質量情報を提供する有用な検出方法である．ほとんどの分析目的において，RP-HPLC からの溶出液は，移動相が質量分析計に適している場合には，直接質量分析計に導入することができる．移動相に特有の留意事項は，選択したイオン化方法による．エレクトロスプレーイオン化法（ESI）は，タンパク質やペプチドを質量分析計に導入する最も一般的な方法であり，揮発性の水溶媒混合液を用いた際に最もよいイオン化効率が得られる．ESI-MS を用いたペプチドマップ法では，ポジティブイオンモードが用いられることが多い．pH を下げ，それによりペプチドのプロトン化を促進する目的で，一般にギ酸や酢酸が移動相に添加される．緩衝液や塩は，シグナルを減少させることに加え，不揮発性の塩がイオン源に付着するため，使用は最小限にすべきである．前述のように，TFA は，マトリックス干渉の一種であるイオンサプレッションを引き起こし，特に ESI を用いた場合にペプチドのシグナルを抑制する可能性があるため，避けるべきである．また，イオンサプレッションは糖ペプチドのイオン化効率を抑制し，感度を低下させる．したがって，UV と MS の両方において最適な結果を得るためには，条件を最適化することが重要である．

7.　データ解析

　ペプチドマップ法は相対比較の手法である．試料タンパク質が意図するタンパク質であるかを確認するために，試料タンパク質のペプチドマップを標準品／標準物質を同様な前処理，分離及び検出方法を用いて得られたペプチドマップと比較しなければならない．保持時間，ピークレスポンス（ピーク面積又はピーク高さ），ピーク数及び全体的な溶出パターンの視覚的な比較は，手順の最初のステップである．重要なピークのピークレスポンス比及びピークの保持時間について，更に客観的解析を行うことが最良の方法である．もし試料タンパク質消化物及び標準品／標準物質の消化物の全ての重要なピークが同じ保持時間及びピークレスポンス比を示したなら，試料タンパク質の同一性が確認される．例えば，モノクローナル抗体試料は，共通の Fc ペプチドを含んでおり，ペプチドマップ試験の際には参照ピークとして用いられている．参照ペプチドを試料消化物に添加し，重要なピークのピークレスポンス比と保持時間をあらかじめ設定された判定基準と比較することが可能である．選択される比較方法は，得られるペプチドマップの複雑さと個々の確認試験の目的（例：同一施設で製造される別のタンパク質医薬品との区別や同じタンパク質医薬品の変異体との区別）において求められる特異性によって異なる．

　高い特異性が求められる場合，質量分析を日常的な分析において用いることで，ペプチドの修飾，切断，切断ミス，不純物及び分離されずに一つのピークとして共溶出したピークに関する知見を得ることができる．

8.　バリデーション実施前の留意事項

　ペプチドマップ法の手順の開発の間に，システム適合性の基準及び分析法バリデーションの判定基準の選択につながる知識や経験が得られる．バリデーション実施前の最終レビューにより，手順がバリデーションの準備ができていることを確認し，基準を満たさないリスクを減らすことができる．一般的な手順として，ペプチドマップ法は，広範囲な試験デザイン，試験目的及び性能に関する要求を含んでいる．したがって，一般的な文書にて，特定のシステム適合性やバリデーション基準を規定することは不可能である．バリデーション開始前に次の要素について評価することが推奨される．

　ペプチドマップ法の日常的な測定における質量分析の利用は本参考情報には記載していないが，ペプチドマップ法の開発段階におけるペプチドの構造同定に質量分析を適用することは最良の方法である．質量分析による検出は，性能に関する以下のパラメーターを評価するために利用される．

8.1.　配列カバー率

　配列カバー率は，目的のタンパク質配列について，ペプチドマップ法を用いて同定されたアミノ酸配列の割合を指す．全ての分析目的に対応する特定の数値は存在しないが，多くの場合 95 ％程度の配列カバー率がペプチドマップ法において許容できる性能の目標である．

8.2. 特異的な結合切断

選択した酵素又は化学的消化手順により切断される特異的結合は，同定し，記録する．

8.3. 主なピーク

特異的な結合の切断により回収された主なペプチドは，同定し，記録する．

8.4. 部分的切断

部分的又は不完全な切断を生じやすいペプチド結合及び関連するクロマトグラム上のピークやシグナルは同定する必要がある．

8.5. マイナー／非特異的切断

非特異的な結合の切断の程度は同定し，制限又は管理する必要がある．

8.6. プロテアーゼ由来のピーク

プロテアーゼが試料タンパク質の消化に用いられる場合は，バックグラウンドに認められるプロテアーゼ由来のピークを同定し，必要に応じて制限する必要がある．

8.7. 未消化の「コア」タンパク質

未消化又は部分的に消化されたタンパク質（しばしば「コア」と呼ばれる）は同定し，制限する必要がある．

8.8. 平均ペプチド長

選択したプロテアーゼ又は化学的切断試薬と試料タンパク質の組み合わせにより生成する一連のペプチドを記述する．小さなペプチドと大きなペプチドはトレードオフの関係にある．小さなペプチドは，ペプチドマップ法において高い構造選択性を示すが，多くのピークを示す複雑なマップとなる．一方で，長いペプチドは構造変異体を分離する能力は低くなるが単純なマップが得られる．全ての分析目的に適切な特定のペプチド長は存在しないが，一般的には平均ペプチド長は 10 ～ 20 残基が適切と考えられる．

8.9. 分解能

分解能は，プロテアーゼ又は化学的切断試薬により生成した一連のペプチドを分離するシステムの能力のことをいう．例えば，消化により 30 種類のペプチドを生じるが共溶出又は非回収により 20 個のピークしか検出されないかもしれない．不十分な分離を同定し，適切なクロマトグラフィー手順により解決する必要がある．必要に応じて，ペプチド標準品／標準物質の使用や，若しくはシステム性能の基準により管理する．

8.10. システム適合性の基準の選択

システム適合性の基準は，試料タンパク質の消化，分離及び検出の手順が，分析目的に応じて求められるレベルの構造同定が可能な能力を有することを確認できるように設定すべきである．確認試験として日常的な分析で評価されるシステム適合性の基準については，一般的に参照タンパク質消化物のクロマトグラムの評価が実施されることに加え，次のような性能特性が評価されることもある．

(1) 参照クロマトグラムとの定性的な類似性

(2) 消化の程度

(3) 部分的な切断

(4) 非特異的な切断

(5) ピーク高さ／シグナルノイズ比

(6) ピーク形状

(7) ピークの保持時間

(8) 特定のピークの分解能

　試料の分離，精製又は濃縮を必要とする試験方法の手順に対しては，試料の回収率の基準を設定すべきであり，システム適合性の評価の一部として設定するべきである．消化により生じたアーティファクトが認められる場合には，妨害のないことを実証するためにブランク消化試料を評価することが必要となる．

9.　バリデーション

　ペプチドマップ法の手順のバリデーションを実施する前に，試験操作手順は最終化しシステム適合性の基準と一緒に文書化すべきである．試験を行うたびに，結果をシステム適合性の基準で評価し，過去の試験結果と一致する再現性のある結果が得られているかを判断する．最終化する前は，判定基準がシステム適合性の基準によってしばしば変化することがある．分析バリデーションにおけるプロトコールの要素は次のとおりである．

9.1.　特異性

　分析性能の要件は，確認試験の目的により異なり，リスクアセスメントを行うことにより同一施設で製造されるタンパク質医薬品と試料タンパク質を区別するためにどの程度の特異性が必要かを理解する必要がある．ペプチドマップ法は，試料の一次構造が参照タンパク質と一致することを確認する相対比較の手法である．特異性は適切な標準品／標準物質と構造の類似したタンパク質試料のペプチドマップと比較することにより確認される．比較試料は，同一施設で製造される他のタンパク質医薬品に関するリスクアセスメントに基づき選択し，バリデーションのプロトコールとして文書化するべきである．試験の本質的なばらつきを最小化するために，試験時には標準品／標準物質及び試料タンパク質に対して試験操作を実施する．特異性のバリデーション試験として試料タンパク質消化物，標準品／標準物質の消化物及び検体並びに標準品／標準物質の消化物の1：1（v/v）混合液を分析することはペプチドマップ法の試験デザインとして有用といえる．試料タンパク質のペプチドマップにおける試料タンパク質のピークと，標準品／標準物質の対応するピークの保持時間が僅かに異なることにより，分析者がピークは同一ではないと判断することがある．特異性のバリデーション試験において，混合物試料を試験しペプチドマップで共溶出することにより二つのピークが同一であることを実証できれば，同一性を確認することができる．化学的に修飾された標準品／標準物質は，pHや温度の条件や一次構造に変化を起こすこ

とが知られる化学試薬への曝露により作成できる．これらの変化として，アスパラギン及びグルタミン残基の脱アミド化，メチオニン，ヒスチジン又はトリプトファン残基の酸化，並びに酸触媒によるペプチド結合の切断などが挙げられる．化学的に修飾された標準品／標準物質及び標準品／標準物質のペプチドマップをあらかじめ決めておいた判定基準に基づいて比較することにより，アミノ酸の側鎖の修飾がペプチドマップ法の特異性に影響を及ぼすか否かを示すことができる．

9.2.　精度

ペプチドマップ法の手順の精度（併行精度，室内再現精度）の測定を容易にするために，経験的に用いられているピークレスポンス（ピーク面積又はピーク高さ）及びピーク保持係数の数値化の方法を手順に含むべきである．一つのアプローチとしては，ピークレスポンス及びピーク保持時間を，同一のクロマトグラム内の再現性の高い参照ピークとの相対値として比較することが挙げられる．分析手順のバリデーションで得られた精度の結果は，報告の上，バリデーションの判定基準を満たすか確認を行う．精度の結果が判定基準を満たさなかった場合，分析者は手順中の消化や分離ステップの再評価を行う．

9.3.　頑健性

頑健性は分析手順の開発段階で評価する．繰り返して実施する必要はないが，バリデーション手順に組み込むこともある．移動相の組成，プロテアーゼの品質又は化学試薬の純度，カラムのばらつき及び劣化，消化温度並びに消化物の安定性は全体的な試験の性能と再現性に影響を及ぼしやすい．試験が日常的なロットリリースの目的に使用される場合は，それぞれの重要なパラメーターの許容範囲を評価し，基準値を定める．タンパク質試料の精製，前処理，希釈又は濃縮手順の僅かな変動が回収率や試験システム及びクロマトグラムに影響を及ぼすため，その影響を試験法開発の時点で同定し管理する必要がある．試料調製後に残存する物質の分析法の特異性及び精度に及ぼす影響を考慮しなければならない．開発の際に特定された重要パラメーターは，分析法バリデーションにおいて実施される頑健性の検討に含めるべきである．

多くのタンパク質の断片化方法では，タンパク質切断酵素が用いられる．結果としてペプチドマップ法の操作における消化手順は本質的に試験パラメーターの僅かな変動に影響を受けやすい．これらのパラメーターとして，消化 pH，緩衝液，緩衝液濃度，イオン強度，消化温度，消化の反応速度，試料タンパク質濃度，プロテアーゼの量，プロテアーゼの品質及び消化物の安定性が挙げられる．実験計画法アプローチを用いて同定された重要パラメーターは，その分析におけるばらつきに及ぼす影響を理解するために体系的に検討される．消化手順において，僅かな変動がペプチドマップ手順の精度に影響を与えることが示されたパラメーターは，これらの検討により確立されてバリデートされた操作範囲内で注意深く管理すべきである．

プロテアーゼの品質や化学試薬の純度を評価するため，標準品／標準物質の試料を準備し，異なるロットの切断試薬で消化する．それぞれの消化物に対するクロマトグ

ラムは，ピーク面積，ピーク形状及びピーク数の観点から比較する．その他の重要な化学物質や，試料調製に用いられる還元剤及び*S*-カルボキシメチル化試薬などの前処理手順にも同様の手順を適用することができる．

　分離ステップに進む前に消化物を保管する時間や消化物を分離前に保管する条件も評価する．単一の消化物を分注し異なる保存条件で保管した後にクロマトグラフィー法で分離する．これらのマップに有意な違いがないか評価する．

　分離ステップにおいて，カラム間のばらつきは，単一のカラムロット内でさえもペプチドマップ法の手順の性能に影響を与える．カラムのロット差を評価するため，対象タンパク質の標準品／標準物質を消化し，消化物を単一製造業者からの異なるロットのカラムを用いて分析する．得られたペプチドマップは，全体的な溶出プロファイル，保持時間及び分離度の観点からあらかじめ決めておいた判定基準に従い評価する．

　頑健性の観点からカラムの寿命を評価するため，標準品／標準物質の単一の消化物を注入回数歴（例：カラム当たり $10 \sim 250$ 注入）の異なるカラムを用い，ペプチドマップ法の手順に従い分析する．得られたペプチドマップについて，ピークの広がりや全体的な分離に有意な違いがないか比較する．カラムが劣化するにつれて背圧が増加し，ペプチドマップに影響を与える可能性がある．システム適合性や試験の妥当性の基準は，カラムの劣化やその他のペプチドマップ試験の結果に影響を与える事象の診断に用いられる．

10.　まとめ

　ペプチドマップの分析手順は，タンパク質の分離，変性，必要に応じて化学的修飾（例：スルフヒドリル基のブロッキング），タンパク質消化，ペプチドの分離及び検出，並びにデータ解析を含む複数のステップからなる．それぞれのステップを開発段階で最適化することにより，ペプチドマップ法を用いた確認試験として適切な分析手順を開発することができる．システム適合性の基準は，適切な標準品／標準物質と組み合わせることにより手順中の全てのステップが適切に実施され，分析手順のバリデーションと一貫性のあるペプチドマップが得られるかを評価できるように選択すべきである．ペプチドマップの分析手順が適切に開発され，バリデーションされ，実施されていれば，タンパク質医薬品の重要品質特性である試料タンパク質の確認に用いることが可能である．

参考情報 **G3.** 生物薬品関連 にフローサイトメトリー を加える.

フローサイトメトリー 〈*G3-16-182*〉

フローサイトメトリーは，液中に分散させた細胞や粒子を流路系によって整列させ，個々の光学的特性を分析する測定手法である．散乱光を用いた細胞の大きさや内部構造の複雑性に関する形態パラメーターのほか，蛍光標識した抗体や蛍光色素などを用いて細胞を染色することにより，細胞表面や細胞内のタンパク質発現，核酸量等に関する情報を，単一細胞レベルで定量的に取得することが可能である．また，異なる蛍光プローブを組み合わせることで同時に複数のパラメーターに関する情報を取得することができる．生物薬品（バイオテクノロジー応用医薬品／生物起源由来医薬品）の特性解析や規格及び試験方法においては，目的物質の標的細胞への結合活性の評価や，細胞応答の評価，生物活性試験に用いる培養細胞の適格性評価等に用いられる．

1. 装置と測定の原理

フローサイトメトリーに使用される装置（フローサイトメーター）は一般に，流路系，光源，光学検出系，電子処理系（電気パルス処理系），データ処理系からなる（図1）．

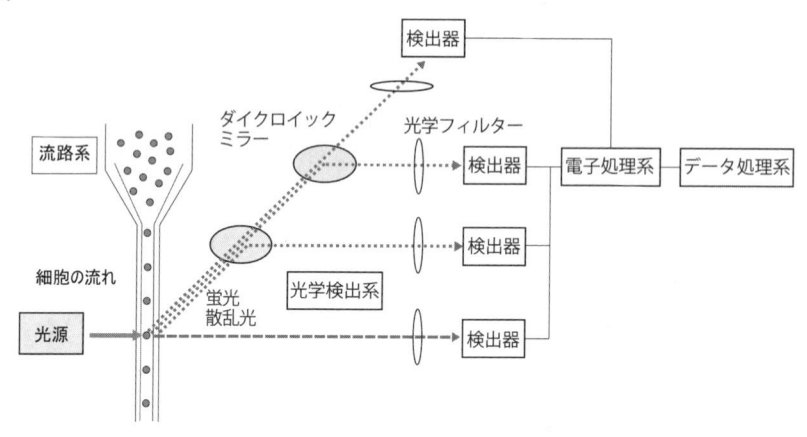

図1 フローサイトメーターの構成

多くのフローサイトメーターでは，細胞懸濁液は流路系によってフローセルまで運ばれ，シース液による流体力学的絞り込み（ハイドロダイナミックフォーカシング）によって細胞が一列に並んだ細い流束が形成され，細胞が1個ずつ観察ポイント（レーザー照射点）を通過する．光源としては，アルゴンレーザー（488 nm），ヘリウム–ネオンレーザー（633 nm）のほか，種々の波長のダイオードレーザー等が複数組み

合わせて搭載されることが一般的であり，検出しようとする蛍光に適した光源が選択される．細胞がレーザー照射点を通過すると細胞の物理的構造によって様々な方向への散乱光が生じるほか，蛍光色素が励起されることで固有の蛍光が放出される．

　レーザーの光軸の前方（通常は20°以内の角度）への散乱は前方散乱光（FSC：Forward Scatter）と呼ばれ，細胞が大きいほど強くなるため，FSCを測定することにより細胞の相対的な大きさを推定することができる．レーザーの光軸に対して90°方向への散乱を側方散乱光（SSC：Side Scatter）と呼ぶ．SSCの強度は細胞内の顆粒の量や種類，核や細胞膜の形態等の影響を受けるため，細胞構造の複雑性の指標となる（細胞の内部構造の複雑性が高いほどSSC強度は高くなる）．

　蛍光シグナルは光源の種類に依存して，細胞内に含まれる蛍光物質や特定の解析を目的として使用した蛍光プローブ（蛍光色素，蛍光標識タンパク質，蛍光タンパク質等）から生じる．細胞から放出された蛍光は，光学系によって分離されて個別のチャネルで検出される．光学フィルターには，特定の波長以上を通過させるロングパスフィルター，特定の波長以下を通過させるショートパスフィルター，特定の狭い波長範囲のみを通過させるバンドパスフィルターがあり，入射光に対して一定の角度で設置したダイクロイックミラーと組み合わせることで，特定の波長をもつ蛍光が目的のチャネルに振り分けられる．検出の特異性は光学系の設定に依存するため，検出しようとする蛍光に適した組み合わせとする必要がある．

　光学フィルターによって振り分けられた散乱光及び蛍光は光電子増倍管（PMT：Photomultiplier Tube）やフォトダイオードによって検出され，電圧パルスに変換される．PMTで検出される電圧パルスは検出器に電圧を加えることで増幅することができる．増幅の方法には線形（Linear）と対数（Log）の2種類があり，一般に細胞の散乱光（FSC，SSC）には線形増幅が，蛍光の測定には対数増幅が使用されることが多い．試料に含まれる微粒子（細胞片等の夾雑物）に由来するシグナルなどの実験データとは無関係なデータの取得を防ぐため，通常はFSCに閾値を設定する．閾値を超えないシグナルは全ての検出器で無視される．電圧パルスはアナログ値であり，現在使用されるフローサイトメーターの多くでは，アナログ－デジタル変換によりコンピュータ上での処理が可能なデジタル値に変換される．

　細胞の染色に2種類以上の蛍光色素を同時に使用する場合，各色素の蛍光スペクトルの一部が重なることがあり，この場合，各蛍光検出器は意図した蛍光色素に由来する特異的な蛍光に加えて他の色素が発した蛍光を検出する．このような蛍光の漏れ込みの問題を解決するため，蛍光補正（コンペンセーション）を実施する．試験に使用するそれぞれの蛍光色素について単独で染色した試料などを用いることで，各蛍光色素の他の検出器への漏れ込みを計算し，干渉するシグナルを選択的に差し引いたデータを取得することができる．上記のプロセスを経て個々の細胞について得られた増幅・補正済みの各パラメーター（FSC，SSC，蛍光）に関するデータが解析に使用される．

2. データ解析

2.1. データの表示

　フローサイトメトリーで得られたデータは様々な方法で表示・解析することができる（図2）. 一般的な表示方法の一つがヒストグラムであり, X軸に一つの測定パラメーターのシグナル強度を, Y軸に細胞数を表示する. ヒストグラムは特定のマーカー分子の発現量や発現割合の評価に有用である. また, X軸とY軸にそれぞれ異なるパラメーターのシグナル強度をプロットしたドットプロットは2種類の細胞表面マーカーを組み合わせた細胞集団の特定や, その割合の評価等に用いられる.

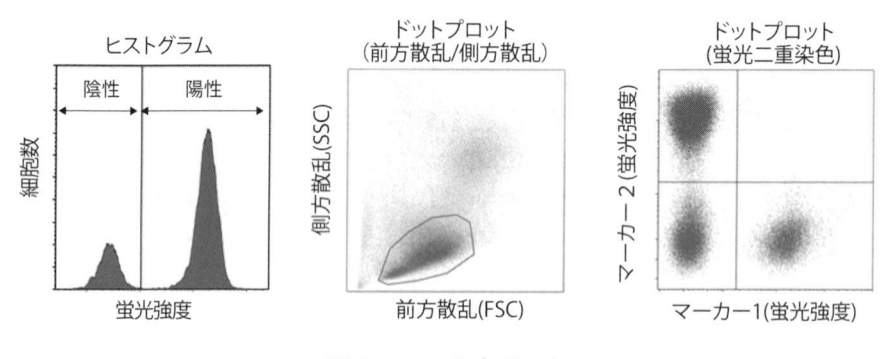

図2 データ表示の例

2.2. ゲーティング

　取得したデータの中には解析に不要な死細胞や細胞片などの夾雑物, 解析対象ではない細胞集団由来のシグナルが含まれることがあり, 目的とする細胞集団に限定した解析を行うためにゲーティングを行う. 通常, 最初にFSCとSSCによる細胞の形態学的特性に基づいたゲーティングを実施する. 例えば, 生細胞よりもFSCが小さくSSCが大きい死細胞や細胞片は, FSC/SSCプロットにおけるゲーティングにより解析対象から除外することができる. また, 血液サンプルの解析では, 細胞の大きさと複雑性の違いに基づき, FSC/SSCプロットを用いてリンパ球と顆粒球を区別してゲーティングすることができる. 細胞表面マーカーに対する蛍光標識抗体を用いた測定では, 特定のマーカー分子（例えば, T細胞におけるCD3, B細胞におけるCD19など）を発現する細胞集団をゲーティングして解析することができる. 解析ソフトウェアを用いて, 段階的な複数のゲーティングを設定することが可能である. ゲーティングにより絞り込まれた解析対象とする細胞集団について, 試験に用いた蛍光標識物質が結合する細胞の割合（例えば, 蛍光標識抗体が認識するマーカー分子が発現する細胞の割合）, 結合量の指標となる平均蛍光強度などを算出する.

3. 測定時の留意事項

3.1. 装置の校正

　信頼性と再現性の高いデータ取得のため, 定期的に装置の校正を実施する. 多くの

フローサイトメーターでは，装置の製造業者から機器校正用のソフトウェアと試薬（通常は蛍光ビーズ）が提供されており，これを用いて装置の校正を実施し，機器の性能のモニタリング状況（標準ビーズから得られる蛍光強度のばらつき，検出感度の設定など）を記録する．

3.2. コントロールサンプルの使用

バックグラウンドシグナルや非特異的なシグナルの特定と適切な測定条件の設定のためにコントロールサンプルを使用する．また，コントロールサンプルは日常的な試験の適格性評価（システム適合性の判定など）にも用いられる．

未染色コントロール：解析対象とする細胞集団のゲーティング，細胞の自家蛍光によるバックグラウンドを踏まえた検出器の調整と陰性領域の設定のため，未染色のサンプルを使用する．

アイソタイプコントロール：蛍光標識抗体を用いる場合，観察された染色が目的抗原への特異的な結合によるものであることを確認するため，使用する抗体と同一のイムノグロブリンサブクラスで，解析対象とする細胞には存在しない抗原に対する抗体で染色したコントロールを用いる．アイソタイプコントロールに用いる抗体は試験に用いる抗体と同じ蛍光色素が同程度の割合で標識されていることが求められる．アイソタイプコントロールは抗体や蛍光色素の細胞への非特異的結合や，単球やマクロファージ等の免疫細胞上に存在する Fc 受容体への抗体結合のようなバックグラウンドの評価に用いられる．

単一染色コントロール：複数種類の蛍光色素を用いた試験を実施する際には，異なる蛍光色素間の漏れ込みを評価して蛍光補正を行うため，試験に用いる各蛍光色素について，単独で染色したコントロールを使用する．

FMO（Fluorescence Minus One）コントロール：FMO コントロールは，染色に用いる全ての蛍光色素から一つの蛍光色素だけを除いたコントロールである．欠けている蛍光色素のチャンネルへの他の蛍光色素の漏れ込みから，蛍光補正が正しく行われていることを確認する．陰性／陽性画分を判定するゲーティングの設定にも使用できる．

生物学的コントロール（アッセイコントロール）：上記の染色に関するコントロールとは別に，実施する試験に対応する陽性コントロール及び陰性コントロールとなる試料を調製する．例えば，細胞応答に伴うマーカー分子の発現量の変化を測定する試験では，未処理／未刺激のサンプルや確実に細胞応答が生じることが既知の処理を施したサンプルをコントロールとして使用する．これらのアッセイコントロールの測定データはシステム適合性の判定に用いることができる．

3.3. 測定条件の設定

試料測定の際には，検出しようとする蛍光に適した光学系を選択し，コントロールサンプルを用いて検出器の感度，ゲーティング，蛍光補正を設定する．通常，最初にFSC/SSC プロットにおいて解析対象とする細胞集団が適切に表示されるように FSC

と SSC の検出感度を調整し，解析対象の細胞集団をゲーティングする．次に検出しようとする蛍光パラメーターについてヒストグラムやドットプロットを展開し，未染色コントロールや陽性・陰性コントロールにおいて検出される蛍光が測定範囲内に含まれるように検出器の感度を調整する．検出される蛍光強度の値はレーザーの出力等によって変動する相対的な値であり，コントロールサンプルの蛍光強度があらかじめ定めた一定の範囲内になるように検出器の感度を設定することは，再現性を担保する上で有用である．複数の蛍光色素を用いた多重染色サンプルを分析する場合は，単一染色コントロールや FMO コントロールを用いてそれぞれの蛍光の他の検出器への漏れ込みを評価し，解析結果に影響しないように蛍光補正を設定する．陽性画分の割合（マーカー分子の発現割合等）を算出する場合には，コントロールサンプルの蛍光強度を指標として，陽性・陰性画分を区別できるようにゲーティングを設定する．アッセイコントロール等を用いたシステム適合性を設定し，日常的な試験における測定条件が適切であることを確認する．

3.4. 細胞と試薬の管理

使用する細胞や染色に用いる蛍光標識抗体などは試験の性能や結果に影響を及ぼす重要試薬であるため，適格性を評価するための項目と判定基準を定め，適切な方法で管理する．細胞は培養経過により形質の変化が生じる可能性があるため，セルバンクシステムを構築し，培養方法や継代回数の上限，試験時の細胞の状態に関する規定（細胞生存率など）を定めて使用する．特定の受容体等を標的とする試験に用いる場合には，標的受容体の発現量を規格として定めて管理する．試験実施時には，アッセイコントロールを用いて，使用した細胞が期待される細胞応答を示すことを試験ごとに確認することも重要である．染色に用いる蛍光標識抗体や細胞の刺激に用いるサイトカイン等は用途への適合性を確認した上で使用する．タンパク質試薬は市販品であってもロットごとに比活性が異なることがあるため，ロット更新時には新旧ロットの比較を行い，必要に応じて添加濃度を調整して試験に使用する．

4. 生物薬品の試験における使用例

4.1. 目的物質の標的細胞への結合活性の評価

目的物質が細胞表面に存在する標的タンパク質と結合して薬理作用を発揮する場合（細胞膜タンパク質を標的とする抗体，ホルモン・サイトカイン類など），フローサイトメトリーにより標的分子を発現する細胞に対する目的物質の結合活性を評価することができる．細胞を用いた結合試験は，より生理的な条件下で細胞膜上に存在する標的タンパク質に対する結合活性を評価できるという利点を有しており，組換えタンパク質の精製が困難な複数回膜貫通タンパク質に対する結合試験にも有用である．一方で，試験に用いた細胞に存在する本来の標的以外の分子への非特異的結合が生じる可能性もあり，検出される結合の特異性について留意する必要がある．

測定方法としては，他の原理の結合試験と同様に非競合法あるいは競合法が使用される．非競合法では，目的物質に対する蛍光標識抗体（例えば，抗体医薬品に対する

蛍光標識抗ヒト IgG 抗体）を用いて，標的細胞への目的物質の結合を検出する．競合法では，蛍光標識した標準物質等と試料を混合して標的細胞に添加し，蛍光標識体の標的細胞への結合に対する試料の阻害活性を測定する．適切な希釈倍数で調製した試料の希釈系列について試験を行って得られたシグナル（平均蛍光強度）から用量反応曲線を作成し，最大反応の 50% に相当するシグナルを与える用量（非競合法では EC_{50}，競合法では IC_{50}）を算出する．標準物質に対する相対活性を求める場合には，標準物質と試料についてそれぞれ用量反応曲線を作成し，EC_{50} あるいは IC_{50} の比を算出する．

4.2.　細胞応答の評価

　細胞刺激に伴う細胞応答として細胞表面マーカー分子の発現量の増加や減少が認められる場合，フローサイトメトリーによって定量的に発現変動を解析することができる．受容体を介した細胞応答を誘導するホルモン・サイトカイン類のほか，細胞応答を促す液性因子やその受容体を標的とする中和抗体の生物活性評価にも使用される．試料を添加して一定時間培養する等の処理を施した細胞をマーカー分子に対する蛍光標識抗体を用いて染色し，マーカー分子の発現する細胞の割合や，発現量を測定する．

4.3.　生物活性試験に用いる培養細胞の適格性評価

　フローサイトメトリーは，生物活性試験に用いる細胞における受容体などの標的タンパク質の発現確認のための有用な手法の一つである．培養細胞はクローン化された株化細胞であっても不均一な遺伝子発現パターンを示すことがあり，培養期間の経過により形質が変化する可能性がある．また，標的タンパク質を発現させるために遺伝子導入により作製した細胞株では，導入遺伝子の欠落やサイレンシングによる標的タンパク質の発現の消失や低下が生じる可能性について考慮する必要がある．標的タンパク質に対する蛍光標識抗体を用いた染色により，標的タンパク質の発現割合や発現量を測定し，あらかじめ定めた基準に適合することを確認する．

　参考情報　G3.　生物薬品関連　にフローイメージング法によるバイオテクノロジー応用医薬品（バイオ医薬品）原薬／製剤中の不溶性微粒子の評価法　を加える．

フローイメージング法によるバイオテクノロジー応用医薬品（バイオ医薬品）原薬／製剤中の不溶性微粒子の評価法 〈*G3-17-182*〉

　バイオテクノロジー応用医薬品（以下「バイオ医薬品」という．）には，外来性の物質，製造工程に由来する物質及び処方成分や一次容器からの溶出物に加えて，タンパク質それ自身が凝集してできたタンパク質凝集体などの不溶性微粒子が含まれる可

能性がある．注射剤に含まれる微粒子を評価・管理することは，最終製品の品質を確保する上で重要であるが，タンパク質凝集体については，タンパク質製剤の免疫原性に影響する可能性が懸念されており，より厳密な評価・管理が求められる．

　フローイメージング法は，試料溶液をフローセルに導入し，連続的に画像を撮影し，得られたデジタル画像を数値情報に変換して解析することにより，溶液に含まれる微粒子の計数，粒子径分布の測定，形状及び光学的特性の評価を行う手法である．光遮蔽粒子計数法では屈折率の高いポリスチレン標準粒子を用いて得られた粒径応答曲線により粒子径が算出されるため，水との屈折率の差が小さいタンパク質凝集体は検出されないか小さく検出される恐れがある．一方でフローイメージング法は光遮蔽粒子計数法と比較して，溶媒と粒子との屈折率差の影響を受けづらいことが示されている．また，形状及び光学的特性を評価することにより，タンパク質凝集体，シリコーン油，気泡及びその他の不溶性微粒子を区別できる場合もある．フローイメージング法による粒子数の定量的評価や含まれる粒子の特性解析は，タンパク質医薬品の不溶性微粒子の評価方法として有用と考えられる．本参考情報では主に，タンパク質医薬品注射剤などバイオ医薬品に含まれる不溶性微粒子の評価法について記載する．

1.　測定の原理

　装置は，一般に，試料導入部，画像を取得する領域であるフローセル，各部位をつなぐ流路，ポンプ（チューブポンプやシリンジポンプ），光源を含む光学系，撮像装置であるカメラ及び取得した画像を解析する画像解析装置などからなる．フローセルに流れてきた試料溶液に光源より光が照射され，撮像装置により画像が取得される．測定可能な粒子径はフローセルの厚さと対物レンズの倍率，カメラの性能などにより規定され，多くの場合，測定範囲は約 $2 \sim 100\ \mu\mathrm{m}$ 程度である．粒子画像データは画像解析装置によって処理され，例えば画像の背景部分と粒子部分の濃淡に基づいて画像中の粒子の境界が認識され，粒子個々の形状及び光学的特性の評価が行われる．微粒子の計数値を測定体積で除することで粒子濃度が求められる．

2.　測定

2.1.　装置

　測定は，一般に次の手順で行われる．対物レンズの倍率は測定する粒子の大きさに応じたものを使用し，通常，$4 \sim 20$ 倍の対物レンズが使用される．測定前に，フローセルを洗浄し，フローセル内にとどまっている粒子がないことを確認する．なお，セルの洗浄には微粒子を含まない水の他，必要に応じて洗剤や薄めた水酸化ナトリウム溶液，エタノールなどを使用できる．その後，装置の使用手順に定められた方法にて焦点を適切に合わせる．装置ごとに必要な測定条件（流量，測定容量，画像取得頻度，背景から粒子を区別するための閾値など）を設定する．フローセルに導入された溶液のうち実際に画像解析された割合を画像取得効率という．画像取得効率を設定できる装置の場合，画像取得効率は，測定容量，流量，画像取得頻度から算出され［画像取得効率＝画像取得頻度（frames/s）×画像一枚当たりの測定容量（mL/frame）／

流量（mL/s）× 100（％）］，同じ粒子が複数回計数されないように，また，実際に測定される容量が十分となるよう，適切に設定する．測定領域を設定できる場合，計数の正確性は，計数標準粒子を測定することにより確認できる．さらに，測定の原理上，粒子の一部が測定領域に収まらず，一部が欠けた粒子画像が得られることが想定される．部分的に撮像された粒子の取扱いについては事前に設定しておく．

2.2.　操作法

　試験は外部から微粒子が混入しない条件下，できれば層流等により清浄度の保たれたキャビネット中で行う．試料は，含まれる粒子が均一になるように，例えば容器をゆっくりと旋回させるなど，穏やかに十分に振り混ぜる．容器を開封する際には，必要に応じて容器開口部の外表面を微粒子試験用水で洗浄し，内部が汚染されないよう注意して栓を開ける．溶液中に存在する微粒子を測定するにあたり，操作中に気泡や新たな凝集を引き起こさないように注意が必要である．必要に応じて，気泡を除くために，容器を大気圧下にしばらく放置する，又は減圧して放置する．超音波処理はタンパク質を凝集，変性させるおそれがあることから，適切ではない．装置に導入する試料の液量は，測定容量と風袋容量を考慮して決定する．測定容量は，試料の特性，画像取得効率及び求める分析法の精度等を考慮して十分な容量とする．試料の粘度が高い，粒子数が多いなど，必要な場合は，希釈直線性を確認し，試料を希釈することも可能である．測定回数は装置の性能及び試料の特性を考慮し適切に設定する．

　閾値は，分析結果に大きな影響を及ぼすので，閾値を個別に設定できる装置を使用する場合は，事前に粒子境界が適切に認識されていることを確認する．その際，実試料若しくは実試料を劣化させた試料，又はタンパク質凝集体を模して作製された標準粒子などを使って，粒子の形状が正しく評価されていること，ノイズを粒子として認識していないことも確認することが望ましい．なお，異なる閾値で取得したデータを比較する際は，閾値の差が測定結果に与える影響を十分に考慮する必要がある．

3.　画像解析

　検出した粒子の粒子径は，円相当径（粒子の投影面積と等しい面積をもつ円の直径）にて示されることが多い．円相当径のほかに，球相当径やフェレー径などが使用できるため，粒子径の比較には注意する必要がある．

　本参考情報はフローイメージング法による微粒子の計数を主な対象にしているが，粒子の画像から由来を推定することや，画像の特徴に応じて粒子を分類できる場合もある．画像解析の結果得られる，粒子の特性を表すパラメーターの主なものには，粒子径の他，面積，粒子周囲長，アスペクト比，円形度などの形状に関するパラメーターの他，明暗度や粒子内での明暗度の標準偏差といった光学的なパラメーターがある．これらのパラメーターを使って，例えば，試料に含まれる粒子を，容器に由来するシリコーン油滴など由来ごとに分類することも可能である．シリコーン油滴との区別には，アスペクト比，真円度，周囲長，長さ，明暗度の平均値や標準偏差などが用いられる．各パラメーターを組み合わせ，最適な閾値を設定し，段階的にふるい分け

る．蓄積した十分な画像データを使って分類モデルを構築し，同じ装置で取得した画像データに適用することで，検出された粒子を由来ごとに分類することも可能と考えられる．ただし，これらのパラメーターは撮像装置や解析ソフトに組み込まれた定義式，画像解析装置のシステム及び測定条件に依存し，解像度や画素数，焦点の合わせ方によって測定値が異なる可能性のあること，由来の特定には顕微ラマン分光法など分子構造や組成情報の得られる適切な他の技術による分析が必要なことに留意する．

4. 分析法バリデーション

　分析法バリデーションでは一般に，真度，精度，特異性（選択性）などで表現される分析能パラメーターが，事前に定めた基準を満たしていることを実証することにより，分析法の妥当性が示される．評価すべき分析能パラメーターは，分析法が用いられる試験法の目的によって異なる．医薬品中の不溶性微粒子を計数する試験法の場合は，実試料を反映した真度既知の分析対象がなく，真度既知の分析法を使った評価が難しいこと，また製剤や原薬など実試料に含まれ得る微粒子は粒子径分布が広く均質ではないため，通常の定量試験と同様に分析法バリデーションを行うことは難しい．したがって，例えば，平均粒子径が値付けされたポリスチレン標準粒子や，粒子径と粒子濃度が値付けされたポリスチレン計数標準粒子を使って以下のバリデーション手順例に示す分析能パラメーターを評価することで妥当性が示される．用いる標準粒子及び計数標準粒子の粒子濃度や粒子径は，実試料に含まれる粒子濃度や粒子径分布，規格値などを考慮して適切に設定する．粒子径の異なる複数の標準粒子を使うことも，分析法の性能を評価するのに有効である．なお，適切な機関により認証され，粒子径分布若しくは粒子数が保証されている標準粒子を用いる．この他，屈折率が低いシリカ粒子やポリメチルメタクリレート粒子は，タンパク質凝集体のモデル粒子として適切な場合もあると考えられ，処方成分が試験対象試料と同様の溶液に添加した試料は，粒子と溶液の屈折率の差が小さいことで計測される粒子径が変動するか確認するのに有用と考えられる．

フローイメージング法により微粒子数を計数する場合のバリデーション手順例

　真度：5，10及び25 μm ポリスチレン計数標準粒子を測定し，認証された粒子径及び粒子濃度の範囲内であることを確認する．

　精度：併行精度及び室内再現精度を評価する．併行精度は，微粒子を含まない水又は処方成分が試験対象試料と同様の溶液に，3水準の粒子濃度となるよう5，10及び25 μm の標準粒子を添加した試料について各々3回測定を繰り返すことにより求める．室内再現精度については，同様に調製した試料について，少なくとも試験日と試験者を変更した条件で測定を行って算出する．

　直線性：微粒子を含まない水又は処方成分が試験対象試料と同様の溶液に5，10及び25 μm の標準粒子を添加し，例えば5水準の粒子濃度について直線性を評価する．

特異性：モデルを使って粒子を分類するなどが必要な場合，実試料を劣化させた試料及び目的とする分析対象物を実試料に添加し，適切に分類できていることを確認する．

5.　装置性能の管理

5.1.　校正

フローイメージング法で算出される粒子径や粒子数は，標準粒子の測定値から算出される相対的な値ではなく，測定の原理に基づいた絶対的な値であるが，計数標準粒子を使って装置が正しく稼働していることを確認し，必要に応じて装置側の設定を調節する必要がある．光学系の確認は必須であり，焦点が正しく合っていること，光源の明るさが適切であることなどを確認する．また，ポンプの性能も測定結果に影響し得るため，流量の調節と流量確認を実施する．なお，装置校正には，適切な機関により認証され，絶対的な方法により粒子径分布及び粒子数が保証されているポリスチレン計数標準粒子及びポリスチレン標準粒子を用いる．

5.2.　システム適合性

測定実施前に装置の稼働状態が適切であること，適切に洗浄されていることを確認するため，以下のようなシステム適合性を設定することが推奨される．

適切な標準粒子の測定値（粒子径及び粒子数）があらかじめ定めた範囲内にあることを確認する．フィルターを通した水（用時調製）で，粒子数が規定した値以下であることを確認する．粒子径の範囲は，目的に応じて適切な範囲とする．粒子数が適切な範囲内でなかった場合は，使用する水の調製及び装置の洗浄を繰り返し，再測定する．

参考情報　G5.　生薬関連　日本薬局方収載生薬の学名表記について　を次のように改める．

日本薬局方収載生薬の学名表記について 〈*G5-1-182*〉

日本薬局方収載生薬の基原植物，藻類，真菌類及び基原動物の学名表記法は，論文等で使用される分類学的に用いられる学名表記と若干異なっている．これは，日局が学術書ではなく法令であるために生じる問題である．日局での学名表記と，分類学的に通常使用される学名表記との不一致について，日局利用者の誤解を避けるため，本表に，日局で表記した学名と分類学的に通常使用される学名表記との関係を示す．また，日局に記載されている植物の科名は，新エングラーの分類体系に基づくものが採用されている．1998 年に，DNA の塩基配列情報に基づく APG の分類体系が発表さ

れて以降，数度の改訂を経て，植物分類学では現在，主に APG の分類体系が用いられていることから，新エングラーと APG の分類体系における科名の関係を併記する．

　なお，APG の分類体系の対象外である裸子植物，藻類，真菌類及び動物については，米倉[1] 及び GBIF[2] に従った．

日本薬局方の学名表記と分類学的に用いられる学名表記

生薬名	日本薬局方の学名表記 ＝分類学的に用いられている学名表記[3,4] 日本薬局方の学名表記とは異なるが分類学的に同一あるいは同一とみなされることがあるもの及び収載種に含まれる代表的な下位分類群． *印のあるものは，日本薬局方で併記されているもの．	科名 日本薬局方の表記	科名 APG IV など[1,2,5,6]
アカメガシワ	アカメガシワ *Mallotus japonicus* Müller Argoviensis ＝*Mallotus japonicus* (Thunb.) Müll. Arg.	*Euphorbiaceae*	*Euphorbiaceae*
アセンヤク	*Uncaria gambir* Roxburgh ＝*Uncaria gambir* (Hunter) Roxb.	*Rubiaceae*	*Rubiaceae*
アヘン末	ケシ *Papaver somniferum* Linné ＝*Papaver somniferum* L.	*Papaveraceae*	*Papaveraceae*
アマチャ	アマチャ *Hydrangea macrophylla* Seringe var. *thunbergii* Makino ＝*Hydrangea macrophylla* (Thunb.) Ser. var. *thunbergii* (Siebold) Makino	*Saxifragaceae*	*Hydrangeaceae*
アラビアゴム	*Acacia senegal* Willdenow ＝*Acacia senegal* (L.) Willd. その他同属植物	*Leguminosae*	*Leguminosae/ Fabaceae*
アロエ	*Aloe ferox* Miller ＝*Aloe ferox* Mill. *Aloe ferox* Miller と *Aloe africana* Miller との種間雑種 　*Aloe africana* Miller 　＝*Aloe africana* Mill. *Aloe ferox* Miller と *Aloe spicata* Baker との種間雑種	*Liliaceae*	*Asphodelaceae*
アンソッコウ	*Styrax benzoin* Dryander ＝*Styrax benzoin* Dryand. その他同属植物	*Styracaceae*	*Styracaceae*

イレイセン	*Clematis mandshurica* Ruprecht =*Clematis mandshurica* Rupr.	*Ranunculaceae*	*Ranunculaceae*
	サキシマボタンヅル *Clematis chinensis* Osbeck		
	Clematis hexapetala Pallas =*Clematis hexapetala* Pall.		
インチンコウ	カワラヨモギ *Artemisia capillaris* Thunberg =*Artemisia capillaris* Thunb.	*Compositae*	*Compositae/Asteraceae*
インヨウカク	キバナイカリソウ *Epimedium koreanum* Nakai	*Berberidaceae*	*Berberidaceae*
	イカリソウ *Epimedium grandiflorum* Morren var. *thunbergianum* Nakai =*Epimedium grandiflorum* Morr. var. *thunbergianum*（Miq.）Nakai		
	Epimedium pubescens Maximowicz =*Epimedium pubescens* Maxim.		
	Epimedium brevicornu Maximowicz =*Epimedium brevicornu* Maxim.		
	Epimedium wushanense T. S. Ying		
	ホザキイカリソウ *Epimedium sagittatum* Maximowicz =*Epimedium sagittatum*（Siebold & Zucc.）Maxim.		
	トキワイカリソウ *Epimedium sempervirens* Nakai		
ウイキョウ	ウイキョウ *Foeniculum vulgare* Miller =*Foeniculum vulgare* Mill.	*Umbelliferae*	*Umbelliferae/Apiaceae*
ウイキョウ油	ウイキョウ *Foeniculum vulgare* Miller =*Foeniculum vulgare* Mill.	*Umbelliferae*	*Umbelliferae/Apiaceae*
	Illicium verum Hooker filius =*Illicium verum* Hook. f.	*Illiciaceae*	*Schisandraceae*
ウコン	ウコン *Curcuma longa* Linné =*Curcuma longa* L.	*Zingiberaceae*	*Zingiberaceae*
ウヤク	テンダイウヤク *Lindera strychnifolia* Fernandez-Villar =*Lindera strychnifolia*（Siebold & Zucc.）Fern.-Vill. *Lindera aggregata*（Sims）Kosterm.	*Lauraceae*	*Lauraceae*
ウワウルシ	クマコケモモ *Arctostaphylos uva-ursi* Sprengel =*Arctostaphylos uva-ursi*（L.）Spreng.	*Ericaceae*	*Ericaceae*
エイジツ	ノイバラ *Rosa multiflora* Thunberg =*Rosa multiflora* Thunb.	*Rosaceae*	*Rosaceae*

エンゴサク	*Corydalis turtschaninovii* Besser forma *yanhusuo* Y. H. Chou et C. C. Hsu =*Corydalis turtschaninovii* Besser f. *yanhusuo* (W. T. Wang) Y. H. Chou & C. C. Hsu	*Papaveraceae*	*Papaveraceae*
	Corydalis yanhusuo W. T. Wang		
オウギ	*Astragalus mongholicus* Bunge	*Leguminosae*	*Leguminosae/ Fabaceae*
	Astragalus membranaceus（Fisch.）Bunge var. *mongholicus*（Bunge）Hsiao		
	キバナオウギ *Astragalus membranaceus* Bunge =*Astragalus membranaceus*（Fisch.）Bunge		
オウゴン	コガネバナ *Scutellaria baicalensis* Georgi	*Labiatae*	*Labiatae/ Lamiaceae*
オウセイ	*Polygonatum kingianum* Collett et Hemsley =*Polygonatum kingianum* Collett & Hemsl.	*Liliaceae*	*Asparagaceae*
	カギクルマバナルコユリ *Polygonatum sibiricum* Redouté		
	Polygonatum cyrtonema Hua		
	ナルコユリ *Polygonatum falcatum* A. Gray		
オウバク	キハダ *Phellodendron amurense* Ruprecht =*Phellodendron amurense* Rupr.	*Rutaceae*	*Rutaceae*
	ヒロハキハダ *Phellodendron amurense* Rupr. var. *sachalinense* F. Schmidt オオバノキハダ *Phellodendron amurense* Rupr. var. *japonicum*（Maxim.）Ohwi ミヤマキハダ *Phellodendron amurense* Rupr. var. *lavallei*（Dode）Sprague		
	Phellodendron chinense Schneider =*Phellodendron chinense* C. K. Schneid.		
オウヒ	ヤマザクラ *Prunus jamasakura* Siebold ex Koidzumi =*Prunus jamasakura* Siebold ex Koidz.	*Rosaceae*	*Rosaceae*
	カスミザクラ *Prunus verecunda* Koehne =*Prunus verecunda*（Koidz.）Koehne		

オウレン	オウレン *Coptis japonica* Makino =*Coptis japonica*（Thunb.）Makino -- セリバオウレン *Coptis japonica*（Thunb.） Makino var. *dissecta*（Yatabe）Nakai キクバオウレン *Coptis japonica*（Thunb.） Makino var. *japonica* コセリバオウレン *Coptis japonica*（Thunb.） Makino var. *major*（Miq.）Satake	*Ranunculaceae*	*Ranunculaceae*
	Coptis chinensis Franchet =*Coptis chinensis* Franch.		
	Coptis deltoidea C. Y. Cheng et Hsiao		
	Coptis teeta Wallich =*Coptis teeta* Wall.		
オリブ油	*Olea europaea* Linné =*Olea europaea* L.	*Oleaceae*	*Oleaceae*
オレンジ 油	*Citrus* 属諸種植物	*Rutaceae*	*Rutaceae*
オンジ	イトヒメハギ *Polygala tenuifolia* Willdenow =*Polygala tenuifolia* Willd.	*Polygalaceae*	*Polygalaceae*
ガイヨウ	ヨモギ *Artemisia princeps* Pampanini =*Artemisia princeps* Pamp. オオヨモギ *Artemisia montana* Pampanini =*Artemisia montana*（Nakai）Pamp.	*Compositae*	*Compositae/ Asteraceae*
カカオ脂	カカオ *Theobroma cacao* Linné =*Theobroma cacao* L.	*Sterculiaceae*	*Malvaceae*
カゴソウ	ウツボグサ *Prunella vulgaris* Linné var. *lilacina* Nakai =*Prunella vulgaris* L. var. *lilacina* Nakai	*Labiatae*	*Labiatae/ Lamiaceae*
カシュウ	ツルドクダミ *Polygonum multiflorum* Thunberg =*Polygonum multiflorum* Thunb.	*Polygonaceae*	*Polygonaceae*
ガジュツ	ガジュツ *Curcuma zedoaria* Roscoe	*Zingiberaceae*	*Zingiberaceae*
	Curcuma phaeocaulis Valeton		
	Curcuma kwangsiensis S. G. Lee et C. F. Liang		
カッコウ	*Pogostemon cablin* Bentham =*Pogostemon cablin*（Blanco）Benth.	*Labiatae*	*Labiatae/ Lamiaceae*
カッコン	クズ *Pueraria lobata* Ohwi =*Pueraria lobata*（Willd.）Ohwi	*Leguminosae*	*Leguminosae/ Fabaceae*

カノコソウ	カノコソウ *Valeriana fauriei* Briquet =*Valeriana fauriei* Briq.	*Valerianaceae*	*Caprifoliaceae*
	エゾカノコソウ *Valeriana fauriei* Briq. f. *yezoensis* Hara		
カルナウバロウ	カルナウバヤシ *Copernicia cerifera* Martius =*Copernicia cerifera* Mart.	*Palmae*	*Palmae/* *Arecaeae*
カロコン	*Trichosanthes kirilowii* Maximowicz =*Trichosanthes kirilowii* Maxim.	*Cucurbitaccae*	*Cucurbitaceae*
	キカラスウリ *Trichosanthes kirilowii* Maximowicz var. *japonica* Kitamura =*Trichosanthes kirilowii* Maxim. var. *japonica* (Miq.) Kitam.		
	オオカラスウリ *Trichosanthes bracteata* Voigt =*Trichosanthes bracteata* (Lam.) Voigt		
カンキョウ	ショウガ *Zingiber officinale* Roscoe	*Zingiberaceae*	*Zingiberaceae*
カンゾウ	*Glycyrrhiza uralensis* Fischer =*Glycyrrhiza uralensis* Fisch.	*Leguminosae*	*Leguminosae/* *Fabaceae*
	Glycyrrhiza glabra Linné =*Glycyrrhiza glabra* L.		
カンテン	マクサ（テングサ）*Gelidium elegans* Kuetzing その他同属植物	*Gelidiaceae*	*Gelidiaceae*[#]
	諸種紅藻類		
キキョウ	キキョウ *Platycodon grandiflorus* A. De Candolle =*Platycodon grandiflorus* (Jacq.) A. DC.	*Campanulaceae*	*Campanulaceae*
キクカ	シマカンギク *Chrysanthemum indicum* Linné =*Chrysanthemum indicum* L.	*Compositae*	*Compositae/* *Asteraceae*
	キク *Chrysanthemum morifolium* Ramatuelle =*Chrysanthemum morifolium* Ramat.		
キササゲ	キササゲ *Catalpa ovata* G. Don	*Bignoniaceae*	*Bignoniaceae*
	Catalpa bungei C. A. Meyer =*Catalpa bungei* C. A. Mey.		

キジツ	ダイダイ *Citrus aurantium* Linné var. *daidai* Makino ＝*Citrus aurantium* L. var. *daidai* Makino	*Rutaceae*	*Rutaceae*
	Citrus aurantium L. 'Daidai'		
	ナツミカン *Citrus natsudaidai* Hayata		
	Citrus aurantium Linné ＝*Citrus aurantium* L.		
	ハッサク *Citrus aurantium* L. subsp. *hassaku*（Tanaka）Hiroe *Citrus hassaku* hort. ex Tanaka		
牛脂	ウシ *Bos taurus* Linné var. *domesticus* Gmelin ＝*Bos taurus* L. var. *domesticus* Gmelin	*Bovidae*	*Bovidae*[#]
キョウカツ	*Notopterygium incisum* Ting ex H. T. Chang	*Umbelliferae*	*Umbelliferae/Apiaceae*
	Notopterygium forbesii Boissieu		
キョウニン	ホンアンズ *Prunus armeniaca* Linné ＝*Prunus armeniaca* L.	*Rosaceae*	*Rosaceae*
	アンズ *Prunus armeniaca* Linné var. *ansu* Maximowicz ＝*Prunus armeniaca* L. var. *ansu* Maxim.		
	Prunus sibirica Linné ＝*Prunus sibirica* L.		
クコシ	クコ *Lycium chinense* Miller ＝*Lycium chinense* Mill.	*Solanaceae*	*Solanaceae*
	Lycium barbarum Linné ＝*Lycium barbarum* L.		
クジン	クララ *Sophora flavescens* Aiton	*Leguminosae*	*Leguminosae/Fabaceae*
木クレオソート	*Pinus* 属諸種植物	*Pinaceae*	*Pinaceae*[#]
	Cryptomeria 属諸種植物	*Taxodiaceae*	*Cupressaceae*[#]
	Fagus 属諸種植物	*Fagaceae*	*Fagaceae*
	Afzelia 属植物（*Intsia* 属植物）	*Leguminosae*	*Leguminosae/Fabaceae*
	Shorea 属植物	*Dipterocarpaceae*	*Dipterocarpaceae*
	Tectona 属植物	*Verbenaceae*	*Labiatae/Lamiaceae*
ケイガイ	ケイガイ *Schizonepeta tenuifolia* Briquet ＝*Schizonepeta tenuifolia* Briq.	*Labiatae*	*Labiatae/Lamiaceae*
ケイヒ	*Cinnamomum cassia* J. Presl ＝*Cinnamomum cassia*（L.）J. Presl	*Lauraceae*	*Lauraceae*

ケイヒ油	*Cinnamomum cassia* J. Presl =*Cinnamomum cassia*（L.）J. Presl	*Lauraceae*	*Lauraceae*
	Cinnamomum zeylanicum Nees		
ケツメイ シ	エビスグサ *Cassia obtusifolia* Linné =*Cassia obtusifolia* L.	*Leguminosae*	*Leguminosae/ Fabaceae*
	Cassia tora Linné =*Cassia tora* L.		
ケンゴシ	アサガオ *Pharbitis nil* Choisy =*Pharbitis nil*（L.）Choisy	*Convolvulaceae*	*Convolvulaceae*
ゲンチア ナ	*Gentiana lutea* Linné =*Gentiana lutea* L.	*Gentianaceae*	*Gentianaceae*
ゲンノシ ョウコ	ゲンノショウコ *Geranium thunbergii* Siebold et Zuccarini =*Geranium thunbergii* Siebold & Zucc.	*Geraniaceae*	*Geraniaceae*
コウイ	トウモロコシ *Zea mays* Linné =*Zea mays* L.	*Gramineae*	*Gramineae/ Poaceae*
	キャッサバ *Manihot esculenta* Crantz	*Euphorbiaceae*	*Euphorbiaceae*
	ジャガイモ *Solanum tuberosum* Linné =*Solanum tuberosum* L.	*Solanaceae*	*Solanaceae*
	サツマイモ *Ipomoea batatas* Poiret =*Ipomoea batatas*（L.）Poir. *Ipomoea batatas*（L.）Lam.	*Convolvulaceae*	*Convolvulaceae*
	イネ *Oryza sativa* Linné =*Oryza sativa* L.	*Gramineae*	*Gramineae/ Poaceae*
コウカ	ベニバナ *Carthamus tinctorius* Linné =*Carthamus tinctorius* L.	*Compositae*	*Compositae/ Asteraceae*
コウジン	オタネニンジン *Panax ginseng* C. A. Meyer =*Panax ginseng* C. A. Mey. *Panax schinseng* Nees	*Araliaceae*	*Araliaceae*
コウブシ	ハマスゲ *Cyperus rotundus* Linné =*Cyperus rotundus* L.	*Cyperaceae*	*Cyperaceae*
コウベイ	イネ *Oryza sativa* Linné =*Oryza sativa* L.	*Gramineae*	*Gramineae/ Poaceae*
コウボク	ホオノキ *Magnolia obovata* Thunberg = *Magnolia obovata* Thunb. *Magnolia hypoleuca* Siebold et Zuccarini =*Magnolia hypoleuca* Siebold & Zucc. *Magnolia officinalis* Rehder et E. H. Wilson *Magnolia officinalis* Rehder et E. H. Wilson var. *biloba* Rehder et E. H. Wilson	*Magnoliaceae*	*Magnoliaceae*

ゴオウ	ウシ *Bos taurus* Linné var. *domesticus* Gmelin =*Bos taurus* L. var. *domesticus* Gmelin	*Bovidae*	*Bovidae*[#]
ゴシツ	*Achyranthes bidentata* Blume	*Amaranthaceae*	*Amaranthaceae*
	ヒナタイノコズチ *Achyranthes fauriei* H. Léveillé et Vaniot = *Achyranthes fauriei* H. Lev. & Vaniot		
ゴシュユ	*Euodia officinalis* Dode	*Rutaceae*	*Rutaceae*
	Evodia officinalis Dode *Evodia rutaecarpa*（A. juss.）Benth. var. *officinalis*（Dode）Huang		
	Euodia bodinieri Dode		
	Evodia bodinieri Dode *Evodia rutaecarpa*（A. Juss.）Benth. var. *bodinieri*（Dode）Huang		
	ゴシュユ *Euodia ruticarpa* Hooker filius et Thomson =*Euodia ruticarpa*（A. Juss.）Hook. f. & Thomson		
	Evodia rutaecarpa Bentham =*Evodia rutaecarpa*（A. Juss.）Benth. *Tetradium ruticarpum*（A. Juss.）T.G. Hartley		
ゴボウシ	ゴボウ *Arctium lappa* Linné =*Arctium lappa* L.	*Compositae*	*Compositae/Asteraceae*
ゴマ ゴマ油	ゴマ *Sesamum indicum* Linné =*Sesamum indicum* L.	*Pedaliaceae*	*Pedaliaceae*
ゴミシ	チョウセンゴミシ *Schisandra chinensis* Baillon =*Schisandra chinensis*（Turcz.）Baill.	*Schisandraceae*	*Schisandraceae*
コロンボ	*Jateorhiza columba* Miers	*Menispermaceae*	*Menispermaceae*
コンズラ ンゴ	*Marsdenia cundurango* Reichenbach filius =*Marsdenia cundurango* Rchb. f.	*Asclepiadaceae*	*Apocynaceae*
サイコ	ミシマサイコ *Bupleurum falcatum* Linné =*Bupleurum falcatum* L.	*Umbelliferae*	*Umbelliferae/Apiaceae*
	Bupleurum chinense DC. *Bupleurum scorzonerifolium* Willd.		

サイシン	ケイリンサイシン *Asiasarum heterotropoides* F. Maekawa var. *mandshuricum* F. Maekawa =*Asiasarum heterotropoides*（F. Schmidt）F. Maek. var. *mandshuricum*（Maxim.）F. Maek.	*Aristolochiaceae*	*Aristolochiaceae*
	Asarum heterotropoides F. Schmidt var. *mandshuricum*（Maxim.）Kitag.		
	ウスバサイシン *Asiasarum sieboldii* F. Maekawa =*Asiasarum sieboldii*（Miq.）F. Maek.		
	Asarum sieboldii Miq. ウスゲサイシン *Asarum sieboldii* Miq. var. *seoulense* Nakai		
サフラン	サフラン *Crocus sativus* Linné =*Crocus sativus* L.	*Iridaceae*	*Iridaceae*
サンキライ	*Smilax glabra* Roxburgh =*Smilax glabra* Roxb.	*Liliaceae*	*Smilacaceae*
サンザシ	サンザシ *Crataegus cuneata* Siebold et Zuccarini =*Crataegus cuneata* Siebold & Zucc.	*Rosaceae*	*Rosaceae*
	オオミサンザシ *Crataegus pinnatifida* Bunge var. *major* N. E. Brown =*Crataegus pinnatifida* Bunge var. *major* N. E. Br.		
サンシシ	クチナシ *Gardenia jasminoides* J. Ellis	*Rubiaceae*	*Rubiaceae*
	Gardenia jasminoides J. Ellis f. *longicarpa* Z. W. Xie & M. Okada		
サンシュユ	サンシュユ *Cornus officinalis* Siebold et Zuccarini =*Cornus officinalis* Siebold & Zucc.	*Cornaceae*	*Cornaceae*
サンショウ	サンショウ *Zanthoxylum piperitum* De Candolle =*Zanthoxylum piperitum*（L.）DC.	*Rutaceae*	*Rutaceae*
	アサクラザンショウ *Zanthoxylum piperitum*（L.）DC. f. *inerme* Makino		
サンソウニン	サネブトナツメ *Ziziphus jujuba* Miller var. *spinosa* Hu ex H. F. Chow =*Ziziphus jujuba* Mill. var. *spinosa*（Bunge）Hu ex H. F. Chow	*Rhamnaceae*	*Rhamnaceae*

サンヤク	ヤマノイモ *Dioscorea japonica* Thunberg =*Dioscorea japonica* Thunb. ナガイモ *Dioscorea batatas* Decaisne =*Dioscorea batatas* Decne. - - - - - - - - - - - - - - - - *Dioscorea opposita* Thunb.	*Dioscoreaceae*	*Dioscoreaceae*
ジオウ	アカヤジオウ *Rehmannia glutinosa* Liboschitz var. *purpurea* Makino =*Rehmannia glutinosa* Libosch. var. *purpurea* Makino *Rehmannia glutinosa* Liboschitz =*Rehmannia glutinosa* Libosch.	*Scrophulariaceae*	*Orobanchaceae*
シゴカ	エゾウコギ *Eleutherococcus senticosus* Maximowicz =*Eleutherococcus senticosus*（Rupr. & Maxim.）Maxim. - - - - - - - - - - - - - - - - **Acanthopanax senticosus* Harms =*Acanthopanax senticosus*（Rupr. & Maxim.）Harms	*Araliaceae*	*Araliaceae*
ジコッピ	クコ *Lycium chinense* Miller =*Lycium chinense* Mill. *Lycium barbarum* Linné =*Lycium barbarum* L.	*Solanaceae*	*Solanaceae*
シコン	ムラサキ *Lithospermum erythrorhizon* Siebold et Zuccarini =*Lithospermum erythrorhizon* Siebold & Zucc.	*Boraginaceae*	*Boraginaceae*
シツリシ	ハマビシ *Tribulus terrestris* Linné =*Tribulus terrestris* L.	*Zygophyllaceae*	*Zygophyllaceae*
シャカンゾウ	*Glycyrrhiza uralensis* Fischer =*Glycyrrhiza uralensis* Fisch. *Glycyrrhiza glabra* Linné =*Glycyrrhiza glabra* L.	*Leguminosae*	*Leguminosae/ Fabaceae*
シャクヤク	シャクヤク *Paeonia lactiflora* Pallas =*Paeonia lactiflora* Pall.	*Paeoniaceae*	*Paeoniaceae*
ジャショウシ	*Cnidium monnieri* Cusson =*Cnidium monnieri*（L.）Cusson	*Umbelliferae*	*Umbelliferae/ Apiaceae*
シャゼンシ	オオバコ *Plantago asiatica* Linné =*Plantago asiatica* L.	*Plantaginaceae*	*Plantaginaceae*
シャゼンソウ	オオバコ *Plantago asiatica* Linné =*Plantago asiatica* L.	*Plantaginaceae*	*Plantaginaceae*
ジュウヤク	ドクダミ *Houttuynia cordata* Thunberg =*Houttuynia cordata* Thunb.	*Saururaceae*	*Saururaceae*

シュクシャ	*Amomum villosum* Loureiro var. *xanthioides* T. L. Wu et S. J. Chen =*Amomum villosum* Lour. var. *xanthioides*（Wall. ex Baker）T. L. Wu & S. J. Chen	*Zingiberaceae*	*Zingiberaceae*
	Amomum xanthioides Wallich =*Amomum xanthioides* Wall. ex Baker		
	Amomum villosum Lour. var. *nanum* H. T. Tsai & S. W. Zhao		
	Amomum villosum Loureiro var. *villosum* =*Amomum villosum* Lour. var. *villosum*		
	Amomum villosum Lour.		
	Amomum longiligulare T. L. Wu		
ショウキョウ	ショウガ *Zingiber officinale* Roscoe	*Zingiberaceae*	*Zingiberaceae*
ショウズク	*Elettaria cardamomum* Maton	*Zingiberaceae*	*Zingiberaceae*
ショウマ	*Cimicifuga dahurica* Maximowicz =*Cimicifuga dahurica*（Turcz.）Maxim.	*Ranunculaceae*	*Ranunculaceae*
	Cimicifuga heracleifolia Komarov =*Cimicifuga heracleifolia* Kom.		
	Cimicifuga foetida Linné =*Cimicifuga foetida* L.		
	サラシナショウマ *Cimicifuga simplex* Turczaninow =*Cimicifuga simplex*（DC.）Turcz.		
シンイ	*Magnolia biondii* Pampanini =*Magnolia biondii* Pamp.	*Magnoliaceae*	*Magnoliaceae*
	ハクモクレン *Magnolia heptapeta* Dandy =*Magnolia heptapeta*（Buchoz）Dandy		
	*Magnolia denudata Desrousseaux =*Magnolia denudata* Desr.		
	Magnolia sprengeri Pampanini =*Magnolia sprengeri* Pamp.		
	タムシバ *Magnolia salicifolia* Maximowicz =*Magnolia salicifolia*（Siebold & Zucc.）Maxim.		
	コブシ *Magnolia kobus* De Candolle =*Magnolia kobus* DC.		
シンギ	*Hedysarum polybotrys* Handel-Mazzetti =*Hedysarum polybotrys* Hand.-Mazz.	*Leguminosae*	*Leguminosae/ Fabaceae*

セネガ	セネガ *Polygala senega* Linné =*Polygala senega* L.	*Polygalaceae*	*Polygalaceae*
	ヒロハセネガ *Polygala senega* Linné var. *latifolia* Torrey et Gray =*Polygala senega* L. var. *latifolia* Torr. & A. Gray		
センキュウ	センキュウ *Cnidium officinale* Makino	*Umbelliferae*	*Umbelliferae/Apiaceae*
ゼンコ	*Peucedanum praeruptorum* Dunn	*Umbelliferae*	*Umbelliferae/Apiaceae*
	ノダケ *Angelica decursiva* Franchet et Savatier =*Angelica decursiva*（Miq.）Franch. & Sav.		
	**Peucedanum decursivum* Maximowicz =*Peucedanum decursivum*（Miq.）Maxim.		
センコツ	コウホネ *Nuphar japonica* De Candolle =*Nuphar japonica* DC.	*Nymphaeaceae*	*Nymphaeaceae*
	ネムロコウホネ *Nuphar pumila* De Candolle =*Nuphar pumila*（Timm）DC.		
	上記種の種間雑種		
センソ	アジアヒキガエル *Bufo gargarizans* Cantor	*Bufonidae*	*Bufonidae*[#]
	=*Bufo bufo gargarizans* Cantor		
	Bufo melanostictus Schneider =*Duttaphrynus melanostictus* Schneider		
センナ	*Cassia angustifolia* Vahl	*Leguminosae*	*Leguminosae/Fabaceae*
	Cassia acutifolia Delile		
センブリ	センブリ *Swertia japonica* Makino =*Swertia japonica*（Shult.）Makino	*Gentianaceae*	*Gentianaceae*
ソウジュツ	ホソバオケラ *Atractylodes lancea* De Candolle =*Atractylodes lancea*（Thunb.）DC.	*Compositae*	*Compositae/Asteraceae*
	シナオケラ *Atractylodes chinensis* Koidzumi =*Atractylodes chinensis*（Bunge）Koidz.		
	上記種の種間雑種		
ソウハクヒ	マグワ *Morus alba* Linné =*Morus alba* L.	*Moraceae*	*Moraceae*
ソボク	*Caesalpinia sappan* Linné =*Caesalpinia sappan* L.	*Leguminosae*	*Leguminosae/Fabaceae*
ソヨウ	シソ *Perilla frutescens* Britton var. *crispa* W. Deane =*Perilla frutescens*（L.）Britton var. *crispa*（Thunb.）W. Deane	*Labiatae*	*Labiatae/Lamiaceae*

ダイオウ	*Rheum palmatum* Linné =*Rheum palmatum* L. *Rheum tanguticum* Maximowicz =*Rheum tanguticum* Maxim. *Rheum officinale* Baillon =*Rheum officinale* Baill. *Rheum coreanum* Nakai 上記種の種間雑種	*Polygonaceae*	*Polygonaceae*
ダイズ油	ダイズ *Glycine max* Merrill =*Glycine max*（L.）Merr.	*Leguminosae*	*Leguminosae/* *Fabaceae*
タイソウ	ナツメ *Ziziphus jujuba* Miller var. *inermis* Rehder =*Ziziphus jujuba* Mill. var. *inermis*（Bunge） Rehder	*Rhamnaceae*	*Rhamnaceae*
タクシャ	サジオモダカ *Alisma orientale* Juzepczuk =*Alisma orientale*（Sam.）Juz. *Alisma plantago-aquatica* L. var. *orientale* Sam.	*Alismataceae*	*Alismataceae*
タンジン	タンジン *Salvia miltiorrhiza* Bunge	*Labiatae*	*Labiatae/* *Lamiaceae*
チクセツ ニンジン	トチバニンジン *Panax japonicus* C. A. Meyer =*Panax japonicus* C. A. Mey.	*Araliaceae*	*Araliaceae*
チモ	ハナスゲ *Anemarrhena asphodeloides* Bunge	*Liliaceae*	*Asparagaceae*
チョウジ チョウジ 油	チョウジ *Syzygium aromaticum* Merrill et L. M. Perry =*Syzygium aromaticum*（L.）Merr. & L. M. Perry *Eugenia caryophyllata* Thunberg =*Eugenia caryophyllata* Thunb. *Eugenia caryophyllus*（Spreng.）Bullock & S. G. Harrison	*Myrtaceae*	*Myrtaceae*
チョウト ウコウ	カギカズラ *Uncaria rhynchophylla* Miquel =*Uncaria rhynchophylla*（Miq.）Miq. *Uncaria sinensis* Haviland =*Uncaria sinensis*（Oliv.）Havil. *Uncaria macrophylla* Wallich =*Uncaria macrophylla* Wall.	*Rubiaceae*	*Rubiaceae*
チョレイ	チョレイマイタケ *Polyporus umbellatus* Fries =*Polyporus umbellatus*（Pers.）Fries	*Polyporaceae*	*Polyporaceae*[#]

チンピ	ウンシュウミカン *Citrus unshiu* Marcowicz =*Citrus unshiu*（Swingle）Marcow.	*Rutaceae*	*Rutaceae*
	Citrus reticulata Blanco 'Unshiu'		
	Citrus reticulata Blanco		
ツバキ油	ヤブツバキ（ツバキ）*Camellia japonica* Linné =*Camellia japonica* L.	*Theaceae*	*Theaceae*
テレビン油	*Pinus* 属諸種植物	*Pinaceae*	*Pinaceae*[#]
テンマ	オニノヤガラ *Gastrodia elata* Blume	*Orchidaceae*	*Orchidaceae*
テンモンドウ	クサスギカズラ *Asparagus cochinchinensis* Merrill =*Asparagus cochinchinensis*（Lour.）Merr.	*Liliaceae*	*Asparagaceae*
トウガシ	トウガン *Benincasa cerifera* Savi	*Cucurbitaceae*	*Cucurbitaceae*
	Benincasa hispida（Thunb.）Cogn.		
	Benincasa cerifera Savi forma *emarginata* K. Kimura et Sugiyama =*Benincasa cerifera* Savi f. *emarginata* K. Kimura & Sugiyama		
トウガラシ	トウガラシ *Capsicum annuum* Linné =*Capsicum annuum* L.	*Solanaceae*	*Solanaceae*
トウキ	トウキ *Angelica acutiloba* Kitagawa =*Angelica acutiloba*（Siebold & Zucc.）Kitag.	*Umbelliferae*	*Umbelliferae/ Apiaceae*
	ホッカイトウキ *Angelica acutiloba* Kitagawa var. *sugiyamae* Hikino =*Angelica acutiloba*（Siebold & Zucc.）Kitag. var. *sugiyamae* Hikino		
トウジン	ヒカゲツルニンジン *Codonopsis pilosula* Nannfeldt =*Codonopsis pilosula* Nannf.	*Campanulaceae*	*Campanulaceae*
	Codonopsis tangshen Oliver =*Codonopsis tangshen* Oliv.		
トウニン	モモ *Prunus persica* Batsch =*Prunus persica*（L.）Batsch	*Rosaceae*	*Rosaceae*
	Prunus persica Batsch var. *davidiana* Maximowicz =*Prunus persica*（L.）Batsch var. *davidiana*（Carrière）Maxim.		
	Prunus davidiana（Carrière）Franch.		

トウヒ	*Citrus aurantium* Linné =*Citrus aurantium* L.	*Rutaceae*	*Rutaceae*
	ダイダイ *Citrus aurantium* Linné var. *daidai* Makino =*Citrus aurantium* L. var. *daidai* Makino		
	Citrus aurantium L. 'Daidai'		
トウモロ コシ油	トウモロコシ *Zea mays* Linné =*Zea mays* L.	*Gramineae*	*Gramineae/ Poaceae*
ドクカツ	ウド *Aralia cordata* Thunberg =*Aralia cordata* Thunb.	*Araliaceae*	*Araliaceae*
トコン	*Cephaelis ipecacuanha* A. Richard =*Cephaelis ipecacuanha*（Brot.）A. Rich.	*Rubiaceae*	*Rubiaceae*
	Cephaelis acuminata Karsten =*Cephaelis acuminata* H. Karst.		
トチュウ	トチュウ *Eucommia ulmoides* Oliver =*Eucommia ulmoides* Oliv.	*Eucommiaceae*	*Eucommiaceae*
トラガン ト	*Astragalus gummifer* Labillardiére =*Astragalus gummifer* Labill.	*Leguminosae*	*Leguminosae/ Fabaceae*
豚脂	ブタ *Sus scrofa* Linné var. *domesticus* Gray =*Sus scrofa* L. var. *domesticus* Gray	*Suidae*	*Suidae*[#]
ナタネ油	セイヨウアブラナ *Brassica napus* Linné =*Brassica napus* L.	*Cruciferae*	*Cruciferae/ Brassicaceae*
	アブラナ *Brassica rapa* Linné var. *oleifera* De Candolle =*Brassica rapa* L. var. *oleifera* DC.		
ニガキ	ニガキ *Picrasma quassioides* Bennet =*Picrasma quassioides*（D. Don）Benn.	*Simaroubaceae*	*Simaroubaceae*
ニクジュ ヨウ	*Cistanche salsa* G. Beck =*Cistanche salsa*（C. A. Mey.）Beck	*Orobanchaceae*	*Orobanchaceae*
	Cistanche deserticola Y. C. Ma =*Cistanche deserticola* Ma		
	Cistanche tubulosa Wight		
ニクズク	ニクズク *Myristica fragrans* Houttuyn =*Myristica fragrans* Houtt.	*Myristicaceae*	*Myristicaceae*
ニンジン	オタネニンジン *Panax ginseng* C. A. Meyer =*Panax ginseng* C. A. Mey.	*Araliaceae*	*Araliaceae*
	[*]Panax schinseng Nees		
ニンドウ	スイカズラ *Lonicera japonica* Thunberg =*Lonicera japonica* Thunb.	*Caprifoliaceae*	*Caprifoliaceae*

バイモ	アミガサユリ *Fritillaria verticillata* Willdenow var. *thunbergii* Baker =*Fritillaria verticillata* Willd. var. *thunbergii* (Miq.) Baker	*Liliaceae*	*Liliaceae*
	Fritillaria thunbergii Miq.		
バクガ	オオムギ *Hordeum vulgare* Linné =*Hordeum vulgare* L.	*Gramineae*	*Gramineae/ Poaceae*
バクモンドウ	ジャノヒゲ *Ophiopogon japonicus* Ker-Gawler =*Ophiopogon japonicus* (L. f.) Ker Gawl.	*Liliaceae*	*Asparagaceae*
ハチミツ	ヨーロッパミツバチ *Apis mellifera* Linné =*Apis mellifera* L.	*Apidae*	*Apidae*[#]
	トウヨウミツバチ *Apis cerana* Fabricius		
ハッカ ハッカ油	ハッカ *Mentha arvensis* Linné var. *piperascens* Malinvaud =*Mentha arvensis* L. var. *piperascens* Malinv.	*Labiatae*	*Labiatae/ Lamiaceae*
	Mentha haplocalyx Briq.		
	ハッカ *Mentha arvensis* L. var. *piperascens* Malinv. を母種とする交配種		
ハマボウフウ	ハマボウフウ *Glehnia littoralis* F. Schmidt ex Miquel =*Glehnia littoralis* F. Schmidt ex Miq.	*Umbelliferae*	*Umbelliferae/ Apiaceae*
ハンゲ	カラスビシャク *Pinellia ternata* Breitenbach =*Pinellia ternata* (Thunb.) Breitenb.	*Araceae*	*Araceae*
ヒマシ油	トウゴマ *Ricinus communis* Linné =*Ricinus communis* L.	*Euphorbiaceae*	*Euphorbiaceae*
ビャクゴウ	オニユリ *Lilium lancifolium* Thunberg =*Lilium lancifolium* Thunb.	*Liliaceae*	*Liliaceae*
	ハカタユリ *Lilium brownii* F. E. Brown var. *colchesteri* Wilson =*Lilium brownii* F. E. Br. var. *colchesteri* (Van Houtte) E. H. Wilson ex Elwes		
	Lilium brownii F. E. Brown var. *viridulum* Baker		
	Lilium brownii F. E. Brown =*Lilium brownii* F. E. Br.		
	Lilium pumilum De Candolle =*Lilium pumilum* DC.		
ビャクシ	ヨロイグサ *Angelica dahurica* Bentham et Hooker filius ex Franchet et Savatier =*Angelica dahurica* (Hoffm.) Benth. & Hook. f. ex Franch. & Sav.	*Umbelliferae*	*Umbelliferae/ Apiaceae*

ビャクジュツ	オケラ *Atractylodes japonica* Koidzumi ex Kitamura =*Atractylodes japonica* Koidz. ex Kitam.	*Compositae*	*Compositae/ Asteraceae*
	オオバナオケラ *Atractylodes macrocephala* Koidzumi =*Atractylodes macrocephala* Koidz.		
	*Atractylodes ovata De Candolle =*Atractylodes ovata*（Thunb.）DC.		
ビワヨウ	ビワ *Eriobotrya japonica* Lindley =*Eriobotrya japonica*（Thunb.）Lindl.	*Rosaceae*	*Rosaceae*
ビンロウジ	ビンロウ *Areca catechu* Linné =*Areca catechu* L.	*Palmae*	*Palmae/ Arecaceae*
ブクリョウ	マツホド *Wolfiporia cocos* Ryvarden et Gilbertson =*Wolfiporia cocos*（Schw.）Ryv. & Gilbn.	*Polyporaceae*	*Polyporaceae*[#]
	*Poria cocos Wolf =*Poria cocos*（Schw.）Wolf		
ブシ	ハナトリカブト *Aconitum carmichaeli* Debeaux	*Ranunculaceae*	*Ranunculaceae*
	オクトリカブト *Aconitum japonicum* Thunberg =*Aconitum japonicum* Thunb.		
ベラドンナコン	ベラドンナ *Atropa belladonna* Linné =*Atropa belladonna* L.	*Solanaceae*	*Solanaceae*
ヘンズ	フジマメ *Dolichos lablab* Linné =*Dolichos lablab* L.	*Leguminosae*	*Leguminosae/ Fabaceae*
ボウイ	オオツヅラフジ *Sinomenium acutum* Rehder et E. H. Wilson =*Sinomenium acutum*（Thunb.）Rehder & E. H. Wilson	*Menispermaceae*	*Menispermaceae*
ボウコン	チガヤ *Imperata cylindrica* Beauvois =*Imperata cylindrica*（L.）P. Beauv.	*Gramineae*	*Gramineae/ Poaceae*
	Imperata cylindrica（L.）P. Beauv. var. *major*（Nees）C. E. Hubb.		
ボウフウ	*Saposhnikovia divaricata* Schischkin =*Saposhnikovia divaricata*（Turcz.）Schischk.	*Umbelliferae*	*Umbelliferae/ Apiaceae*

ボクソク	クヌギ *Quercus acutissima* Carruthers ＝*Quercus acutissima* Carruth.	*Fagaceae*	*Fagaceae*
	コナラ *Quercus serrata* Murray		
	ミズナラ *Quercus mongholica* Fischer ex Ledebour var. *crispula* Ohashi ＝*Quercus mongholica* Fisch. ex Ledeb. var. *crispula*（Blume）Ohashi		
	アベマキ *Quercus variabilis* Blume		
ボタンピ	ボタン *Paeonia suffruticosa* Andrews *Paeonia moutan* Sims	*Paeoniaceae*	*Paeoniaceae*
ホミカ	*Strychnos nux-vomica* Linné ＝*Strychnos nux-vomica* L.	*Loganiaceae*	*Loganiaceae*
ボレイ	カキ *Ostrea gigas* Thunberg ＝*Ostrea gigas* Thunb.	*Ostreidae*	*Ostreidae*#
マオウ	*Ephedra sinica* Stapf	*Ephedraceae*	*Ephedraceae*#
	Ephedra intermedia Schrenk et C. A. Meyer ＝*Ephedra intermedia* Schrenk & C. A. Mey.		
	Ephedra equisetina Bunge		
マクリ	マクリ *Digenea simplex* C. Agardh ＝*Digenea simplex*（Wulfen）C. Agardh	*Rhodomelaceae*	*Rhodomelaceae*#
マシニン	アサ *Cannabis sativa* Linné ＝*Cannabis sativa* L.	*Moraceae*	*Cannabaceae*
ミツロウ	ヨーロッパミツバチ *Apis mellifera* Linné ＝*Apis mellifera* L.	*Apidae*	*Apidae*#
	トウヨウミツバチ *Apis cerana* Fabricius		
モクツウ	アケビ *Akebia quinata* Decaisne ＝*Akebia quinata*（Thunb. ex Houtt.）Decne.	*Lardizabalaceae*	*Lardizabalaceae*
	ミツバアケビ *Akebia trifoliata* Koidzumi ＝*Akebia trifoliata*（Thunb.）Koidz.		
	上記種の種間雑種		
モッコウ	*Saussurea lappa* Clarke ＝*Saussurea lappa*（Decne.）C. B. Clarke	*Compositae*	*Compositae*/ *Asteraceae*
	Aucklandia lappa Decne.		
ヤクチ	*Alpinia oxyphylla* Miquel ＝*Alpinia oxyphylla* Miq.	*Zingiberaceae*	*Zingiberaceae*
ヤクモソウ	メハジキ *Leonurus japonicus* Houttuyn ＝*Leonurus japonicus* Houtt.	*Labiatae*	*Labiatae*/ *Lamiaceae*
	Leonurus sibiricus Linné ＝*Leonurus sibiricus* L.		

ヤシ油	ココヤシ *Cocos nucifera* Linné =*Cocos nucifera* L.	*Palmae*	*Palmae/* *Arecaceae*
ユウタン	*Ursus arctos* Linné =*Ursus arctos* L. その他近縁動物	*Ursidae*	*Ursidae*[#]
ユーカリ油	ユーカリノキ *Eucalyptus globulus* Labillardiere =*Eucalyptus globulus* Labill. 近縁植物	*Myrtaceae*	*Myrtaceae*
ヨクイニン	ハトムギ *Coix lacryma-jobi* Linné var. *mayuen* Stapf =*Coix lacryma-jobi* L. var. *mayuen*（Rom. Caill.）Stapf	*Gramineae*	*Gramineae/* *Poaceae*
ラッカセイ油	ラッカセイ *Arachis hypogaea* Linné =*Arachis hypogaea* L.	*Leguminosae*	*Leguminosae/* *Fabaceae*
精製ラノリン	ヒツジ *Ovis aries* Linné =*Ovis aries* L.	*Bovidae*	*Bovidae*[#]
リュウガンニク	リュウガン *Euphoria longana* Lamarck =*Euphoria longana* Lam. *Dimocarpus longan* Lour.	*Sapindaceae*	*Sapindaceae*
リュウタン	トウリンドウ *Gentiana scabra* Bunge リンドウ *Gentiana scabra* Bunge var. *buergeri*（Miq.）Maxim. *Gentiana manshurica* Kitagawa =*Gentiana manshurica* Kitag. *Gentiana triflora* Pallas =*Gentiana triflora* Pall. エゾリンドウ *Gentiana triflora* Pall. var. *japonica* Hara	*Gentianaceae*	*Gentianaceae*
リョウキョウ	*Alpinia officinarum* Hance	*Zingiberaceae*	*Zingiberaceae*
レンギョウ	レンギョウ *Forsythia suspensa* Vahl =*Forsythia suspensa*（Thunb.）Vahl	*Oleaceae*	*Oleaceae*
レンニク	ハス *Nelumbo nucifera* Gaertner =*Nelumbo nucifera* Gaertn.	*Nymphaeaceae*	*Nelumbonaceae*
ロジン	*Pinus* 属諸種植物	*Pinaceae*	*Pinaceae*[#]

ロートコン	ハシリドコロ *Scopolia japonica* Maximowicz ＝*Scopolia japonica* Maxim.	*Solanaceae*	*Solanaceae*
	Scopolia carniolica Jacquin ＝*Scopolia carniolica* Jacq.		
	Scopolia parviflora Nakai ＝*Scopolia parviflora*（Dunn）Nakai		
ローヤルゼリー	ヨーロッパミツバチ *Apis mellifera* Linné ＝*Apis mellifera* L.	*Apidae*	*Apidae*[#]
	トウヨウミツバチ *Apis cerana* Fabricius		

1) 米倉浩司，新維管束植物分類表，北隆館，東京，2019，ISBN 978-4-8326-1008-8.

2) Global Biodiversity Information Facility, https://www.gbif.org.（Accessed April 15, 2022）.

3) 寺林進ら，医薬品医療機器レギュラトリーサイエンス，41, 407-418（2010）.

4) 基原植物に「その他同属植物」などが含まれる場合は，学名の表記はないが本表に記載している.

5) 髙野昭人ら，医薬品医療機器レギュラトリーサイエンス，52, 291-302（2021）.

6) APG IV の対象外である裸子植物，藻類，真菌類及び動物には，[#] 印を付している.

　　参考情報　G5.　生薬関連　生薬及び生薬製剤の薄層クロマトグラフィー　を次のように改める.

生薬及び生薬製剤の薄層クロマトグラフィー〈G5-3-182〉

　生薬及び生薬を主たる原料とする製剤（生薬製剤）の薄層クロマトグラフィーは，生薬及び漢方処方エキスに配合される生薬の特徴的な成分又は成分群の含有の有無を確認することなどに用いられる．本参考情報では，生薬及び生薬製剤について薄層クロマトグラフィーの試験を実施する際に，薄層クロマトグラフィー〈2.03〉を補完する事項を以下に記載する.

1.　器具及び装置

　薄層クロマトグラフィー〈2.03〉を準用する．ただし，薄層板については，多成分系である生薬及び生薬製剤においては，より精密な成分分離を要求されることがあるため，一般試験法〈9.42〉に規定される薄層クロマトグラフィー用担体のシリカゲル

より粒径が小さいクロマトグラフィー用シリカゲル（5～7 µm）を塗布した高性能薄層板（HPTLC板）を用いることもできる．なお，検出装置の光源の適合性の確認は，ランプ，照射システムの仕様を変更した場合，又は，各条に規定される線光源の波長の照射により，規定されるスポットが認められない場合等に行う．

2. 操作方法

薄層クロマトグラフィー〈2.03〉を準用する．

3. 確認及び純度の試験

薄層クロマトグラフィー〈2.03〉を準用する．薄層クロマトグラフィーによる生薬及び生薬製剤の確認及び純度試験には，一般的に標準品，被検成分の試薬，試薬としての生薬又は各条品を標準物質として使用するが，多成分系の試料溶液においては，被検成分が単一のスポットとして認められ，特徴的な蛍光や発色などを示し，明瞭に確認することが可能な場合は，標準物質を使用せず，スポットの色調及び R_f 値で判定する試験法を設定することもできる．また，生薬及び生薬製剤は天産物由来であるため，成分パターンが複雑であることから，薄層クロマトグラフィー〈2.03〉に分光学的測定法（紫外可視吸光度測定法〈2.24〉，核磁気共鳴スペクトル測定法〈2.21〉など）や質量分析法〈2.62〉を組み合わせることで，確認又は純度試験の更なる信頼性向上が期待できる．

4. 確認試験の試験条件の変更に関する留意事項

薄層クロマトグラフィー〈2.03〉を準用する．また，標準物質を規定しない試験法が設定されている場合であっても，標準物質を用いて色調及び R_f 値の一致により確認する方法へ変更することができる．

5. 用語

クロマトグラフィー総論〈2.00〉の定義を準用する．

6. その他

薄層クロマトグラフィーで定量を行う際は，自動化された試料のスポット装置及びデンシトメトリーなどを用いることにより定量的に測定することが可能となる．それらの薄層クロマトグラフィー用走査装置を用いる際のシステム適合性については，必要に応じ，液体クロマトグラフィー〈2.01〉のシステム適合性の規定を準用する．

索　引

日 本 名 索 引

＊印は通則，生薬総則，製剤総則及び一般試験法（試薬・試液を含む）の頁を示す．

なお，下線のない数字は「第十八改正日本薬局方・条文と注釈」の頁を，下線＿＿＿は「第一追補・条文と注釈」の頁を，下線〰〰は「第二追補・条文と注釈」の頁を，それぞれ示す．

ケ

フ

INDEX

*印は製剤総則の頁を示す.

C

E

F

J

K

N

O

Q

U

V

INDEX NOMINUM

第十八改正

日本薬局方　第二追補

条文と注釈

定 価（本体 15,000 円＋税）

令和 6 年 10 月 11 日　第 1 刷発行

本書は令和 6 年 6 月 28 日付 厚生労働省 告示・公布に基づいて発行しております.

編　　　　者 著作権所有者	日本薬局方解説書編集委員会
発　行　者 出版権所有者	株式会社 廣　　川　　書　　店 代表者 廣　川　治　男

東京都文京区本郷 3 丁目 27 番 14 号
電　話　〔03〕3815-3651（代表）
http://www.hirokawa-shoten.co.jp/

ISBN978-4-567-01550-9